JN068122

家族が認知症になった時の接し方・介護・頼れるサービス

内門大丈＝監修

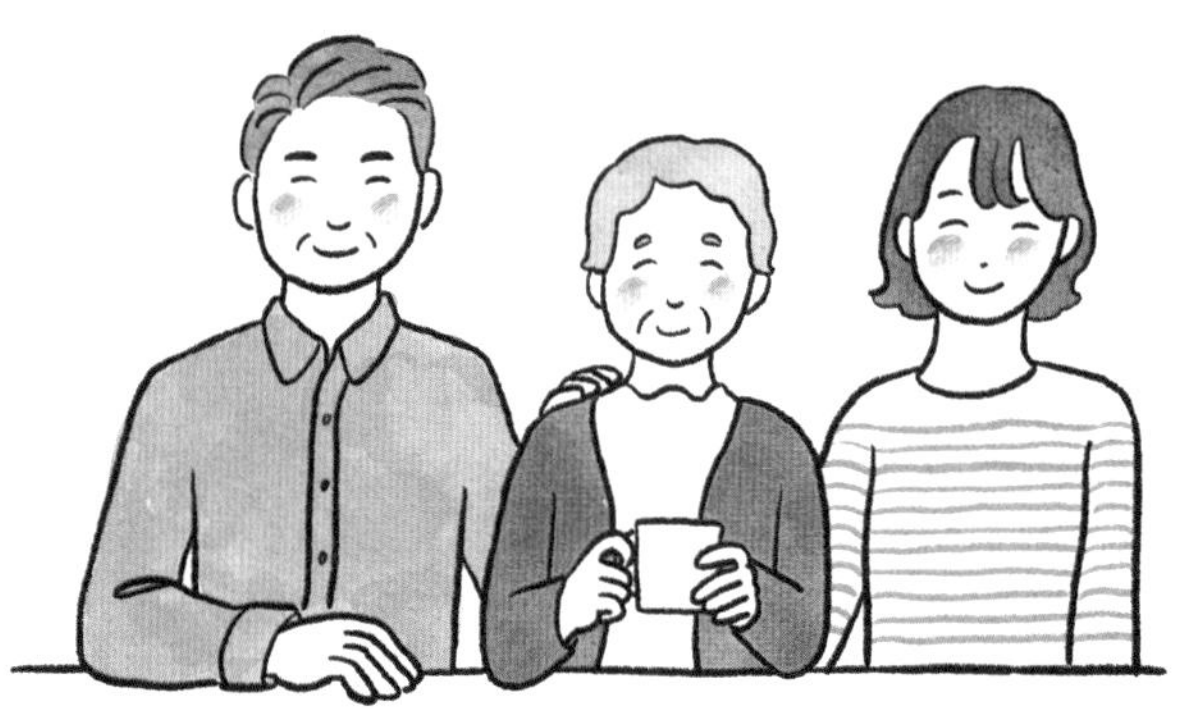

ナツメ社

はじめに

認知症は、超高齢社会の現代において、私たち一人一人が直面するテーマです。その最大のリスクは年齢にあるとされ、年を重ねるごとに有病率が上がっていきます。年をとるのは避けられないことですが、その事実が自分や身近な人の認知機能にどのような影響を及ぼすのか、それを理解するのは難しいことです。自分や大切な人が認知症になってはじめて、どう対処すればよいかが問われ、その瞬間に焦りを感じることでしょう。

この本では、認知症に関する基本的なことから、認知症の人との接し方、治療の選択肢、そして必要な介護に関する多岐にわたる情報を、できるだけわかりやすく整理しました。イラストやマンガも交え、認知症を理解しやすくする工夫もこらしています。

「認知症について学ぶにはどの本がおすすめですか?」とい

う質問は、医療や介護の現場でよく聞かれます。この本は、認知症について、これから詳しく知りたい方だけでなく、ある程度知識のある方にも、とても役立つものであると自負しています。認知症を包括的に理解することができ、またいつも手元に置いて、いざというときに必要な情報を手軽に確認できる辞書のような使い方もできます。

私の好きな言葉に「一期一会」があります。茶道の心得に由来するこの言葉は、一生に一度かもしれない出会いを大切にし、その瞬間を重んじる意味がこめられています。今回、私は「この本が多くの認知症の方やそのご家族、周囲の方々に少しでも役立てば」という願いをこめて監修しました。この本を手に取ってくださったみなさまに、この想いを「一期一会」として受け取っていただければ、これ以上の幸せはありません。

内門 大丈

目次

2章 認知症の人の生活を支える制度と準備

3章 介護を楽にする家族の向き合い方・接し方

4章 シチュエーション別・介護の悩みを解決するヒント

認知症は身近な病気です

10人に1人が80歳以上という「超高齢社会」を迎えている日本では、認知症の人は増加し続けています。厚生労働省の研究をもとに内閣府が作成したデータを見ると、65歳以上の認知症の人の数は、2012年は推計462万人でしたが、2030年には744万人にまで増えると予測されています。その有病率は20.2%で、65歳以上の約5人に1人が認知症になるという計算になります。

認知症は決してめずらしい病気ではありません。誰もがなる可能性がある身近な病気なのです。不安を少しでも減らすために、まずは、認知症について正しく知ることから始めてみませんか?

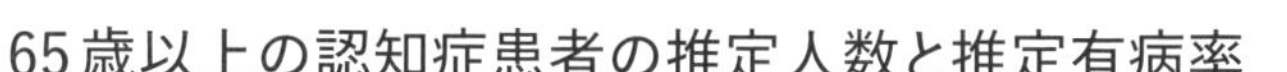

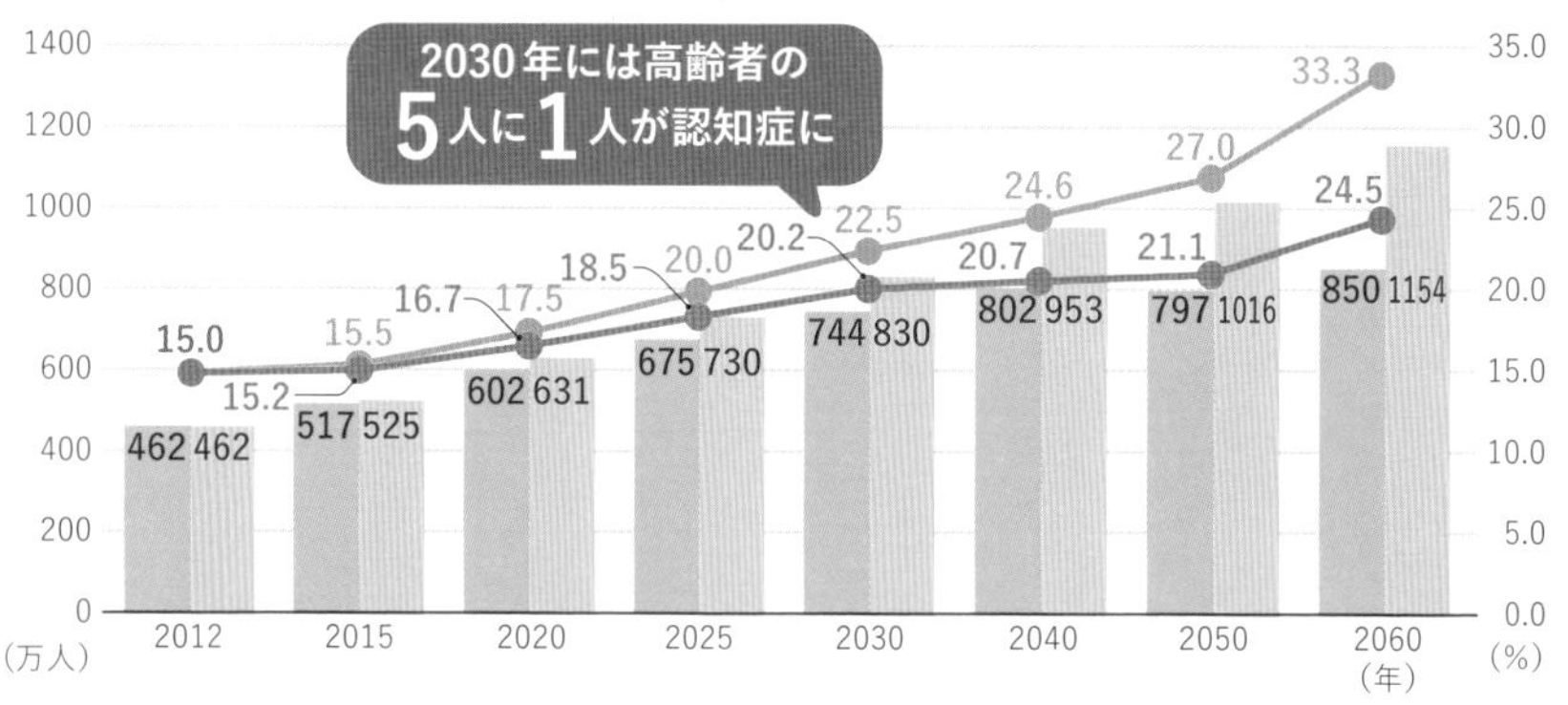

出典/内閣府「平成29年版高齢社会白書」

※糖尿病の有病率が2012年〜2060年までに20%上昇すると仮定した場合の数値。糖尿病になると認知症を発症しやすくなることがわかっている

1章

誤解だらけの認知症

～認知症を正しく理解しよう

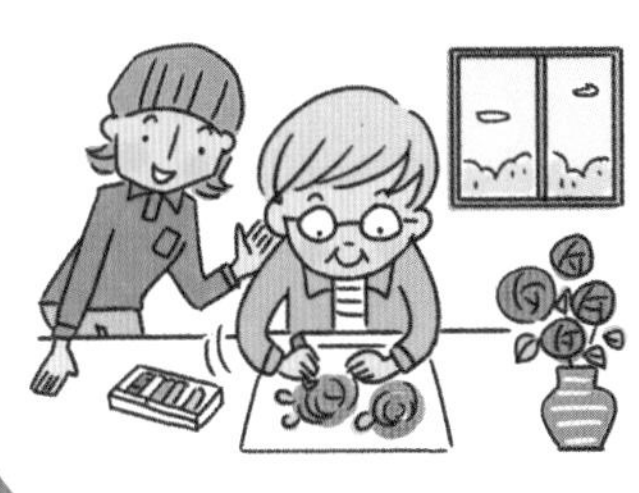

誤解1

認知症になるとすぐ、何もできなくなるの？

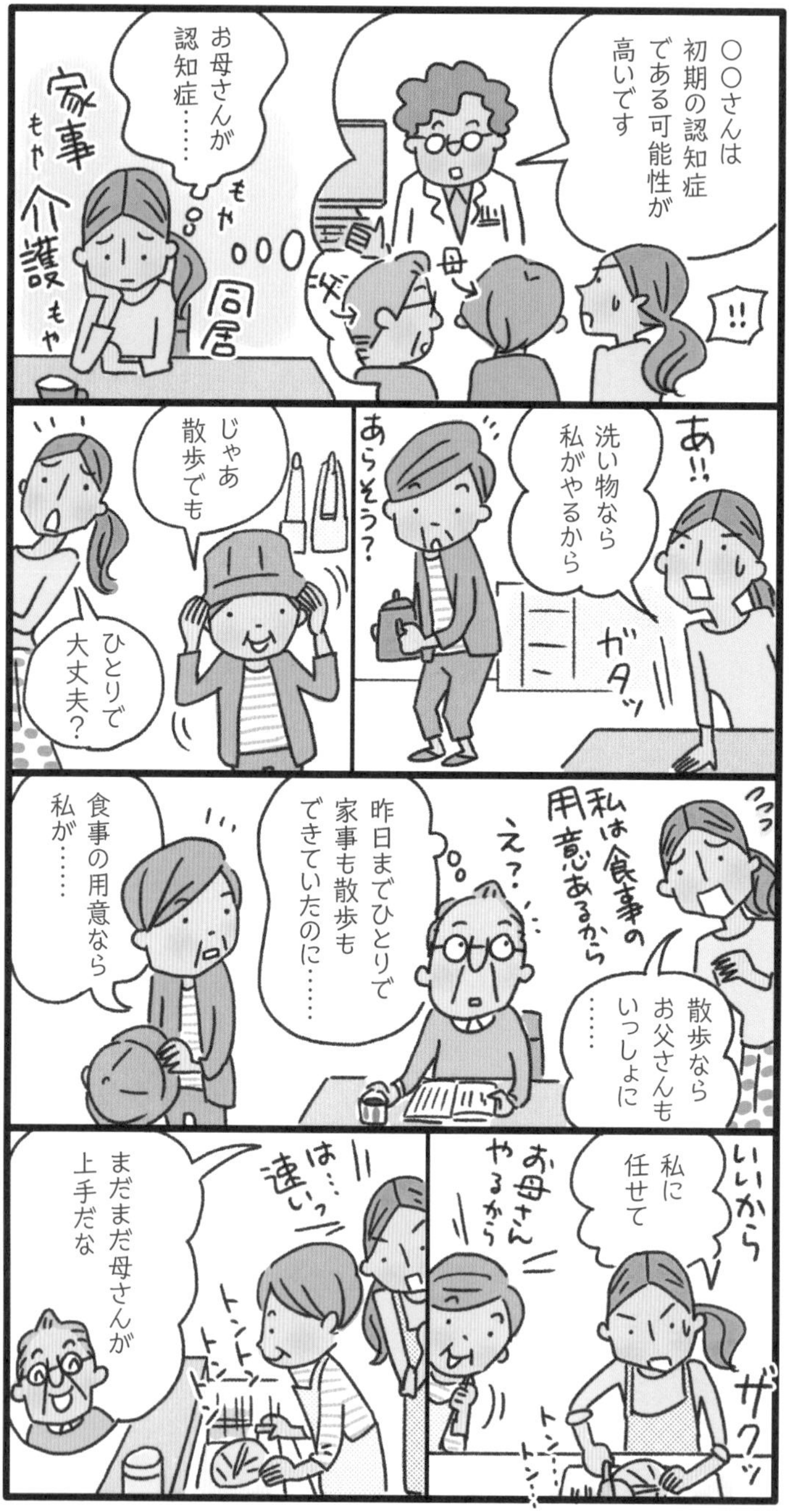

○○さんは初期の認知症である可能性が高いです

!!

自

母

父

お母さんが認知症……

もやもや

家事 介護 同居

もやもや

あ!!

洗い物なら私がやるから

ガタッ

あらそう？

じゃあ散歩でも

ひとりで大丈夫？

私は食事の用意あるから

えっ？

散歩ならお父さんもいっしょに……

昨日までひとりで家事も散歩もできていたのに……

食事の用意なら私が……

いいから

私に任せて

お母さんやるから

ザクッ

トン…トン…

は…速いっ

トントントン

まだまだ母さんが上手だな

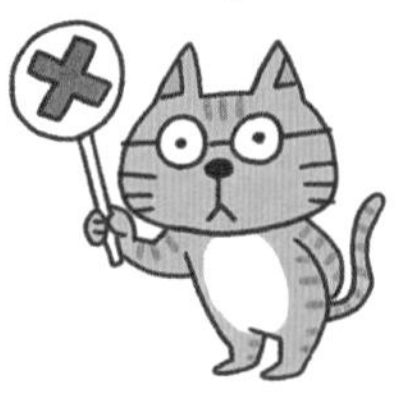

体で覚えた記憶は失われにくい

「認知症」というと、みなさんはどんなイメージをもっているでしょうか？　もしかしたら、「なってしまったら終わりだ」などと絶望的な印象をもっている人が多いかもしれません。けれども、それは誤解です。

認知症の診断を受けたからといって、昨日まででできていたことが、突然できなくなることはありません。もちろん経過とともに苦手なことは増えますが、多くの場合、症状の進行は非常にゆっくりで、できること、わかることはたくさんあります。

たとえば、趣味や家事など、長い間、日常生活の中で続けてきた動作は体が覚えていて、認知症になっても、すぐには失われずに残ります。これは、一度自転車に乗れるようになれば、しばらく乗る機会がなくても乗り方を忘れないのと似ています。「食材を切る」「洗濯物にアイロンをかけてたたむ」「パソコンやスマホを使う」「編み物をする」などの動作は、認知症になってもしばらく忘れることはないのです。特に初期はできることも多く、ひとり暮らしを続けている人もめずらしくありません。進行するにつれ、洗濯機の操作や料理の味付けなど、できないことが出てきます。そういうときは、家族やホームヘルパーが上手にお手伝いすることで、今もっている能力を生かした生活が維持できます。

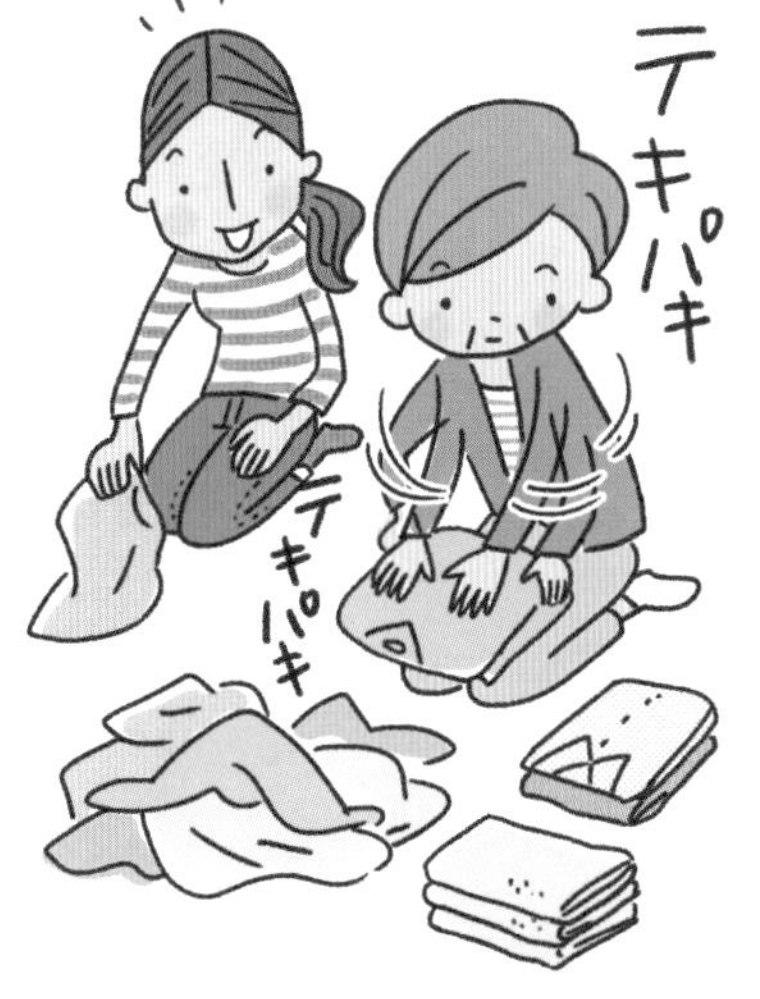

「好き」「うれしい」などの感情は最後まで残る

認知症になってもの忘れが増えたとしても、突然、何もかもがわからなくなるということはありません。新しいことは覚えられなくなりますが、以前から身につけていた知識や昔の出来事などはまだまだ記憶に残っています。少なくとも症状がかなり進行するまでは、若いころの思い出を語り合えますし、読書や俳句作りを楽しむ人だっています。

また、認知症になっても、好き・嫌いや喜怒哀楽の感情はずっと残ります。言葉や表情に出さないからといって、何も考えていない、感じていないわけではないのです。そのため、周りの人の「どうせわからないから」という言動や態度は、新たな悲しみや怒りの感情を植え付けることになります。逆に、周りの人がひとりの人間として尊重して本人の好きなことや、やりたいことができていれば、できるだけ長い期間いっしょに楽しんだり、笑顔をかわしたりすることもできます。それが認知症になった人の生きる張り合いにもなるでしょう。

認知症になったらおしまいではありません。認知症になったとしても、周りの人の助けを借りながら、急激な悪化を抑えることができれば、その人らしく生活することは可能なのです。

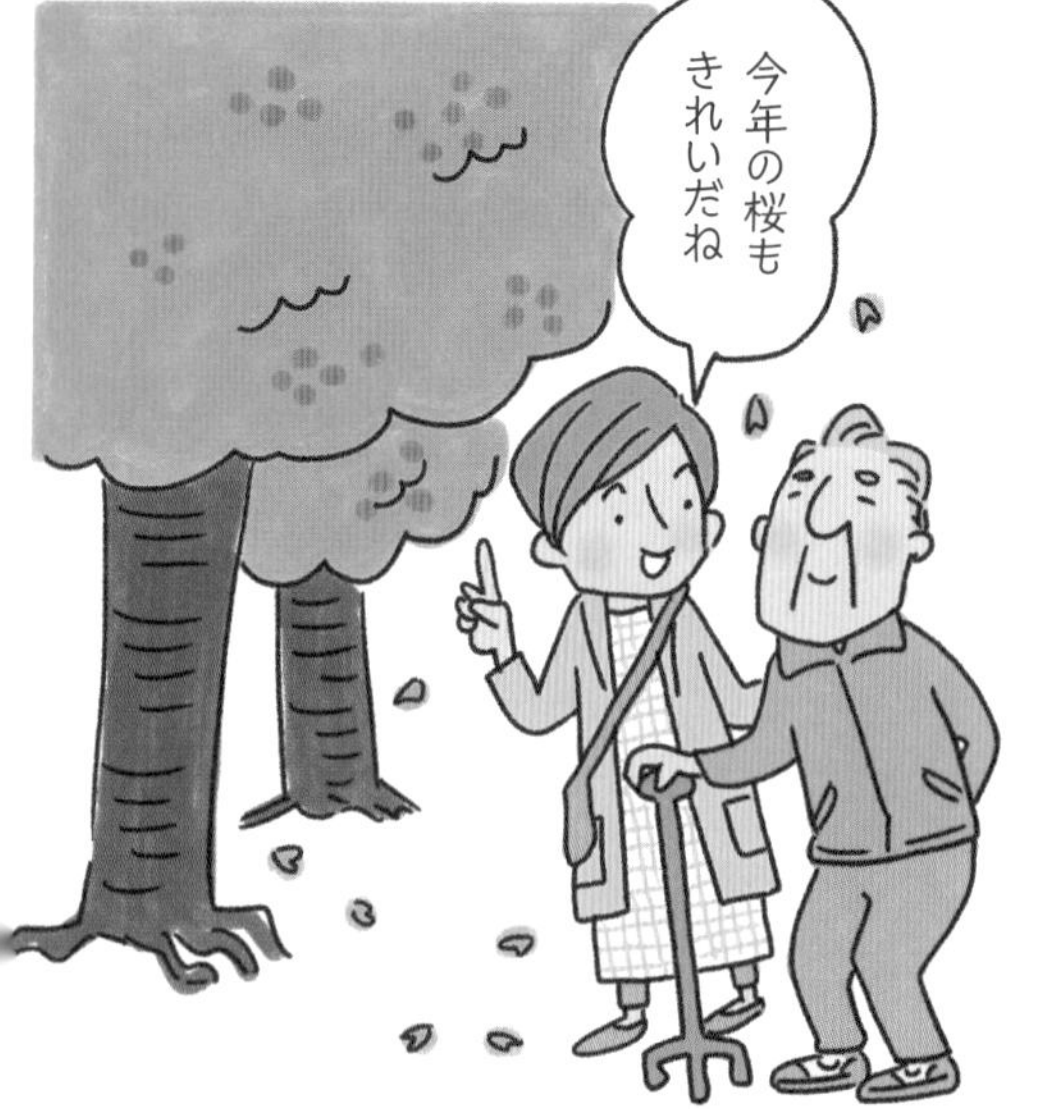

脳の働きと認知症の症状

脳の80%をしめる大脳は前頭葉、頭頂葉、側頭葉、後頭葉の4つの部位に分けられ、それぞれ担っている働きが違います。そのため、大脳のどの部位が障害されているかがわかれば、認知症の症状を理解するのに役立ちます。逆にいえば障害されていない部分の機能は失われずに、維持されるということです。

アルツハイマー型認知症では、海馬という記憶力を司る部分を中心に、脳の萎縮が始まります。そのため、初期にはもの忘れなどの記憶障害の症状が目立つことが多いのです。

人間らしさの源
前頭葉

ものを考える、言葉を話す・書く、行動や感情を制御するといった役割を担う「人間らしさの源」ともいわれる部分。運動機能にもかかわる

空間を把握する役割
頭頂葉

視覚、聴覚などの情報を統合して、ものの大きさや位置、傾きなど、空間を把握する役割がある。熱い・冷たい、痛いといった感覚にもかかわる

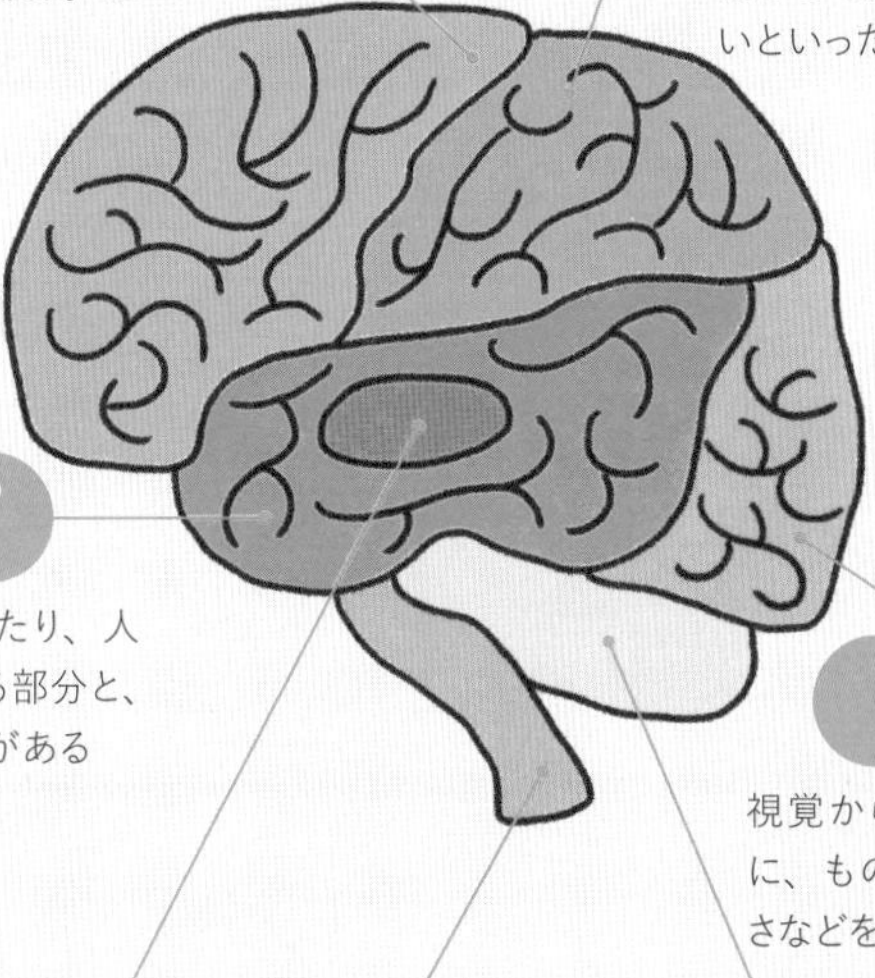

言葉や記憶を司る
側頭葉

言葉の意味を理解したり、人の顔を認識したりする部分と、聴覚にかかわる部分がある

視覚の中枢
後頭葉

視覚から入った情報をもとに、ものの形や色、動く速さなどを把握する働きがある

海馬

新しい記憶をファイルし、整理整頓する場所。側頭葉の内側にある

脳幹

生命維持にかかわる心臓の拍動や呼吸、消化などをコントロールする

小脳

歩く・走るなどの運動の調整や姿勢の維持などにかかわる

誤解2

もの忘れは「年のせい」？

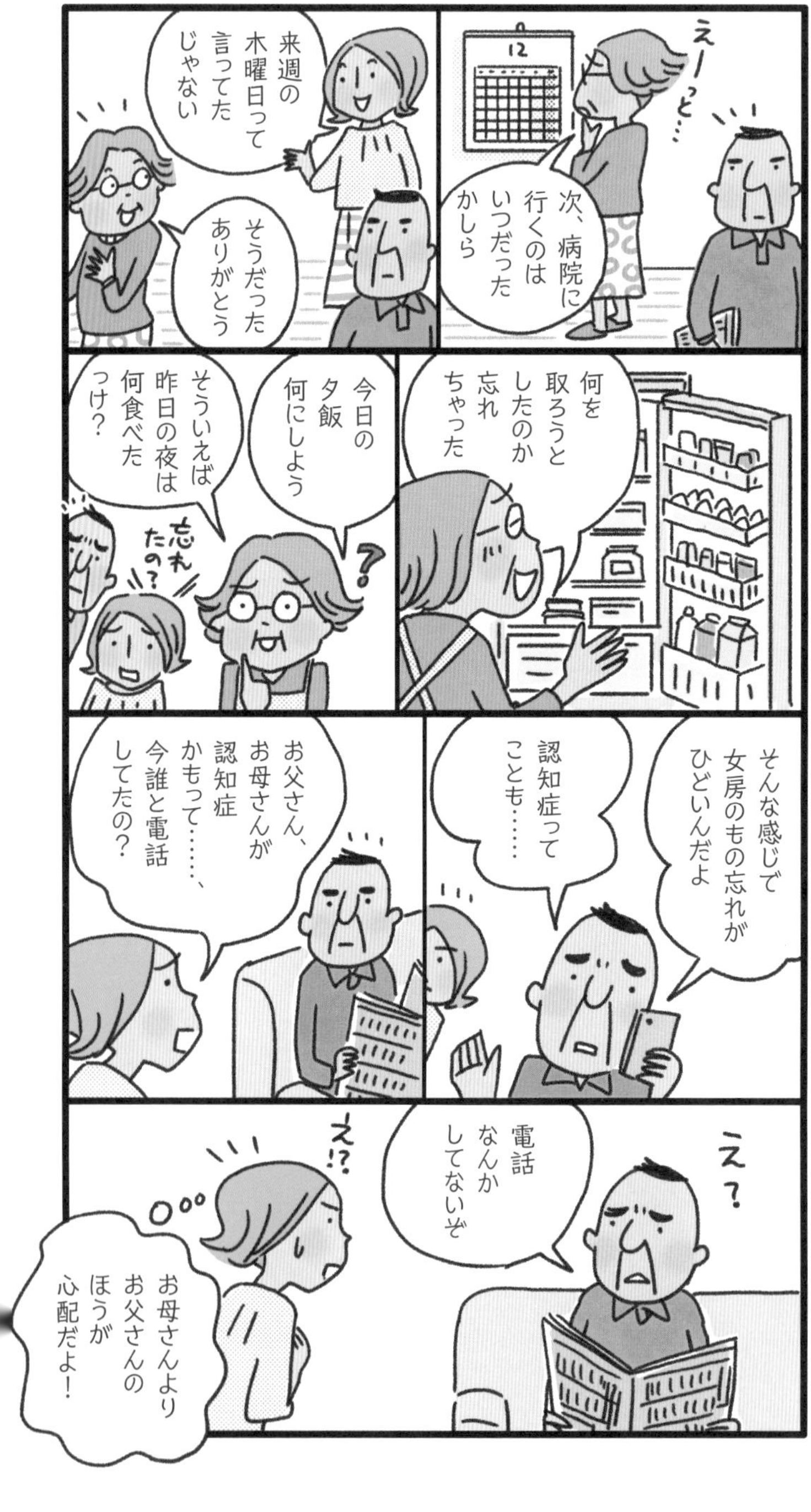

えーっと…
次、病院に行くのはいつだったかしら
来週の木曜日って言ってたじゃない
そうだったありがとう
何を取ろうとしたのか忘れちゃった
今日の夕飯何にしよう
そういえば昨日の夜は何食べたっけ？
忘れたの？
そんな感じで女房のもの忘れがひどいんだよ
認知症ってことも……
お父さん、お母さんが認知症かもって……、今誰と電話してたの？
え？
電話なんかしてないぞ
え!?
お母さんよりお父さんのほうが心配だよ！

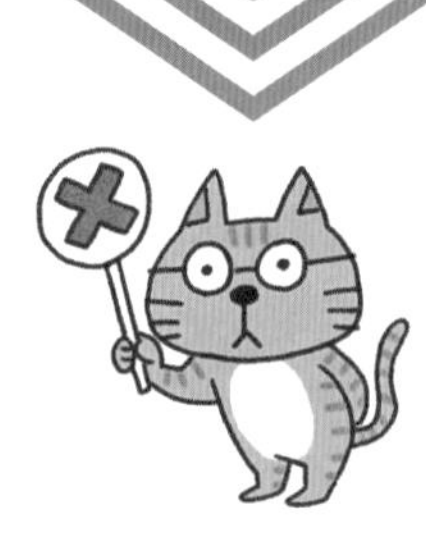

認知症のもの忘れは「自覚がない」のが特徴

「人やものの名前が出てこない」「約束の日時が思い出せない」「さっき何をしようと思ったのか忘れる」などのもの忘れは、年をとれば誰もが経験します。忘れっぽくなるのは、加齢によって起こる老化現象のひとつです。

けれども一方で、もの忘れの中には、認知症が原因になっている「心配なもの忘れ」もありますす。「年のせいだから仕方がない」「病気のせいではない」と決めつけて放置すると、認知症の発見が遅れてしまうこともあるのです。

ではもの忘れの原因が加齢なのか、認知症なのか、見分ける方法はあるのでしょうか。その大きなヒントとなるのが、自覚の有無です。

「病院に行くのはいつだっけ?」と予定が思い出せないとき、当然、本人にはもの忘れの自覚はあります。これは加齢によるもの忘れです。一方、認知症のもの忘れでは、病院に行く予定があったこと自体を忘れてしまいます。体験そのものがなかったことになってしまうので、「忘れてしまった」という自覚もありません。

記憶の3ステップ「記銘→保持→想起」

なぜこのような違いが起きるのかというと、それは記憶の過程と関係があるからです。記憶には次の3つのステップがあります。

❶ **記銘** 新しい情報を脳の中にある海馬という部分に記憶する。海馬は記憶の中枢を担う。
❷ **保持** 海馬に記憶された情報を保存する。
❸ **想起** 記銘・保持された記憶を必要に応じて思い出す。

この3ステップのいずれかに問題が起きると、もの忘れの症状があらわれます。

認知症で低下する、新しい情報を記憶する力

加齢によるもの忘れは、3つのステップのうち、③想起する力が衰えて起こります。ただし、頭に記憶は残っているので、時間を置いたり、ヒントをもらったりすると思い出せることが多いのです。

認知症によるもの忘れは、ステップ①の記銘の力が低下し、新しい情報を覚えにくくなって起こります。そのため、約束したこと自体を忘れるなど、体験したこと全部を忘れてしまい、数分前のことを覚えていない場合もあります。一方で、昔のことはよく覚えているのも特徴です。

このほか、迷子になったり、お金の管理ができなくなったりするなど、日常生活に支障が出てきます。そういった症状がひどくなっていくのも認知症のもの忘れの特徴です。

記憶のプロセスともの忘れ

Step1 記銘

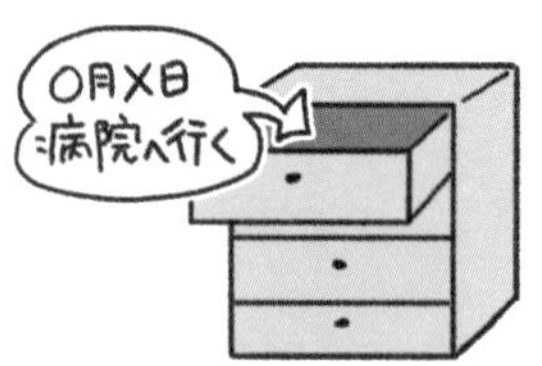

記憶の
引き出し(脳の海馬)に情報を
記憶する

Step2 保持

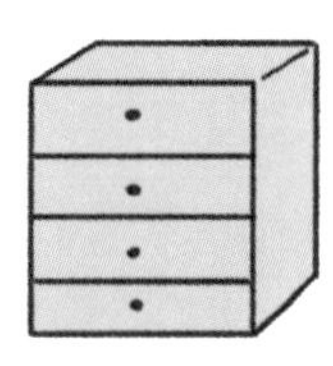

記憶した情報を
保存しておく

Step3 想起

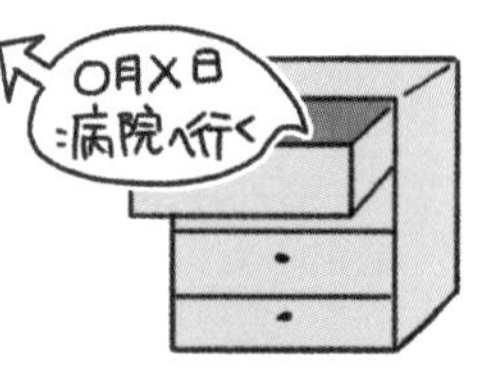

記銘・保持した記憶を
思い出す

記銘する力が衰えて、
新しい情報が
覚えられなくなる
➡**認知症によるもの忘れ**

想起する力が衰えて、
記憶・保存した情報を
思い出せなくなる
➡**加齢によるもの忘れ**

原因の違うもの忘れ

認知症によるもの忘れ

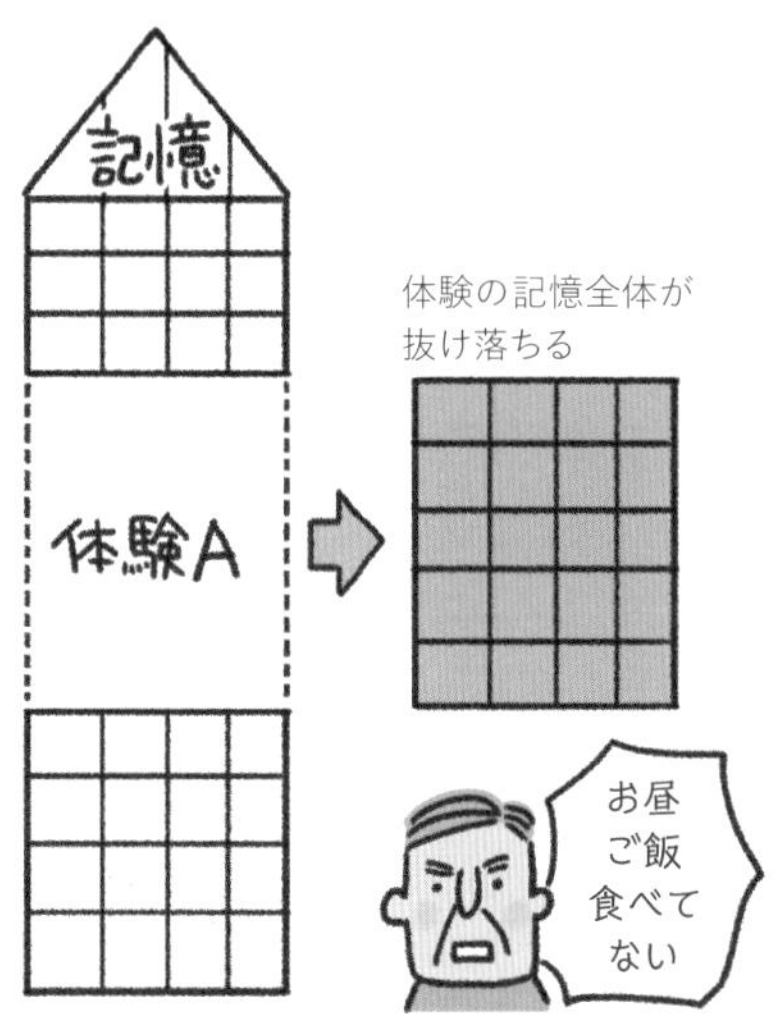

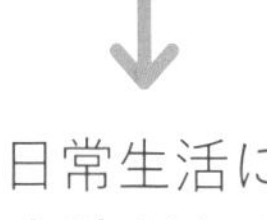

- 体験したこと自体を忘れてしまう

例 朝、食事をしたこと自体忘れてしまう／人と会う約束をしたことを忘れてしまう

- 数分前〜数時間前のことも忘れてしまう
- ヒントをもらっても思い出せない
- もの忘れの自覚がない
- もの忘れの症状が徐々に進行する

↓

日常生活に
支障がある

加齢によるもの忘れ

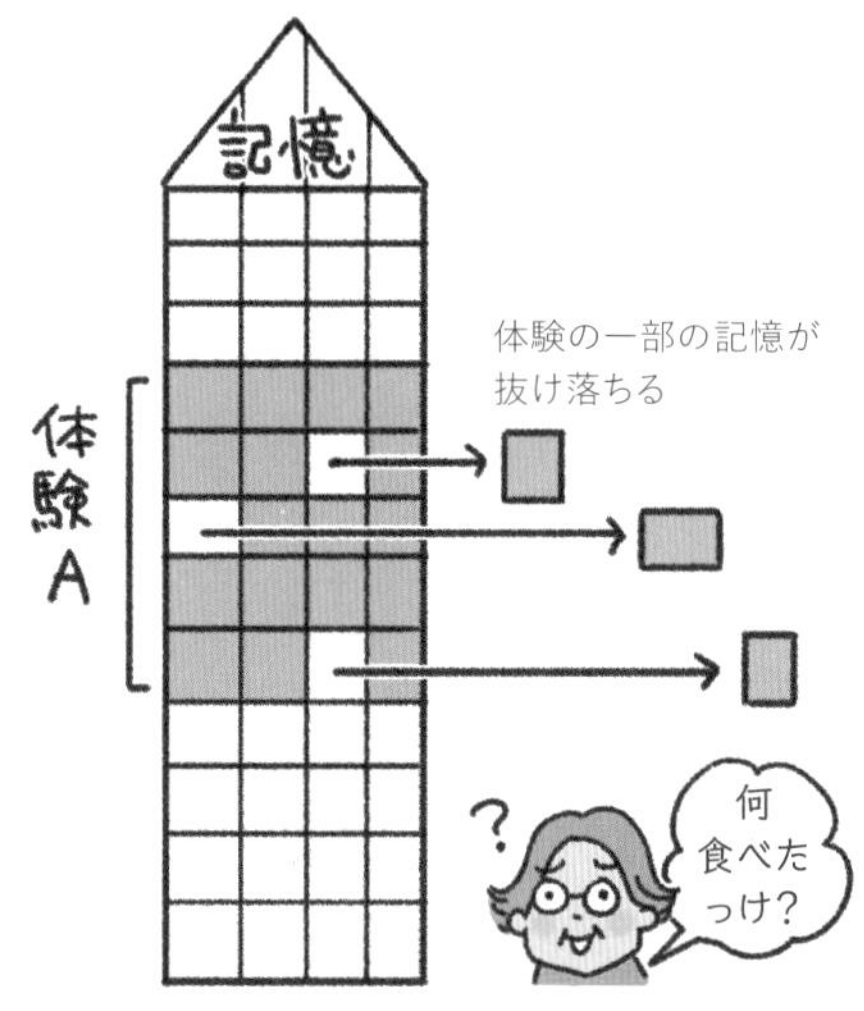

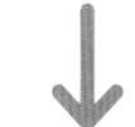

- 体験の一部を忘れてしまう

例 昨夜食べた食事のメニューを忘れてしまう／人と会う予定の日時を忘れてしまう

- 単語や人の名前などを忘れても時間がたつと思い出す
- ヒントをもらうと思い出せる
- 忘れっぽいことを自覚している
- もの忘れの症状があまり進行しない

↓

日常生活にあまり
支障がない

誤解3 認知症の症状はもの忘れだけ？

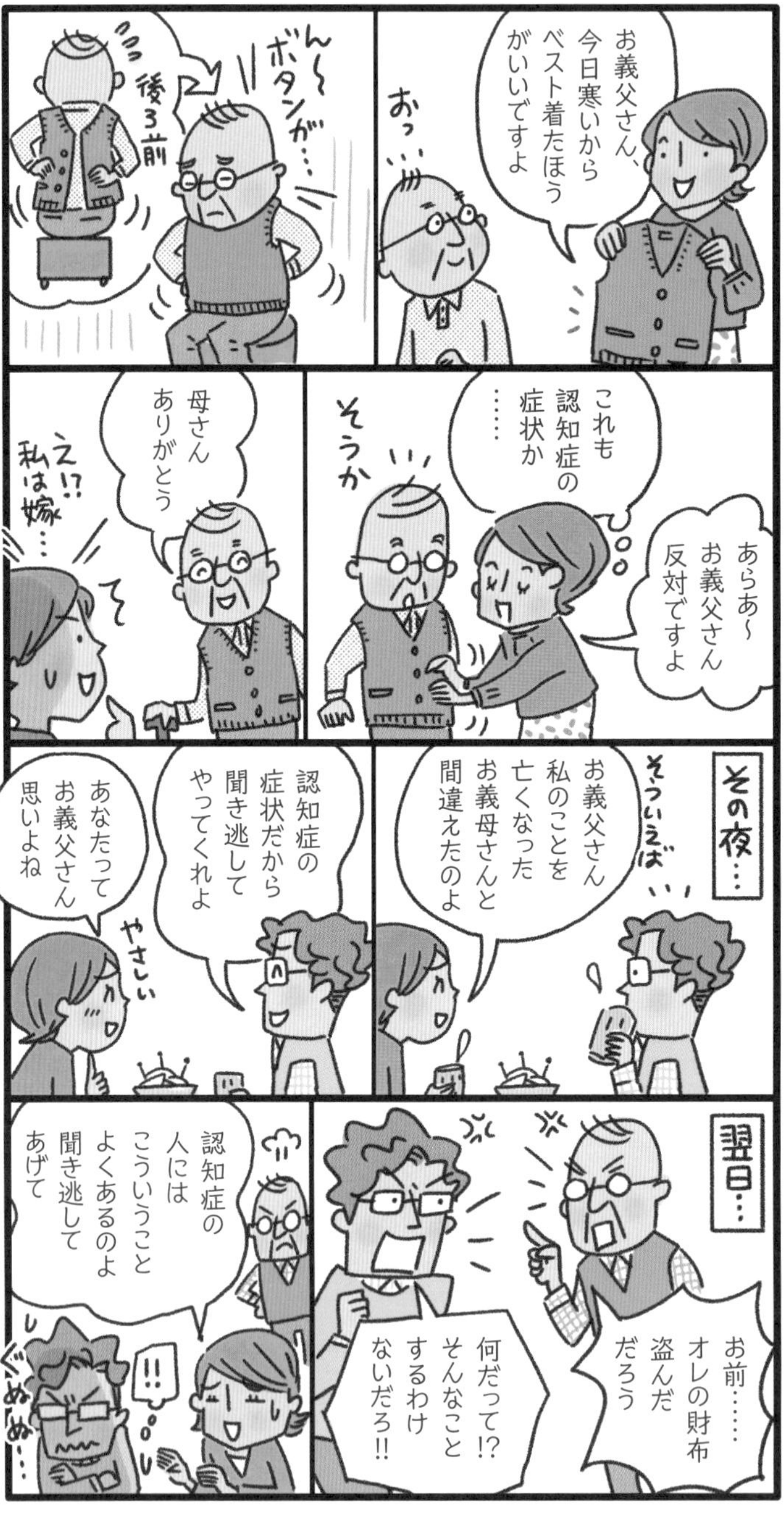

お義父さん、今日寒いからベスト着たほうがいいですよ
おっ
んん〜ボタンが…
後ろ前
あらあ〜お義父さん反対ですよ
これも認知症の症状か……
そうか
母さんありがとう
え!? 私は嫁…
その夜…
そういえば
お義父さん私のことを亡くなったお義母さんと間違えたのよ
認知症の症状だから聞き逃してやってくれよ
あなたってお義父さん思いよね
やさしい
翌日…
お前……オレの財布盗んだだろう
何だって!? そんなことするわけないだろ!!
認知症の人にはこういうことよくあるのよ聞き逃してあげて
!!
ぐぬぬ…

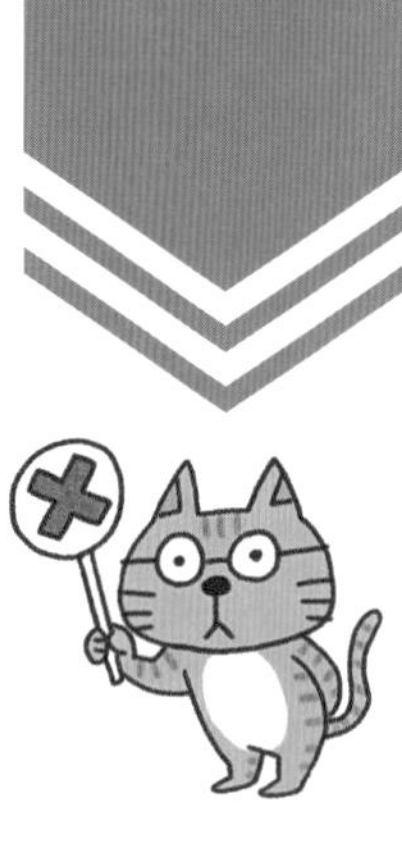

認知症の人に起こる中核症状と周辺症状

認知症の症状はもの忘れだけではありません。怒りっぽい、落ち着きがないなど、さまざまな症状があり、「中核症状」と「周辺症状（BPSD）」に分けられます。中核症状は、脳の神経細胞が障害を受けて、直接引き起こされる認知機能の低下です。認知機能とは記憶や思考、理解、判断などの知的機能のことで、もの忘れ（記憶障害）も中核症状のひとつです。

一方、周辺症状は中核症状が原因で起こる、心理や行動の症状です。認知機能の低下でわからないこと、できないことが増えて精神的に追いこまれ、感情が不安定になったり、徘徊などの問題行動を起こしたりするのです。周辺症状の出現には、その人の生活環境や心理状態などが影響しています。

認知症の中核症状と周辺症状

脳の神経細胞に障害が起きることで、中核症状があらわれる

中核症状に対する混乱や不安などが原因となり、引き起こされる。人間関係によるストレスや体調不良なども影響する

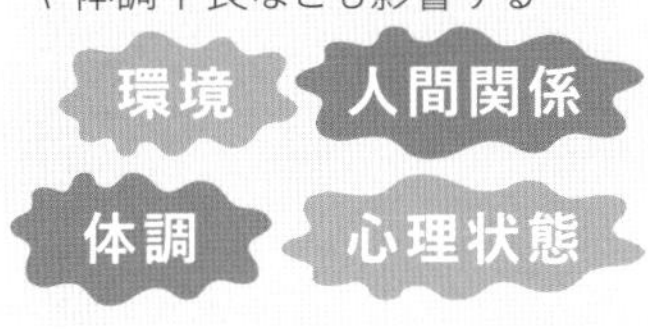

環境　人間関係　体調　心理状態

認知症

中核症状

- 記憶障害など、認知機能の低下による症状が出現して、わからないこと・できないことが増える
- 誰にでも起こる

周辺症状（BPSD）

- 精神が不安定になるなど、心の症状や徘徊などの問題行動があらわれる
- 人によって症状が異なる

誰にでも起こる認知機能低下の症状

おもな中核症状は、次の４つです。

記憶障害　ものごとを覚える力が低下することです。数分前のことを覚えられなくなり、徐々に覚えていたことも忘れるようになります。

見当識障害　時間・場所・人物が認識しづらくなり、今がいつか、自分がどこにいるのか、目の前の人が誰かがわからなくなります。

実行機能障害　「夕食を作る」「家電を使う」などの目的のために、計画を立てること、段取りよくものごとを行うことができなくなります。

失語・失認・失行　会話や読み書きができなくなる「失語」、見えているのに目の前のものが認識できなくなったり、距離感がわからなくなったりする「失認」、日常的な動作ができなくなる「失行」が見られるようになります。

おもな中核症状

記憶障害

例 何度も同じことを聞く、ものをなくす、約束をすっぽかす

薬飲んだっけ？
また!?
同じこと聞いてる

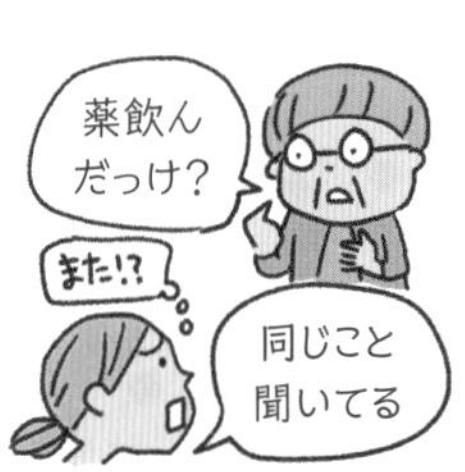

実行機能障害

例 料理の手順がわからなくなる、テレビのリモコンの使い方がわからない

どうやってつけるの？
TV

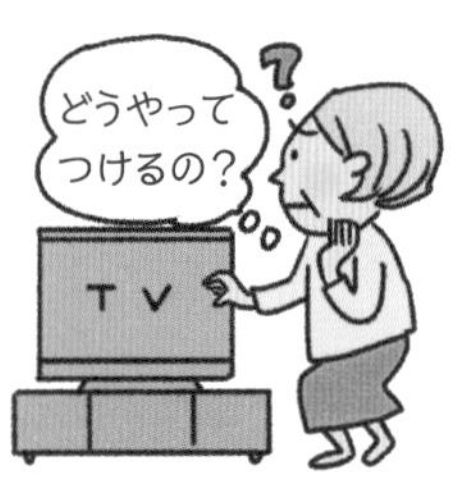

見当識障害

例 夏にコートを着る、家にいるのに帰りたいと言う、娘を妻と間違える

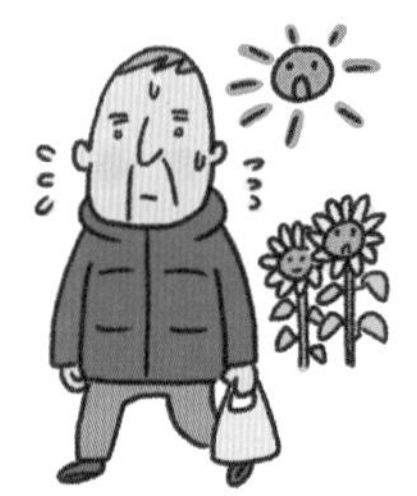

失語・失認・失行

例 「あれ」「それ」などの言い方が増える、日常的に使うものが何かわからなくなる、服の着方がわからない

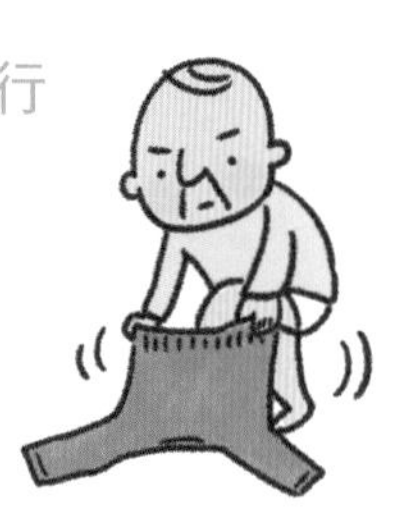

人によって異なる心や行動の症状

中核症状が認知症の人すべてに起こる可能性があるのに対して、周辺症状はすべての人にあらわれるわけではありません。また、症状が出たとしても、どんな症状が出現するかは人によって違います。よく見られる周辺症状には、情緒不安定、暴言・暴力、妄想、徘徊、昼夜逆転、トイレの失敗(失禁、トイレ以外での排せつ)、異食、性的な行動などがあります。

こういった周辺症状のあらわれ方は、先に述べたように、その人の置かれた状況や気持ちに影響されます。たとえば、家族やそれ以外の介護者の対応によって、症状がひどくなることもあれば、落ち着くこともあります。周辺症状への対応のポイントについては、3章、4章で詳しく解説しているので、参考にしてください。

周辺症状の例

情緒不安定
病気への不安や焦りから、イライラしたり、落ちこんで抑うつ状態になったりする

暴言・暴力
病気や周りの無理解などによって感情が抑えられなくなって、突然怒鳴ったり、手を上げたりする

妄想
記憶障害や、病気への不安などの影響で、「家族に財布を盗まれた」「浮気された」などの被害妄想をする

昼夜逆転
脳の障害による体内時計の乱れや、見当識障害や不安感の影響で、昼間寝て、夜に行動するようになる

異食
失認や、判断力の低下で、食べ物ではないものをとりあえず口に入れてしまったり、飲みこんだりする

性的な行動
欲求を抑えられなくなり、パートナー以外の人に抱きついたり、体を触ったりする。不安感が影響していることも

誤解4

もの忘れが目立たなければ認知症じゃない？

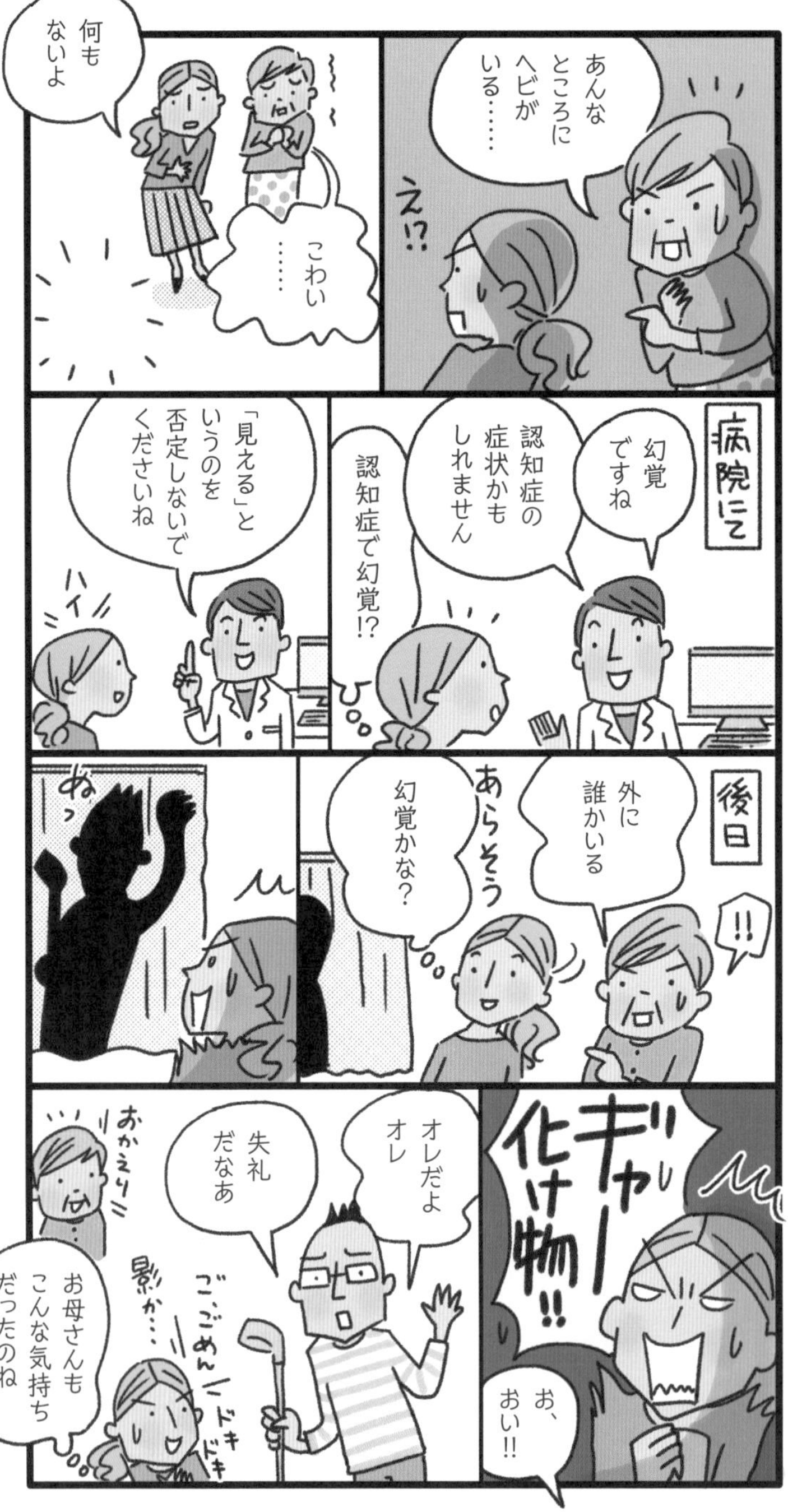

あんなところにヘビがいる……
え!?
何もないよ
こわい……

病院にて
幻覚ですね
認知症の症状かもしれません
認知症で幻覚!?
ハイ
「見える」というのを否定しないでくださいね

後日
!!
外に誰かいる
あらそう
幻覚かな？
ぬっ

ギャー！
化け物!!
お、おい!!
オレだよオレ
失礼だなあ
ご、ごめん
ドキドキ
影か…
おかえり
お母さんもこんな気持ちだったのね

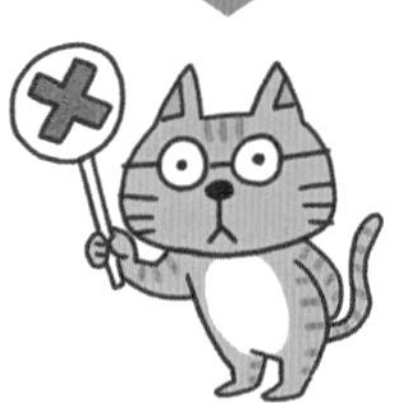

認知症にはさまざまな種類がある

認知症にはいくつかの種類があり、なかにはもの忘れが目立たない認知症もあります。実は、認知症というのは病名ではありません。何らかの原因で認知機能が低下して、日常生活に支障が出た状態の総称で、原因の違いによって症状や進行は違うのです。

よく耳にするアルツハイマー型認知症は、アルツハイマー病という脳の一部が萎縮する脳疾患が原因で起こり、初期からもの忘れが目立つことが多いのが特徴です。一方、アルツハイマー病以外の病気が原因の認知症には、脳血管性認知症、レビー小体型認知症、前頭側頭型認知症などがあります。これらにはアルツハイマー型とは違う特徴的な症状があり、必ずしももの忘れの症状が目立つわけではありません。

認知症の原因になるおもな病気

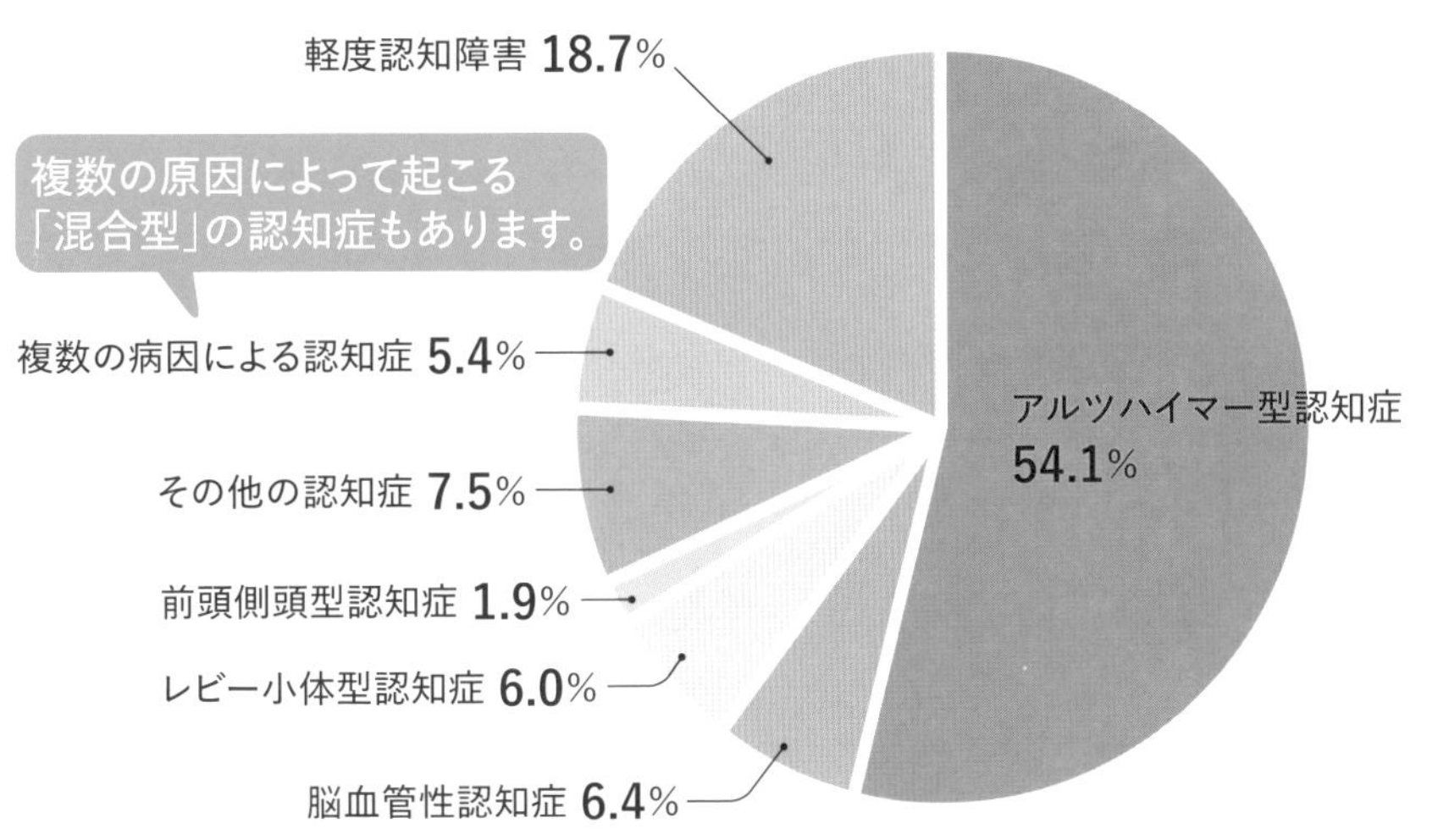

出典／令和4年度 老人保健事業推進費等補助金 老人保健健康増進等事業「認知症疾患医療センターの整備方針に関する調査研究事業 報告書」より改変

アルツハイマー型認知症

原因は？

脳の中に「アミロイドβ」や「リン酸化タウ」という異常なたんぱく質が蓄積して起こると考えられています。これによって、脳の神経細胞が侵されて、脳が萎縮していくために、認知機能が低下します。

初期症状は？

記憶を司る脳の「海馬」という部分に障害が起きるため、多くの場合は最初に、記憶障害の症状があらわれます。「何度も同じことを聞いたり、話したりする」「火を消し忘れる」「いつも探し物をしている」など、直前の記憶が失われやすいのが特徴です。探し物が見つからないと「盗まれた！」と人のせいにすることもあります。また、日にちや時間が認識できなくなります。

同時に見られるようになるのが「取り繕い」です。これは記憶がないことをごまかすような言動を指します。たとえば、「ご飯を食べた？」と

初期に起こるおもな症状

もの忘れが目立つ

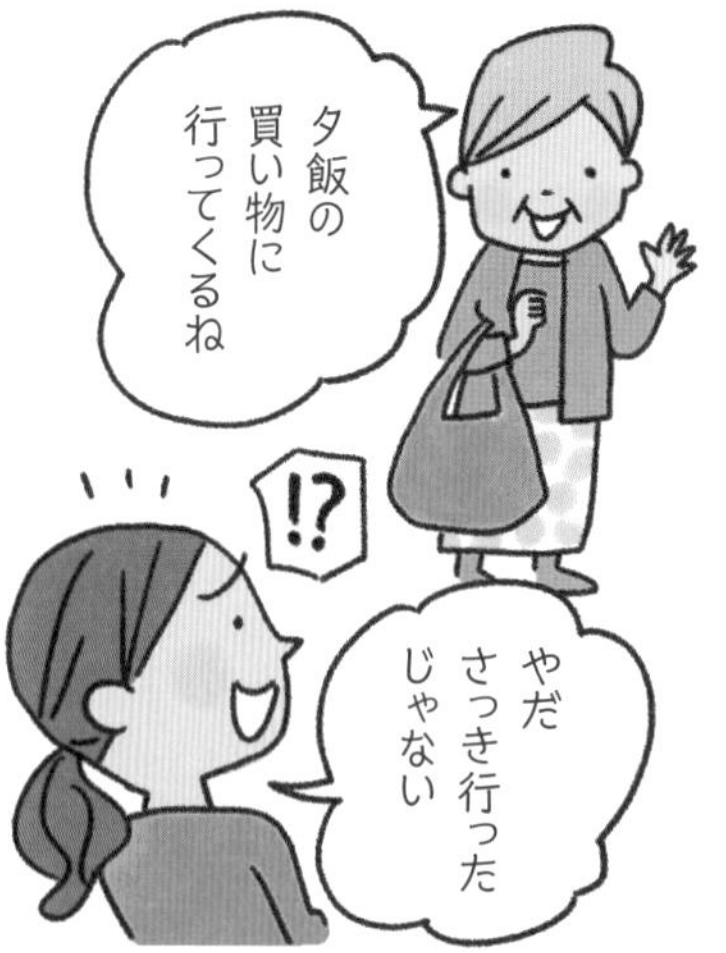

夕飯の買い物に行ってくるね

!?

やださっき行ったじゃない

取り繕い

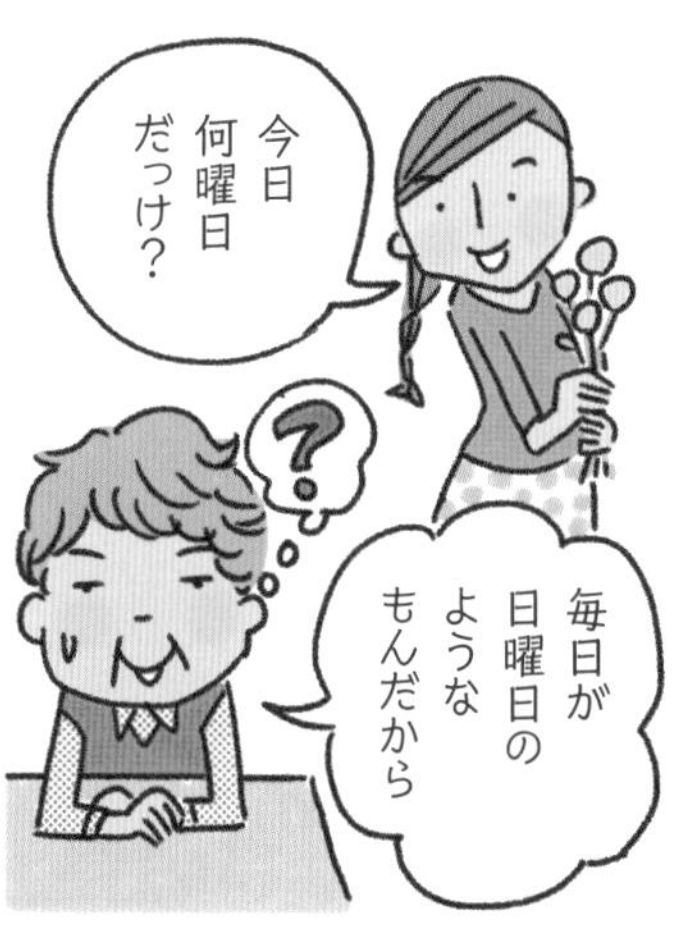

今日何曜日だっけ？

?

毎日が日曜日のようなもんだから

取り繕いは、その場の空気を悪くしたくない、間違いを指摘されて恥ずかしい思いをしたくないという気持ちが無意識に働いて起こる

たずねられたとき、ご飯を食べたかどうかは答えず、「最近、食が細くなってね」などとはぐらかしたり、覚えていない話をされた場合は、うまく話を合わせたりします。

経過は？

脳の萎縮がさらに広がり、認知症の中期になると、記憶障害以外のさまざまな症状が見られるようになります。たとえば、「今いる場所がわからず、迷子になる」「季節に合わない服を選ぶ」「自分で着替えられない」「家電製品の使い方がわからない」といった症状です。この時期には、日常生活に支障があらわれるようになるため、介護が必要になります。また、記憶障害も進行し、直前の記憶だけでなく、覚えていた昔の記憶も少しずつ、思い出せなくなっていきます。

後期になると、会話が難しくなり、家族の顔もわからなくなることがあります。徐々に身体機能が衰え、食事やトイレも自分でできなくなるため、生活のすべてに介助が必要になります。

アルツハイマー型認知症の進行

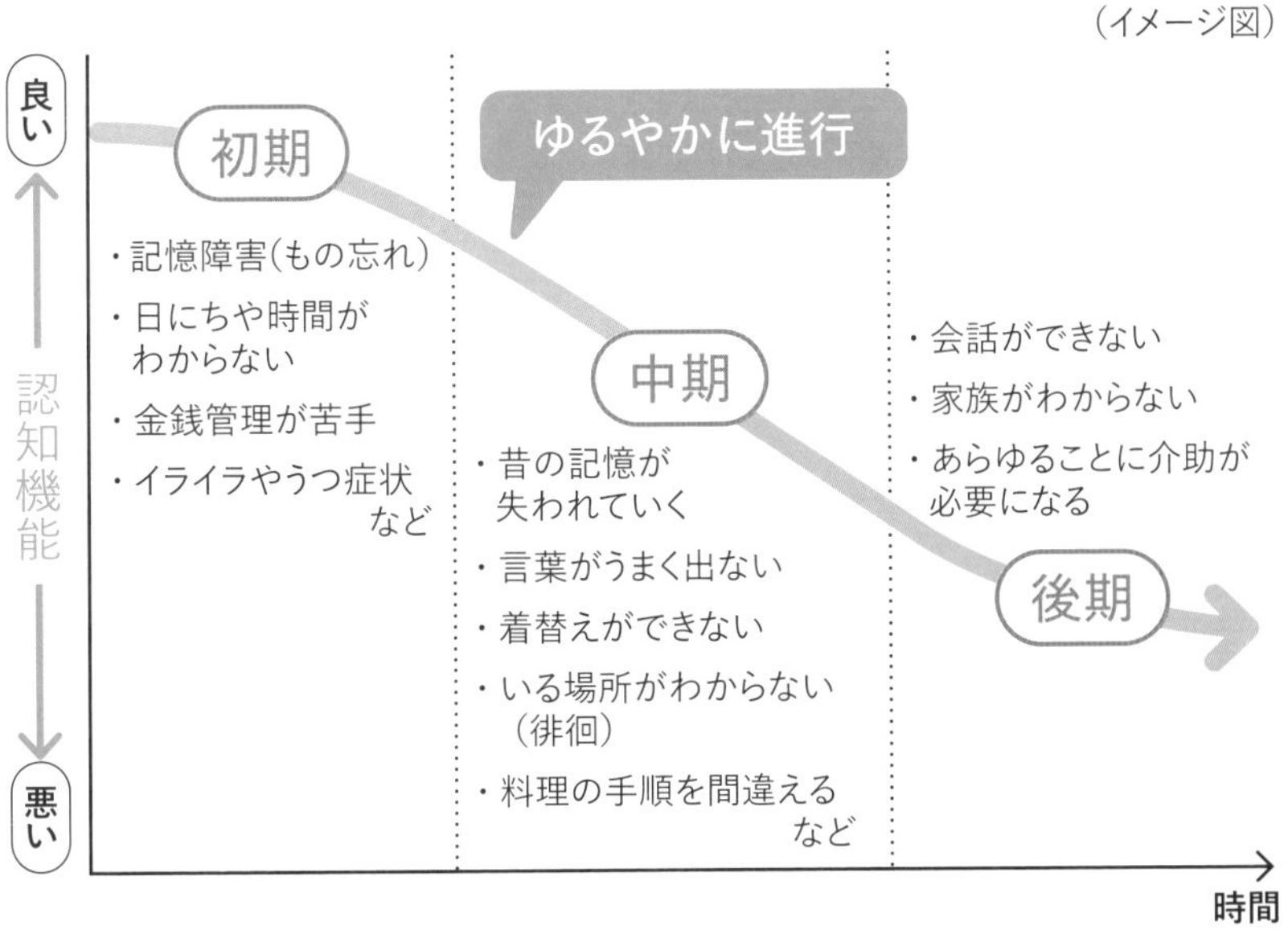

（イメージ図）

脳血管性認知症

脳血管性認知症は、脳梗塞や脳出血などの脳卒中（脳血管障害）が原因で起こる認知症です。

原因は？

脳の一部の血管が詰まって神経細胞に酸素や栄養が届かなくなったり、出血した血がたまって脳の組織が破壊されたりして起こります。最大の原因は、脳梗塞です。脳梗塞により救急車で運ばれ、その直後から数か月後に認知症と診断されるケースや、ほとんど症状のない小さな脳梗塞を繰り返すうちに、認知症を発症するケースなどがあります。

また、最近は、アルツハイマー型との混合型が増えているといわれています。

初期症状は？

脳のどの部分に障害が起きたかで、それぞれ実際に出現する症状は異なります。たとえば、記憶力は低下しても判断力は保たれていたり、言葉がうまく出ない失語はあっても、記憶障害はそれほ

特徴的な症状

まだら症状

ご飯まだ？
さっき食べてたでしょ
1+53 ÷3 ×27 79 81
記憶障害はある
会話や計算は問題なくできる

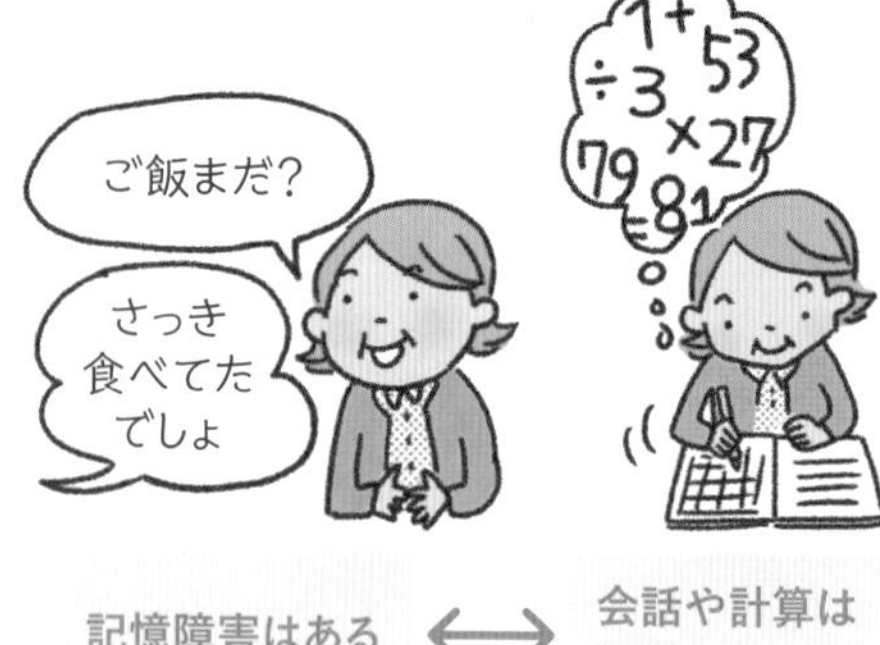

「ご飯を食べたことを忘れる」といった記憶障害は目立つのに、ふつうに会話や計算はできるなど、できることと、できないことの差が大きい

脳卒中による体の症状

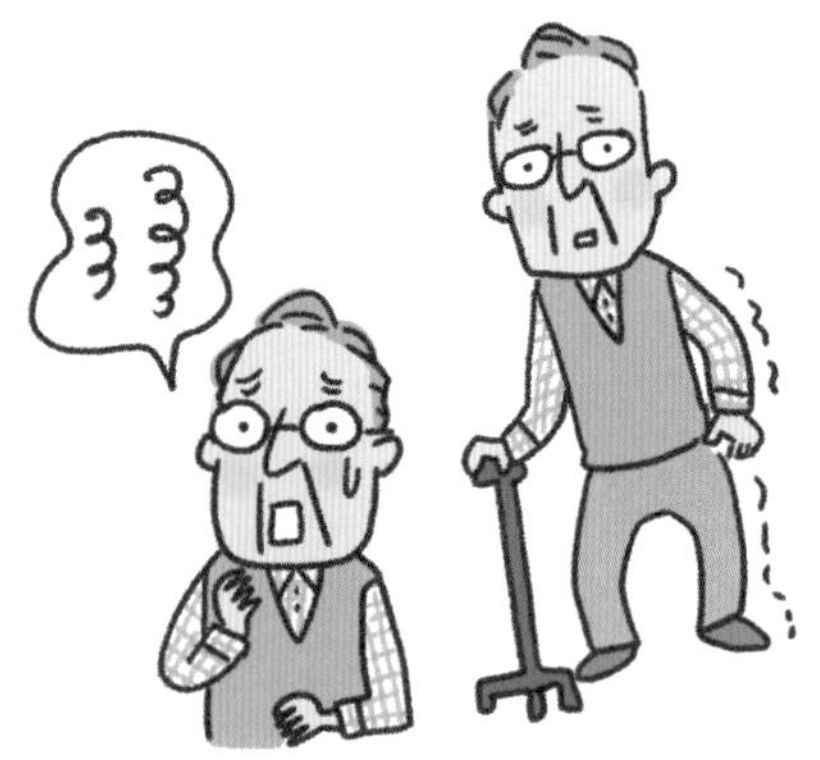

歩行障害、ろれつが回らない、食べ物がうまく飲みこめない、失禁などの神経症状を併発する

どでもなかったりすることがあります。このように、できることと、できないことの差が大きい「まだら症状」が脳血管性認知症の大きな特徴です。また、アルツハイマー型よりも、意欲低下や情緒不安定、うつ状態といった周辺症状が目立つといわれています。

このほか、歩行が不安定になったり、ろれつが回らなくなったりといった、脳卒中による体の症状も併発します。

経過は？

脳卒中は再発しやすい病気で、そのたびに脳血管性認知症が悪化して、認知機能が階段状に、急激に低下していく傾向があります。昨日までできていたことが、急にできなくなることもあります。反対に脳卒中の再発を予防できれば、症状の進行は比較的抑えられます。

特に、高血圧や糖尿病、不整脈など、脳卒中の原因となる持病がある人は、適切な治療を続けることが大切です。

脳血管性認知症の進行

（イメージ図）

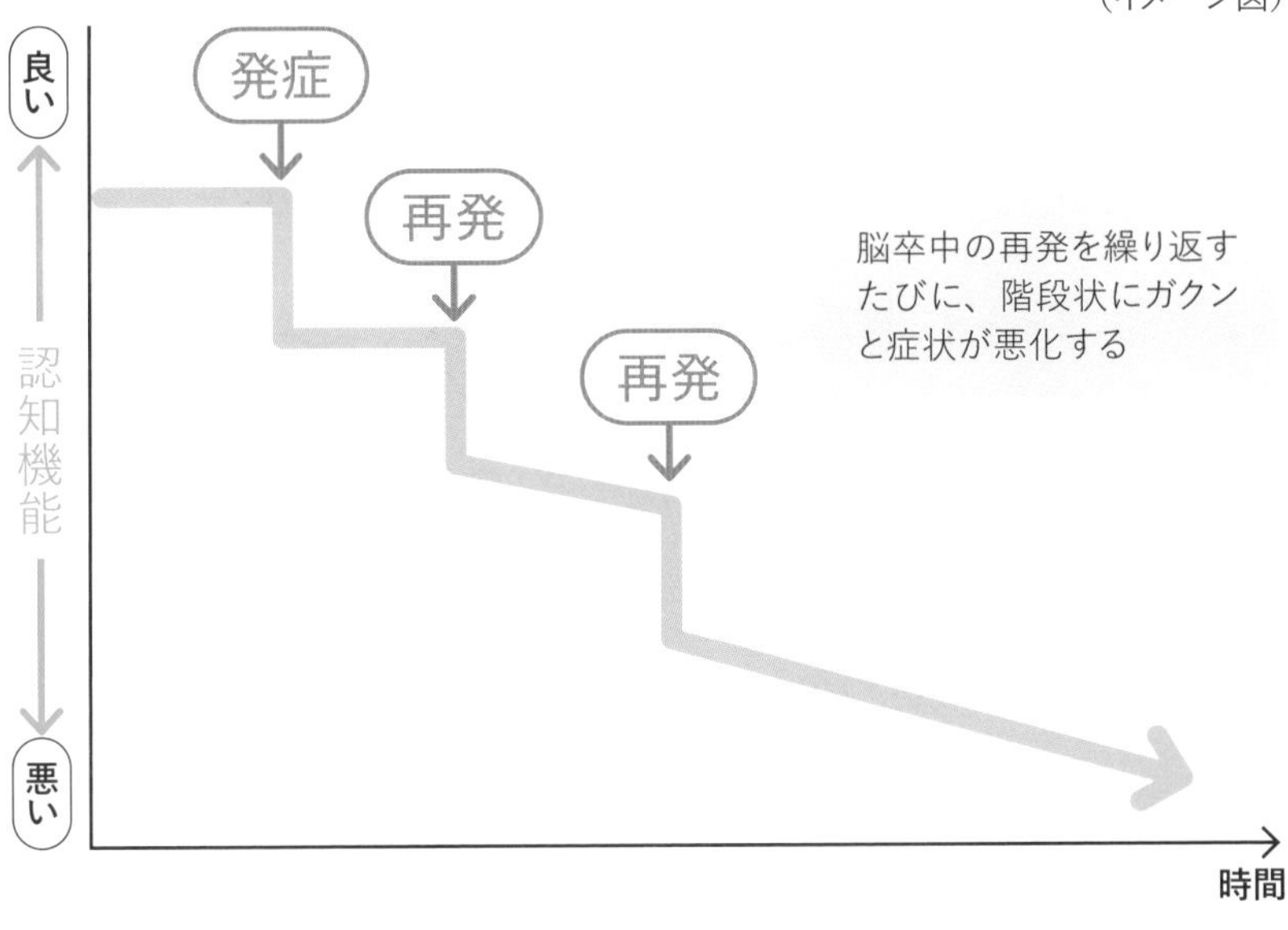

レビー小体型認知症

原因は？

脳の大脳皮質の広い範囲に、「レビー小体」という異常な物質がたまることで発症する認知症です。レビー小体は、おもに「αシヌクレイン」というたんぱく質がかたまってできていることがわかっています。これによって大脳皮質の神経細胞が変性し、減少していくことで、さまざまな症状があらわれます。男性に多い傾向があります。

初期症状は？

最初は、もの忘れなどの記憶障害はあまり目立ちません。それよりも先に見られるようになるのが、便秘や手足の冷えといった、自律神経の乱れで起こる体の不調や嗅覚異常、レム睡眠行動異常症などが見られます。レム睡眠行動異常症とは、睡眠中に見ている夢に反応して、「大声で寝言を言う」「殴る、蹴るなど、激しく体を動かす」といった症状が起こる病気です。

特徴的な症状

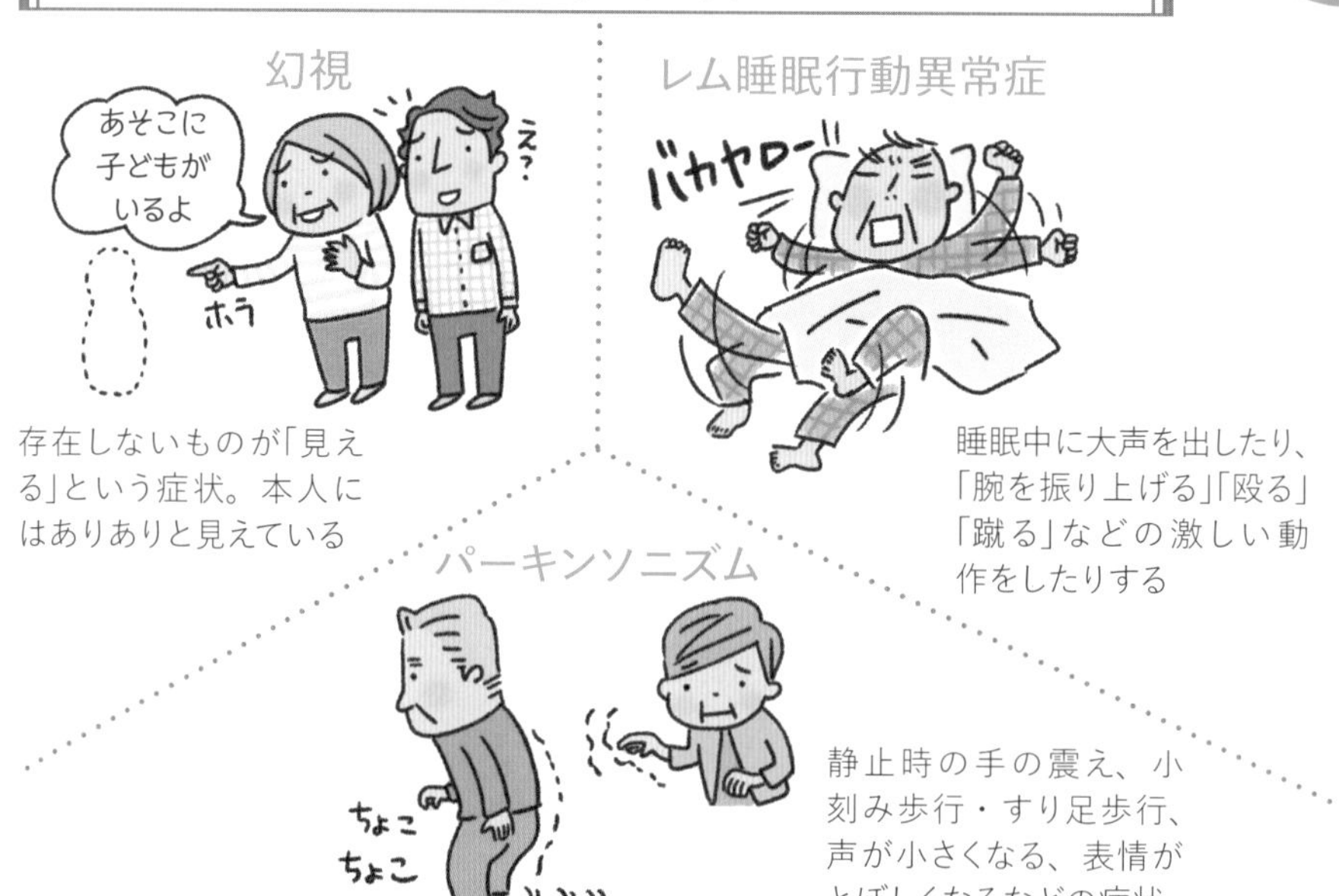

幻視：存在しないものが「見える」という症状。本人にはありありと見えている

レム睡眠行動異常症：睡眠中に大声を出したり、「腕を振り上げる」「殴る」「蹴る」などの激しい動作をしたりする

パーキンソニズム：静止時の手の震え、小刻み歩行・すり足歩行、声が小さくなる、表情がとぼしくなるなどの症状

また、幻視があらわれるのが特徴で、幻視をきっかけに不安感を抱くこともあります。ほかにも立ちくらみや嚥下障害(飲食時にむせる)、パーキンソン病に似た症状(パーキンソニズム)も比較的早くから見られます。パーキンソニズムには、静止時に手が震える、動作が遅くなる、筋肉がこわばる、歩くとき歩幅や手の振りが小さくなるといった症状があります。

経過は？

時間や日によって頭がしっかりしているときと、ぼーっとして理解力や判断力が低下しているときを繰り返すようになります(認知機能の変動)。そのまま徐々に記憶障害や実行機能障害など認知機能の低下が進みます。

同時に、幻視やパーキンソニズムも悪化していき、末期には、生活全般で介助が必要になります。嚥下障害も進行するので、誤嚥性肺炎を起こすリスクも高くなります。進行はアルツハイマー型よりもやや早いといわれています。

レビー小体型認知症の進行

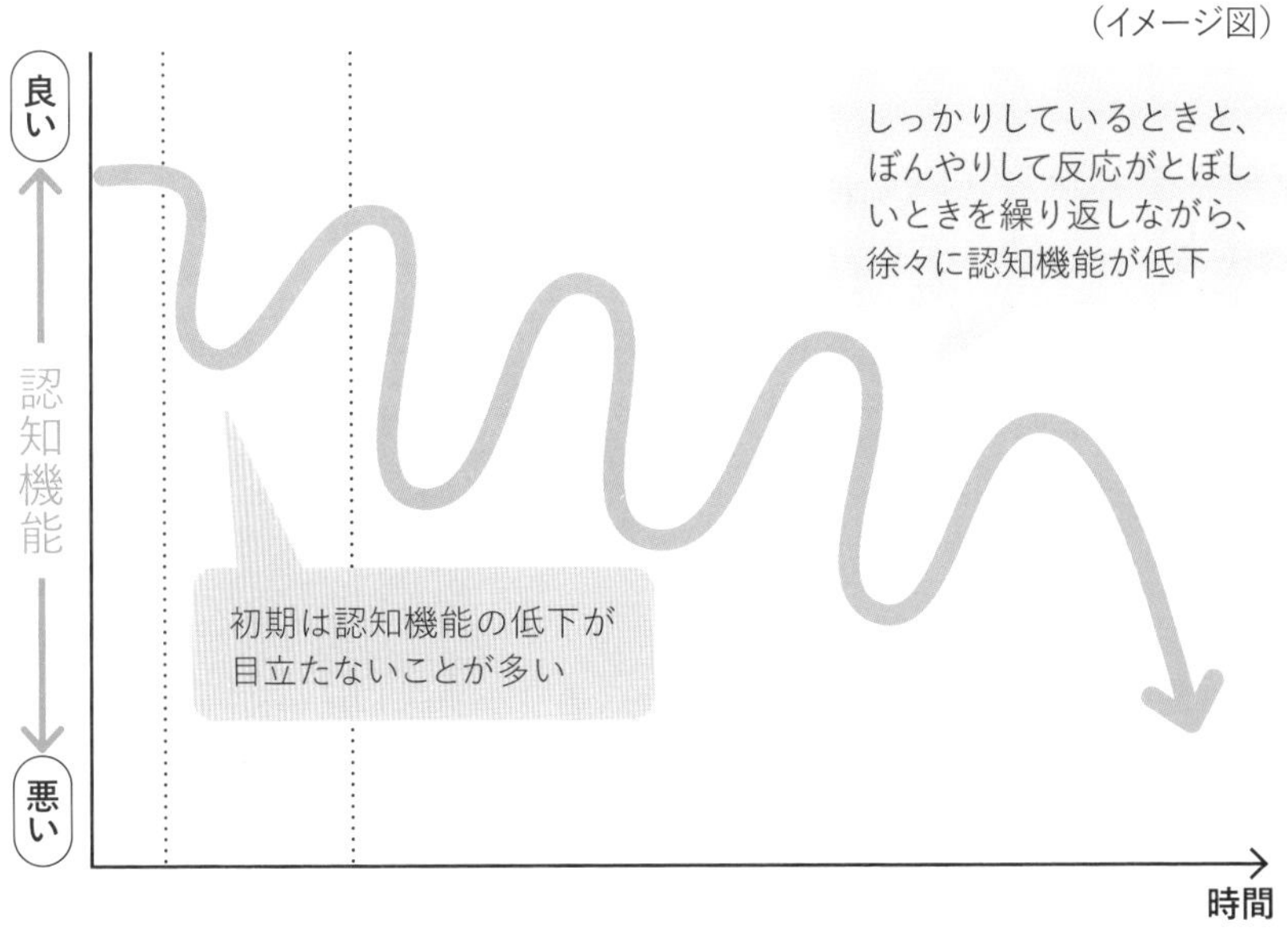

前頭側頭型認知症

原因は？

前頭側頭葉変性症という難病によって、「タウたんぱく」や「TDP-43」と呼ばれる異常なたんぱく質が脳にたまって、脳の前頭葉や側頭葉のいずれかが萎縮して発症します。50～60歳代の比較的若い人に起こりやすい認知症です。

初期症状は？

前頭葉と側頭葉のどちらから萎縮が始まるかによって、初期にあらわれる症状が異なります。前頭葉は理性、社会性などにかかわる場所で、ここが萎縮すると、社会のルールや礼儀に反した行動を起こすようになります。たとえば、「店の商品を勝手に持ち帰る」「身だしなみを気にしなくなる」「人に対して横柄な態度をとる」などです。本人に悪気はないので、やめさせようとすると、暴言・暴力が出ることがあります。

一方、側頭葉は記憶や言語、感情などを司る

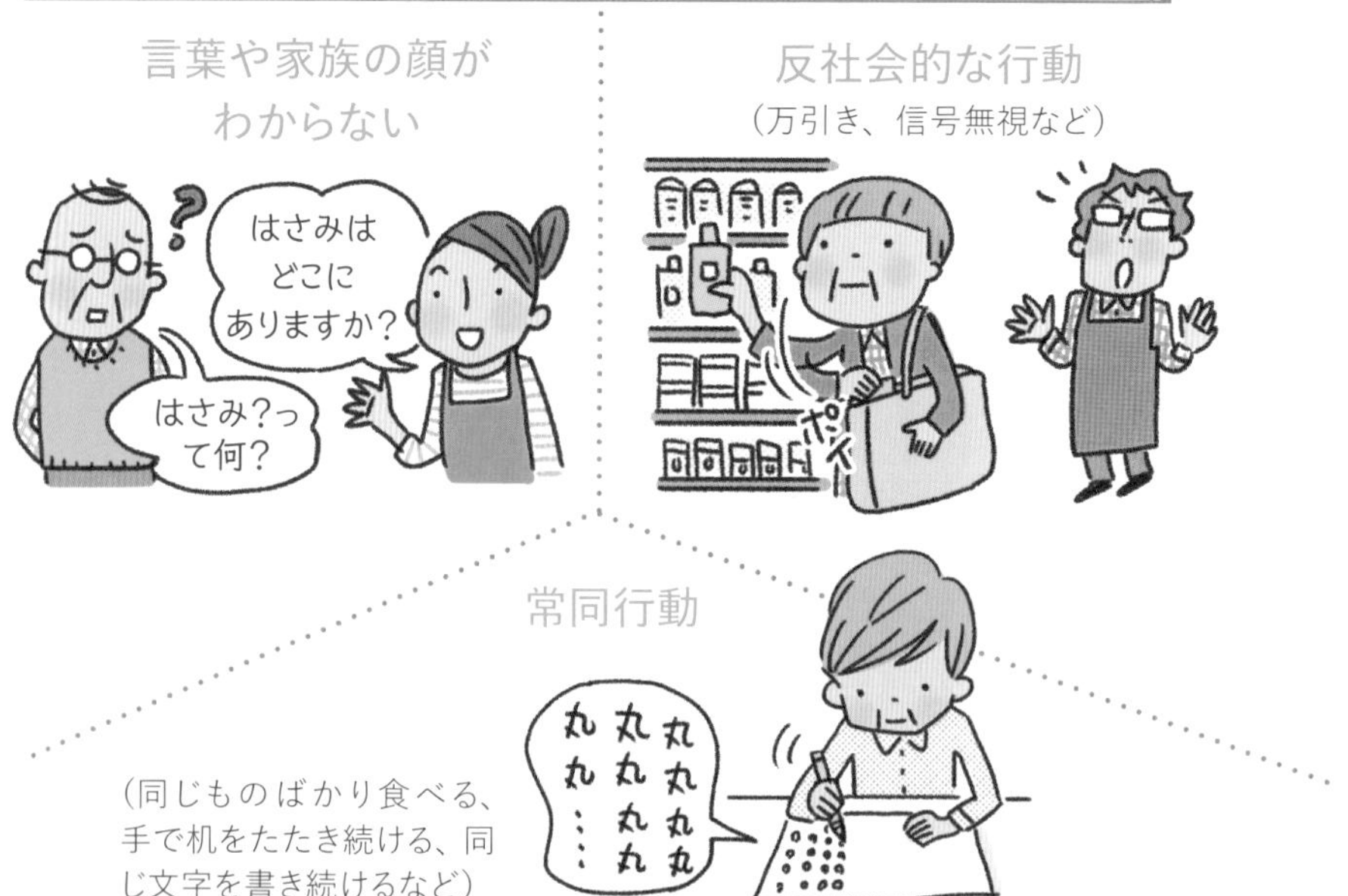

部分です。こちらが萎縮すると、言葉の意味がわからなくなって、言葉が出にくくなったり、知り合いの顔が認識できなくなったりします。感情が希薄になり、他人への共感や感情移入が難しくなることもあります。

また、共通する症状として、同じ行動を繰り返す「常同行動」があります。同じもの(特に甘いもの)を食べ続けたり、毎日、同じ時間に同じ場所に出かけたりします。

経過は?

前頭葉と側頭葉の両方で脳の萎縮が進行していき、非常識で自分勝手な行動が続きます。また、「どこに行くの?」と聞かれて「どこに行くの?」と答えるなど、耳に入った言葉をそのままオウム返しする「反響言語」が見られることもあります。

さらに病気が進むと、言葉を発しなくなり、一日何もせずに過ごすようになります。食事もとらなくなって筋力が低下し、発症から6~8年たつと寝たきり状態になります。

発見が遅れやすい「若年性認知症」

認知症は年をとるほど発症しやすいのは事実ですが、高齢者だけの病気というわけではありません。なかには20代、30代で発症する人もいます。このように、65歳未満で発症する認知症を「若年性認知症」といいます。日本医療研究開発機構の調査によると、2018年度時点での全国の患者数は3万5700人と推計されています。発症に気づく年齢は、平均54.4歳で、女性より男性に多い傾向があります。

若年性認知症の場合も、アルツハイマー病のほか、さまざまな病気が原因になって起こり、認知機能の低下など、原因疾患によって種々の症状があらわれます。その結果、仕事でミスや失敗をすることも増えますが、年齢的に、それが認知症のせいだとは気づきにくいものです。そのため、放っておいたり、うつ病や更年期障害などの誤診につながったりして、診断が遅れやすいので注意が必要です。

若年性認知症についての相談先は?

若年性認知症コールセンター　年末年始・祝日除く

電話 0800-100-2707(月~土曜日 10:00 ~ 15:00)
※ただし水曜日は10:00 ~ 19:00

ホームページ https://y-ninchisyotel.net

誤解5

本人には、認知症の自覚がないの？

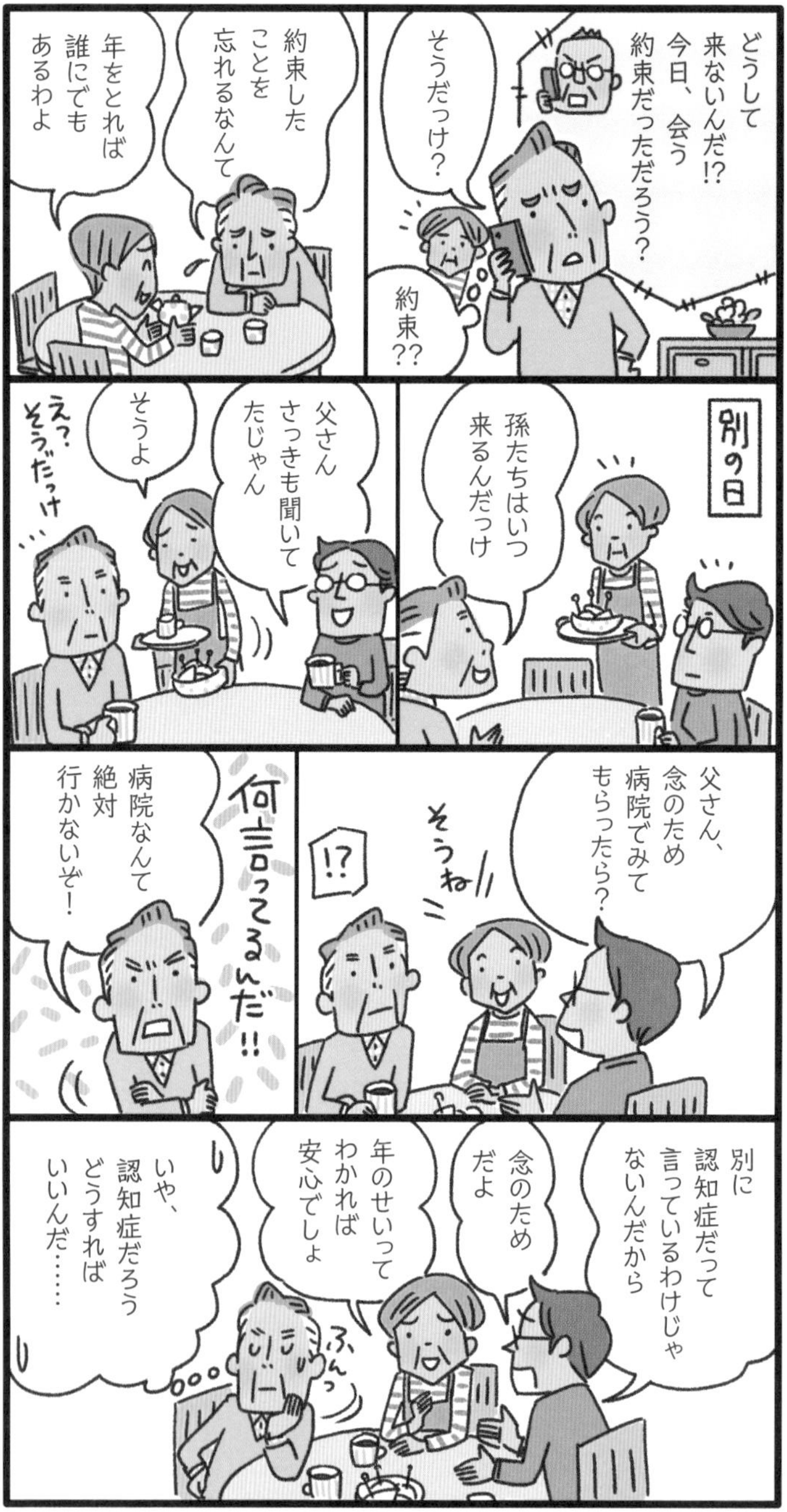

どうして来ないんだ!? 今日、会う約束だっただろう？
そうだっけ？
約束??
約束したことを忘れるなんて
年をとれば誰にでもあるわよ

別の日
孫たちはいつ来るんだっけ
父さんさっきも聞いてたじゃん
そうよ
えっ？そうだっけ

父さん、念のため病院でみてもらったら？
そうね
!?
何言ってるんだ!!
病院なんて絶対行かないぞ！

別に認知症だって言っているわけじゃないんだから
念のためだよ
年のせいってわかれば安心でしょ
ふんっ
いや、認知症だろう どうすればいいんだ……

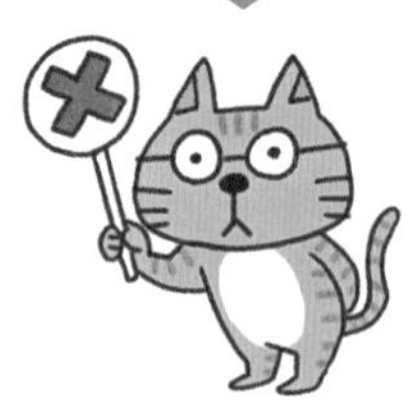

いちばん最初に異変に気づくのは本人

認知症のもの忘れと加齢が原因のもの忘れの大きな違いは「忘れっぽくなった自覚がないこと」と述べましたが（15ページ参照）、本人が自分の異変に気づかないというわけではありません。むしろ誰よりも早く、本人が認知症の症状に気づくことが多いのです。たとえば、自分は約束した覚えがないのに「約束をすっぽかした」と怒られたり、何度も同じものを買ってきてしまったりといった失敗が重なると、徐々に「何かがおかしい」と考えるようになります。あるいは、普段よく行く場所で道に迷ってしまったり、うまく言葉が出なくなったりして、異変に気づく人もいるでしょう。

ただし、おかしな症状に気づいているからといって、すぐに家族に相談する人や、病院を受診する人ばかりではありません。「認知症かもしれない」とひとりで思い悩んだり、「認知症なわけがない、年のせいだ」と思いこもうとしたりする人もいるでしょう。

家族が認知症を疑って受診をすすめたとき、「大丈夫だから」「病人扱いするな」と拒否するのも、何もわかっていないからではありません。もの忘れなどの症状を自覚しているからこそ、病院へ行くのがこわいのです。

約束をしたことを覚えていなくて怒られた
買ったのを忘れて、何度も同じものを買ってきてしまう
よく行く場所で道に迷う
言葉がうまく出てこない
ものをなくすことが増えた
頭がうまく働かない
なんだかおかしい
認知症？年のせい？

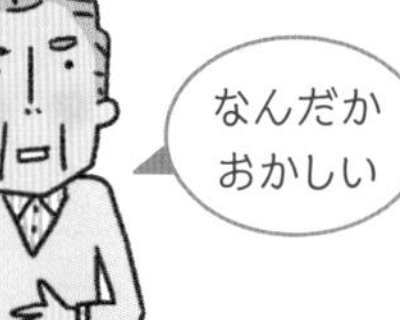

誤解6

早期発見しても意味がない？

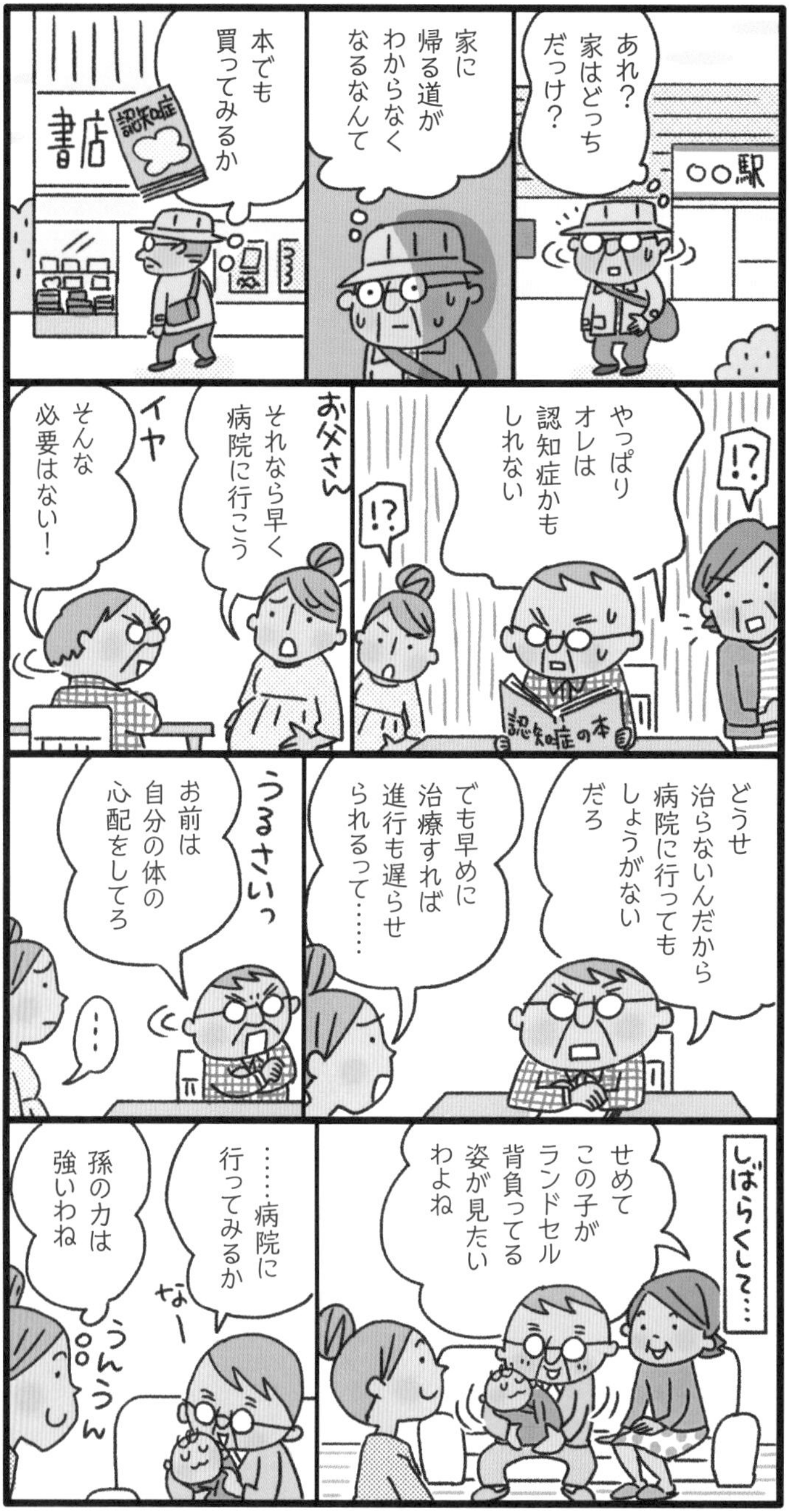

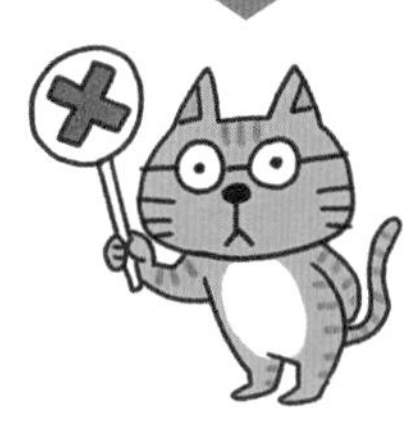

○○駅

あれ？
家はどっち
だっけ？

家に
帰る道が
わからなく
なるなんて

書店

認知症

本でも
買ってみるか

!?

やっぱり
オレは
認知症かも
しれない

!?

認知症の本

お父さん

それなら早く
病院に行こう

イヤ

そんな
必要はない！

どうせ
治らないんだから
病院に行っても
しょうがない
だろ

でも早めに
治療すれば
進行も遅らせ
られるって……

うるさいっ

お前は
自分の体の
心配をしてろ

…

しばらくして…

せめて
この子が
ランドセル
背負ってる
姿が見たい
わよね

……病院に
行ってみるか

なー

孫の力は
強いわね

うんうん

早く治療を開始したほうが進行をゆるやかにできる

「認知症は治療法がないのだから、早く気づいても無駄」と考える人もいるでしょう。確かに、現在のところ、アルツハイマー型認知症をはじめとした進行性の認知症を完治させる方法は見つかっていません。しかし、認知症もほかの病気と同じように、早期発見・早期治療することに、大きなメリットがあります。

そのひとつは、認知症の進行を遅らせることができるところです。認知症を放置するより、医療や介護の専門家が治療やケアをしたほうが、認知機能低下などの症状の進行をゆるやかにできるといわれています。しかも、治療開始が早いほうが、症状の軽い状態を長く維持できるのです。重度になると、使える薬も限られ、思ったような効果が出ないことが多くなります。

治療の開始時期と認知症の進行

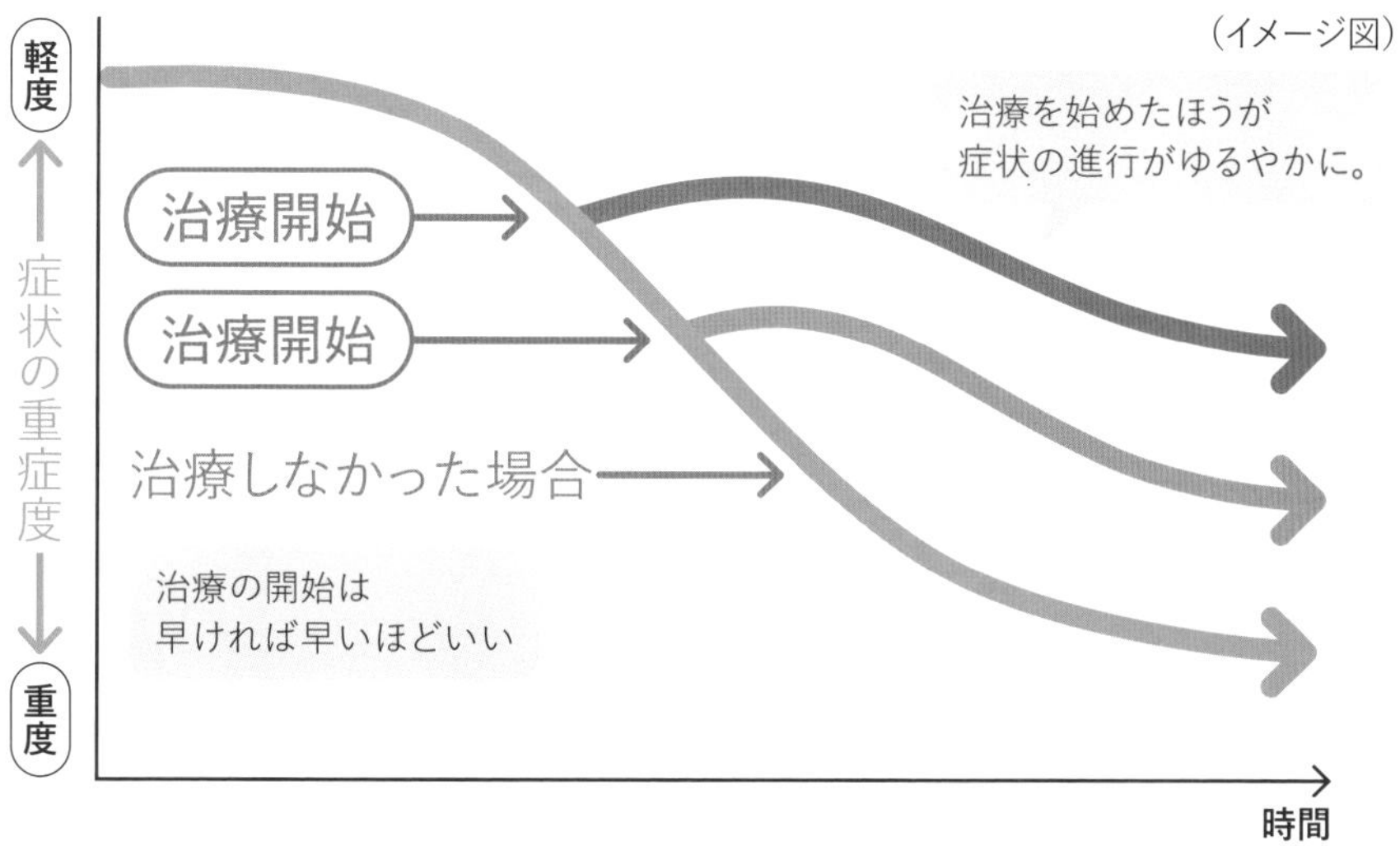

本人や専門家と相談しながら今後の生活の準備ができる

早期発見の2つ目のメリットは、余裕をもって認知症の治療や介護に向けた準備ができるところです。

症状が軽いうちであれば、本人も交えて、家族で今後、お金の管理はどうするのか、誰がどのように生活のサポートをしていくのかなど、さまざまなことを話し合う時間を作れます。早いうちから、医療や介護の専門家と相談することで、認知症についての知識を深めながら今後の見通しを立てたり、利用できる介護保険サービスを調べたりもできるでしょう。

しかし、症状が重くなってからの相談では、突然、生活のあらゆる場面でサポートが必要になるため、介護する家族も介護を受ける本人も混乱し、不安を抱えることになります。それが暴言やうつ症状などの周辺症状を引き起こすリスクもあります。早いうちから介護のプロの手を借り、適切なケアを行えれば、本人や家族の負担を軽くして、症状の急激な悪化を防げるでしょう。

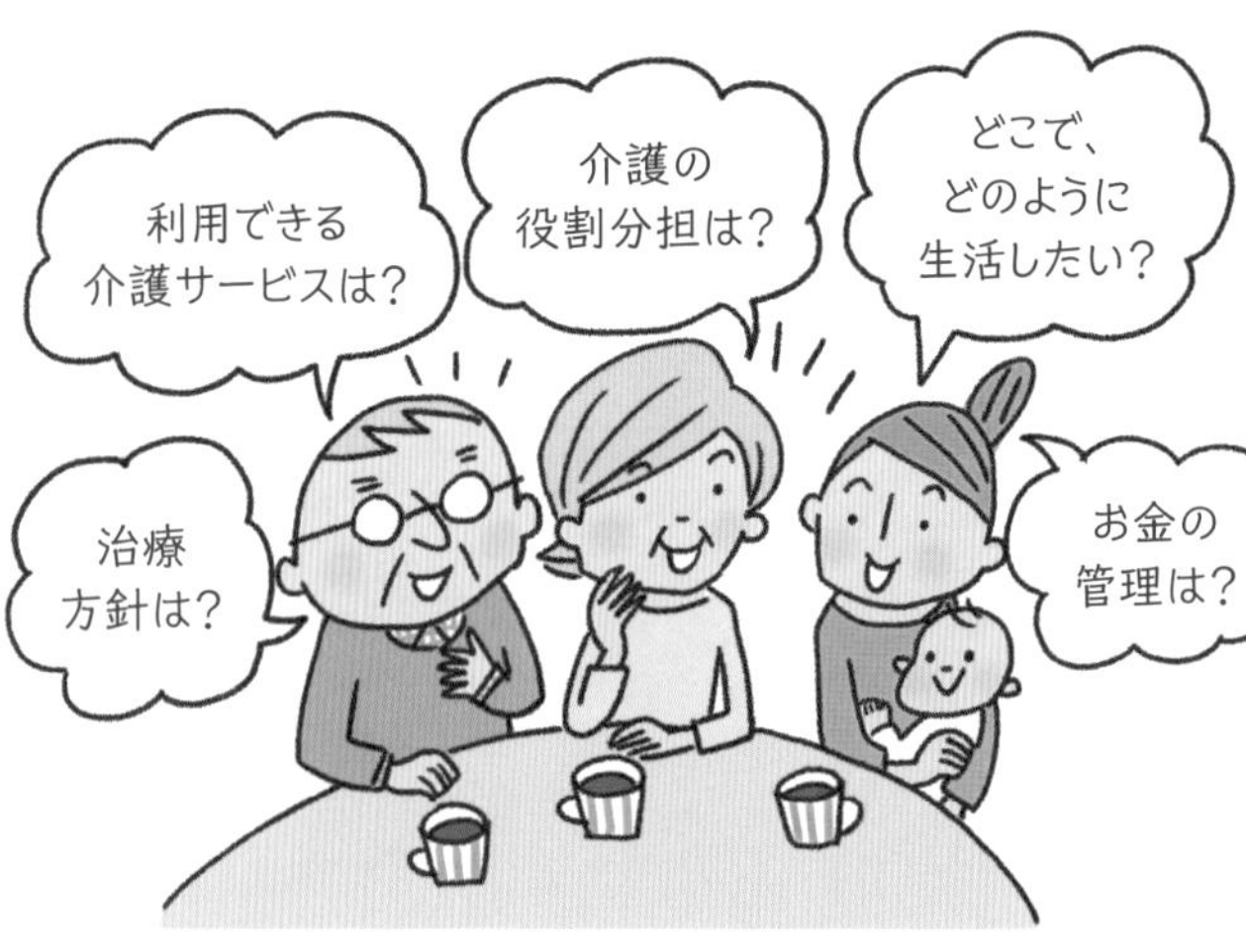

症状が軽いうちであれば、本人の希望を聞いたうえで、治療やサポートの計画が立てられます

「治る認知症」が見つかることも……

3つ目は、「治る認知症」を見逃さずにすむところです。認知症の原因となる病気の中には、治療をすれば改善できるものもあります。ただし発見が遅れれば、治療ができなくなることもあるため、早めの診断が重要になるのです。

治る認知症の原因となる病気として代表的なものは、次の4つです。

●正常圧水頭症

脳に脳脊髄液が過剰にたまってしまう病気で、もの忘れの症状が起きます。

脳と脊髄（背骨の中にある太い神経の束）は、薄い膜（硬膜）で包まれています。この硬膜と、脳や脊髄の間にあるのが脳脊髄液という透明の液体で、脳を守るクッションの役割があります。

脳脊髄液は、脳の中央にある脳室と呼ばれる場所で作られて、脳や脊髄の周りを流れて静脈に吸収されます。しかしこの流れが何らかの理由で滞ると、脳室に脳脊髄液がたまりすぎてしまうことがあるのです。その結果、脳が圧迫されて、もの忘れややる気が出ないといった認知症の症状や、歩行障害（小刻み歩行、すり足歩行など）、排尿障害（トイレが間に合わない）といった症状が起こります。

この正常圧水頭症の治療では、細い管を使って、過剰にたまった脳脊髄液を腹腔（おなかにある空間）へと排出する手術を行います。早めに治療できれば、生活に困らない程度に症状を改善することができます。

●慢性硬膜下血腫

転倒などで頭を打ったことが引き金になって、脳を包む硬膜と脳の間に、じわじわと血がたまっていき、脳が圧迫されて起こる病気です。もの忘れや言葉が出にくいなどの認知症の症状があらわれます。そのほかの症状としては、頭痛、歩きにくさ、片側の手足のしびれなどがあります。頭を打った後1～2か月たって症状があらわれることが多いようです。

慢性硬膜下血腫と診断されたら、通常、頭の血のかたまりを洗浄する手術を行います。

●甲状腺機能低下症

甲状腺はのどぼとけの下、気管の前にある蝶の形をした臓器で、甲状腺ホルモンを作り出す働きがあります。この甲状腺の機能が低下してしまうのが、甲状腺機能低下症です。原因はさまざまですが、多いのが、免疫の異常によって甲状腺に炎症が起こる「慢性甲状腺炎（橋本病）」です。

甲状腺ホルモンには、全身の新陳代謝を促進する働きがあり、不足すると脳の働きが低下するため、記憶力低下などの認知症の症状があらわれます。そのほか、疲労感、むくみ、寒がり、体重増加、コレステロール値の上昇などといった症状もあります。

甲状腺機能低下症では、一般的に甲状腺ホルモンの薬を使った治療を行います。薬を飲み続けることで症状も改善します。

●ビタミンB12欠乏症

その病名の通り、体内のビタミンB12が不足してしまう病気です。その原因で多いのは、胃の粘膜の障害です。

ビタミンB12は胃の粘膜で分泌される内因子という物質と結合して腸から吸収されますが、胃炎などで胃の粘膜が傷つくと、内因子が十分に分泌されなくなります。そのため、ビタミンB12が吸収されず、欠乏症になってしまうのです。また、胃の切除手術がきっかけで起こるケースもあります。

ビタミンB12欠乏症になると、貧血、倦怠感、手足のしびれ、筋力低下などのほか、記憶力や意欲の低下などの認知症の症状があらわれます。こういった症状は、ビタミンB12の補充療法を数回行うことで改善します。

認知症 早期発見の目安

認知症を早期のうちに発見するために役立つのが、認知症の人を家族にもつ「家族の会」が自分たちの経験をもとにまとめた早期発見の目安です。医学的な診断基準ではありませんが、日常生活の中での異変に気づくきっかけとして、参考にするとよいでしょう。

もの忘れがひどい	□ ❶ 今切ったばかりなのに、電話の相手の名前を忘れる □ ❷ 同じことを何度も言う・問う・する □ ❸ しまい忘れ・置き忘れが増え、いつも探し物をしている □ ❹ 財布・通帳・衣類などを盗まれたと人を疑う
判断・理解力が衰える	□ ❺ 料理・片づけ・計算・運転などのミスが多くなった □ ❻ 新しいことが覚えられない □ ❼ 話のつじつまが合わない □ ❽ テレビ番組の内容が理解できなくなった
時間・場所がわからない	□ ❾ 約束の日時や場所を間違えるようになった □ ❿ 慣れた道でも迷うことがある
人柄が変わる	□ ⓫ 些細なことで怒りっぽくなった □ ⓬ 周りへの気づかいがなくなり、頑固になった □ ⓭ 自分の失敗を人のせいにする □ ⓮「このごろ様子がおかしい」と周囲から言われた
不安感が強い	□ ⓯ ひとりになると、こわがったり寂しがったりする □ ⓰ 外出時、持ち物を何度も確かめる □ ⓱「頭が変になった」と本人が訴える
意欲がなくなる	□ ⓲ 下着を替えず、身だしなみをかまわなくなった □ ⓳ 趣味や好きなテレビ番組に興味を示さなくなった □ ⓴ ふさぎこんで何をするのも億劫がり、嫌がる

出典／「公益社団法人　認知症の人と家族の会」ホームページ(https://www.alzheimer.or.jp)より

誤解7

治らない病気だから薬を飲まなくていい？

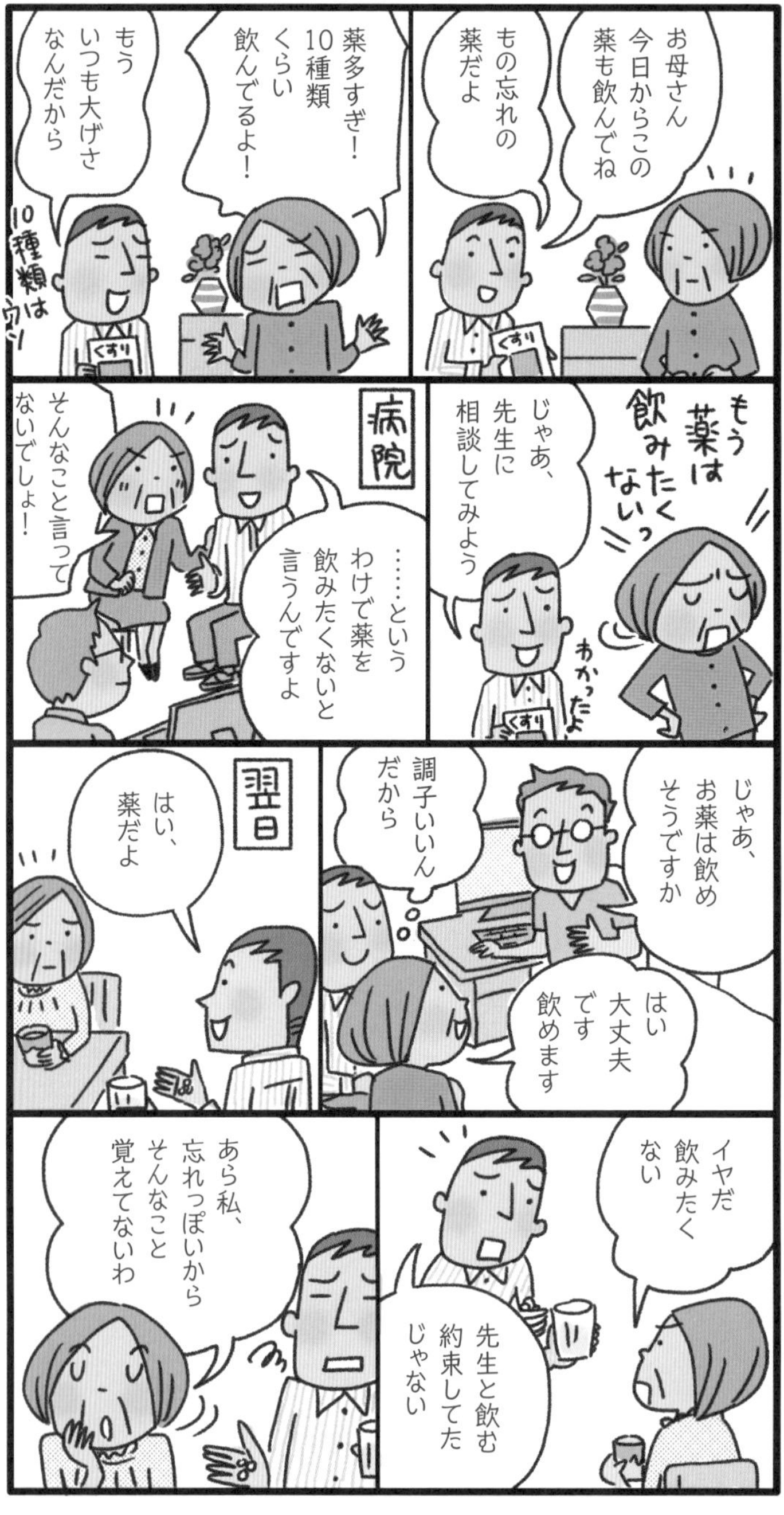

お母さん今日からこの薬も飲んでね
もの忘れの薬だよ
薬多すぎ！10種類くらい飲んでるよ！
もういつも大げさなんだから
10種類はウソ！
もう薬は飲みたくないっ
じゃあ、先生に相談してみよう
わかったよ
病院
……というわけで薬を飲みたくないと言うんですよ
そんなこと言ってないでしょ！
じゃあ、お薬は飲めそうですか
調子いいんだから
はい大丈夫です飲めます
翌日
はい、薬だよ
イヤだ飲みたくない
先生と飲む約束してたじゃない
あら私、忘れっぽいからそんなこと覚えてないわ

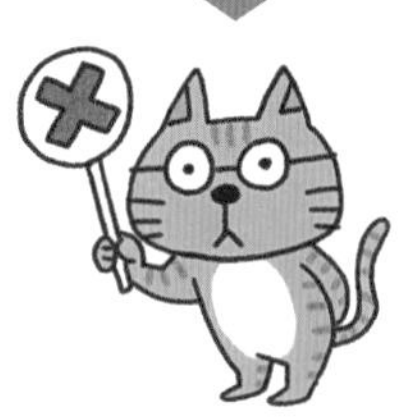

中核症状に効く抗認知症薬。本人が納得して飲むことが大切

認知症の治療では、中核症状を和らげる作用がある「抗認知症薬」を使った薬物療法が中心です。抗認知症薬は、認知症の初期から使用すれば効果が高く、特に、アルツハイマー型認知症の進行をゆるやかにする効果が期待できることがわかっています。また、なかには、「頭がすっきりした」「趣味に取り組む意欲が戻った」など、薬の効果を自覚する人もいます。一定の効果が確認されている薬ですので、基本的には医師の指示に従って服用することをおすすめします。

一方で、認知症の人の中には、「どうしても飲みたくない」と拒否する人もいるでしょう。その場合は、無理にすすめる必要はありません。本人が薬の服用を嫌がるのは、「まだ病気を受け入れられずにいるから」「薬の必要性を理解できずにいるから」など、何かしらの理由があることが多いからです。

認知症の薬を飲むメリットについてきちんと説明しても服用を嫌がる場合には、医師と相談してしばらく様子を見てもよいでしょう。その後、本人の気持ちに配慮しながら、改めてタイミングを見て、家族で薬について話をする時間を作ります。認知症の診断を受け入れ、気持ちが落ち着いてくれれば薬を飲む気持ちになる人もいます。

日本初の薬が承認 認知症の進行を抑制

2023年に承認された新薬「レカネマブ」。アルツハイマー病患者の脳にたまる「アミロイドβ」を取り除く作用があり、認知症の原因に直接働きかける初の薬です。早期のアルツハイマー病の人が対象で、認知症の発症を抑えたり、進行スピードをゆるめたりする効果が期待できます。認知症の治療法の研究・開発は着実に進んでいます。

効果を見ながら薬を選択
副作用は医師に相談を

抗認知症薬には大きく分けて2つあり、そのひとつがコリンエステラーゼ阻害薬です。アルツハイマー型認知症の初期から飲める薬で、3つの種類がありますが、効果には差がないといわれています。人によって合う薬、合わない薬があるため、はじめは少量から開始して、効果を見ながら薬の量や種類を調整します。

もうひとつがNMDA受容体拮抗薬で、中等度～重度のアルツハイマー型認知症の治療に使われます。コリンエステラーゼ阻害薬と併用もできます。神経を落ち着かせて、興奮や妄想といった症状を抑える効果が期待できます。

ただし、いずれの薬も副作用があらわれることがあります。吐き気や食欲不振、嘔吐、日中の眠気などの症状があれば、医師に相談を。

中核症状に使われる薬の種類

薬剤名(一般名)	特徴	作用
ドネペジル (アリセプト)	**アルツハイマー型認知症やレビー小体認知症に使われる飲み薬**　【軽度～重度向け】 ・1日1回の服用でよい ・心臓疾患をもつ人には慎重に使用する	コリンエステラーゼ阻害薬。神経伝達物質のひとつ「アセチルコリン」を分解する酵素の働きを抑える。 脳内のアセチルコリンを増やして、脳の神経細胞の働きを活発にする
ガランタミン (レミニール)	**アルツハイマー型認知症に使われる飲み薬** 【軽度～中等度向け】	
リバスチグミン (イクセロン、リバスタッチ)	**アルツハイマー型認知症に使われる貼り薬** 【軽度～中等度向け】 ・胃腸への負担が少ない	
メマンチン (メマリー)	**アルツハイマー型認知症に使われる飲み薬** 【中等度～重度向け】 ・コリンエステラーゼ阻害薬と併用できる	NMDA受容体拮抗薬。 アルツハイマー型認知症になると、脳内に過剰に分泌されて、脳細胞を傷つける「グルタミン酸」の働きを抑える作用がある

周辺症状への薬物治療は？

心の症状や問題行動などの認知症の周辺症状は、人によってあらわれ方が違うので、病気や症状に合わせて薬を使った治療が行われることがあります。たとえば、抗精神病薬は、症状に合わせて薬の種類を使い分ける必要があります。また、同じ幻覚の症状でも抗精神病薬が使われることもあれば、レビー小体型認知症の場合には漢方薬が使われることもあります。

ただし、周辺症状に対して安易に薬を使うのはすすめられません。薬の種類や量によっては、かえって症状が悪化することもありますし、高齢者には転倒のリスクもあるからです。薬を使う前に、症状の原因となる体調不良や不適切なケアはないかを確認し、薬以外の治療法（45ページ参照）を実践することが重要です。

周辺症状に使われるおもな薬

抗精神病薬

幻覚や妄想、暴力、不安などの症状に、比較的副作用の少ない抗精神病薬が使われることがある。症状に合わせていくつかの薬を使い分ける

漢方薬

レビー小体型認知症の不眠、幻覚などには、「抑肝散（よくかんさん）」が効果的だといわれている。「釣藤散（ちょうとうさん）」が睡眠障害や幻覚、妄想に使われることもある

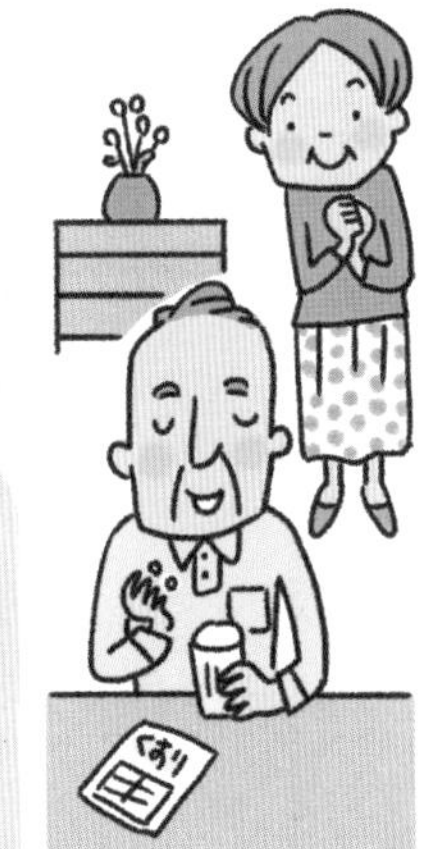

抗パーキンソン薬

静止時の手足の震えや歩行障害などのパーキンソン症状に「レボドパ」「ゾニサミド」などが使われる

抗てんかん薬

筋肉の緊張をゆるめる作用があるため、レビー小体型認知症の症状のひとつ、レム睡眠行動異常症の治療に使われることがある

誤解8 薬以外に治療法はない？

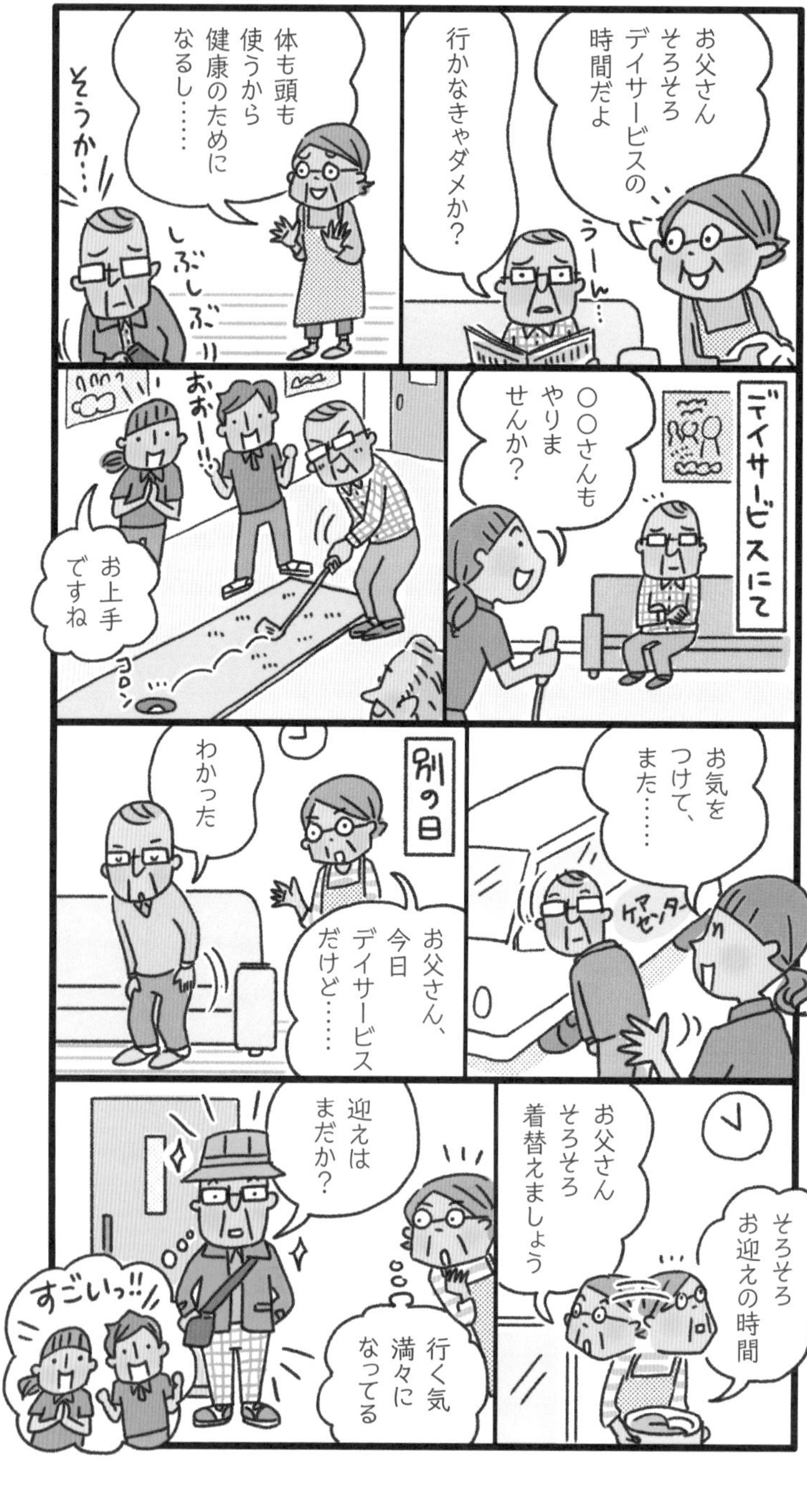

お父さん そろそろ デイサービスの 時間だよ
うーん…
行かなきゃダメか？
体も頭も 使うから 健康のために なるし……
しぶしぶ
そうか…
デイサービスにて
○○さんも やりま せんか？
おおー!!
お上手 ですね
コロン
お気を つけて、 また……
ケアセンター
別の日
わかった
お父さん、 今日 デイサービス だけど……
そろそろ お迎えの時間
お父さん そろそろ 着替えましょう
迎えは まだか？
行く気 満々に なってる
すごいっ!!

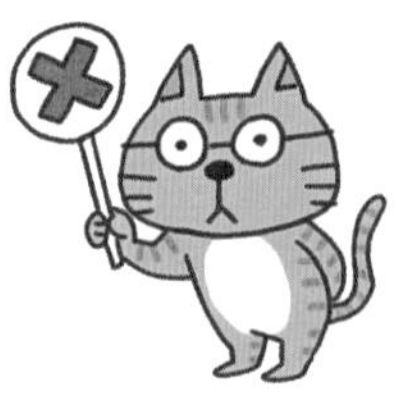

周辺症状の改善はリハビリ・心理療法から

認知症の周辺症状に対しては、薬に頼る前に、まず、非薬物療法を行うことが原則となっています。おもに行われるのは、リハビリテーション(リハビリ)や心理療法です。軽い運動やゲームなどで体や手先を動かしたり、対話をしたりする治療で、周辺症状を改善するだけでなく、認知機能を保つのが大きな目的です。具体的には、以下のような効果が期待できます。

●楽しみながら興味や達成感、自信などのポジティブ感情を引き出し、精神を安定させる
●続けることで脳が活性化して、身体機能や認知機能を保つのに役立つ
●周りの人と交流する機会を増やす
●昼間の活動量を増やして、生活リズムを整え、睡眠の質を改善する

リハビリや心理療法の効果

薬に頼らない治療　リハビリテーション・心理療法

- 脳を活性化する
- 生活リズムを整える
- 精神を安定させる
- 人との交流を増やす

周辺症状の改善、認知機能の維持が期待できる

※周辺症状が改善しない場合は薬を使った治療を検討する

リハビリ内容は本人の興味に合わせて選ぶ

認知症のリハビリや心理療法には、左のページに紹介したようなさまざまな種類があり、いくつかの方法を組み合わせて行うのが一般的です。その際もっとも大切なのは、本人が興味をもって取り組めるものを選ぶことです。楽しければ続けられますし、それが気持ちの安定や認知機能の維持につながります。

リハビリや心理療法は、認知症専門のフロアを設けている医療機関や高齢者施設、デイケア・デイサービスなどで受けられます。また、外出が難しい人に対しては、自宅で行う訪問リハビリいう選択肢もあります。ただし、それぞれの施設によって行われている内容は異なります。かかりつけ医や地域包括支援センター（62ページ参照）に相談してみましょう。

家族でできる「回想法」のやり方

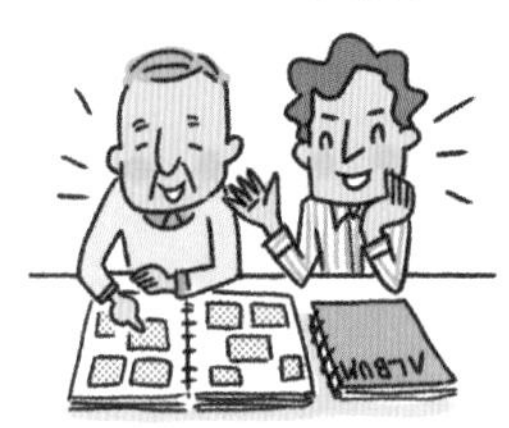

回想法に利用できる動画がまとめてあるNHKのWebサイトもあります

NHKアーカイブス

回想法ライブラリー

https://www.nhk.or.jp/archives/kaisou/

認知症の人でも、昔の記憶は比較的長く残っているものです。家族の日常会話の中にも回想法（47ページ参照）を取り入れてみましょう。

そのときに用意してほしいのが、認知症の人が、昔のことを思い出すきっかけになるものです。昔の写真や新聞、映画などの映像、おもちゃ、昔よく聴いていた音楽、ふるさとの特産品など、思い出話のネタになるようなものであれば何でもよいでしょう。

用意したものをいっしょに見たり、聴いたりしながら、「このときは……」などと、思い出を自由に語り合います。記憶が間違っていても否定せず、楽しく話すことを目的にしましょう。

いろいろなリハビリ・心理療法

認知刺激療法

見る、聞く、触る、香りをかぐ、味わうという五感を使った作業を通して、脳を刺激する。絵をかいたり、ゲームや折り紙をしたり、料理をしたりなど、さまざまな方法がある

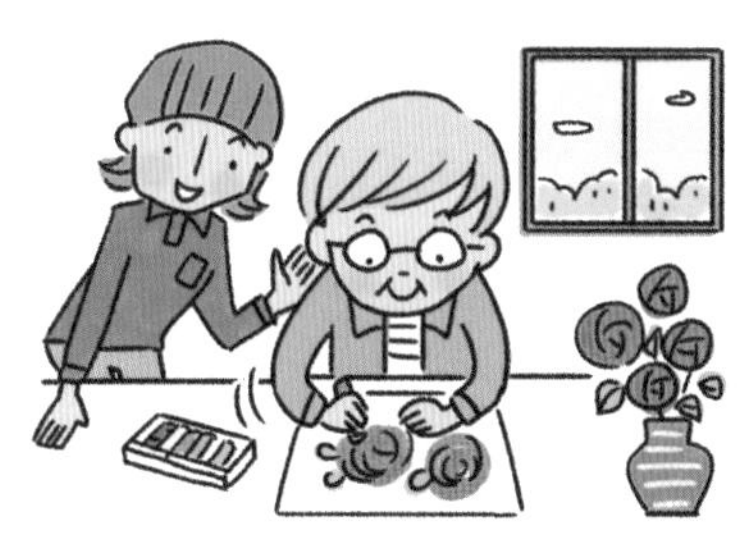

運動療法

ストレッチや散歩といった軽い運動を行い、立つ、歩くといった身体機能を保ち、体調を整える。脳血流が促進され、認知機能の改善も期待できる

音楽療法

音楽を聴いたり、歌をうたったり楽器演奏をしたりなど、音楽を使ったリハビリで、脳を活性化する。リラックス効果や、表情や感情を豊かにする、不安や痛みを軽くする効果もある

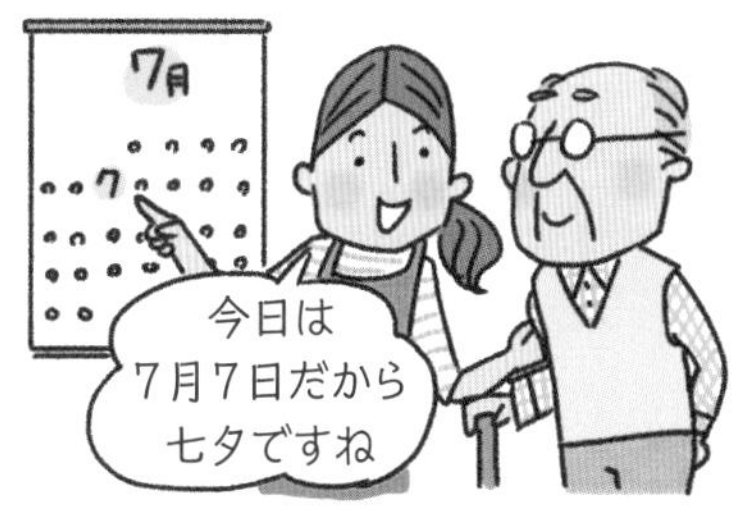

リアリティ・オリエンテーション

見当識障害の訓練で、介護者や作業療法士が日常的に「桜の季節ですね」「3時のお茶の時間ですよ」などと声をかけ、日付や時間、季節、場所などを正しく認識できるよう援助する

精神療法

認知症の人の悩みや不安などに耳を傾け、理解と共感を示す。自尊心を回復させて、自己肯定感を高める効果がある

回想法

懐かしい写真を見たり、音楽を聴いたりしながら、昔の経験を振り返り、思い出話をする治療法。脳を活性化して認知症の進行を防いだり、孤独感や不安を和らげたりする効果がある

このほかにも、園芸療法やアニマルセラピー、化粧療法(メイクセラピー)、アロマセラピーなど、さまざまな方法があります

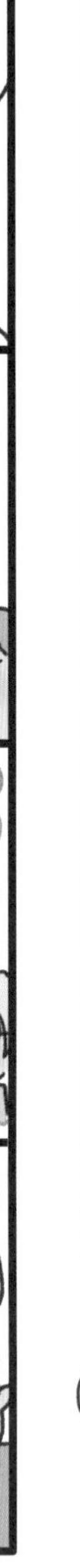

誤解9 本人に告知すべき？

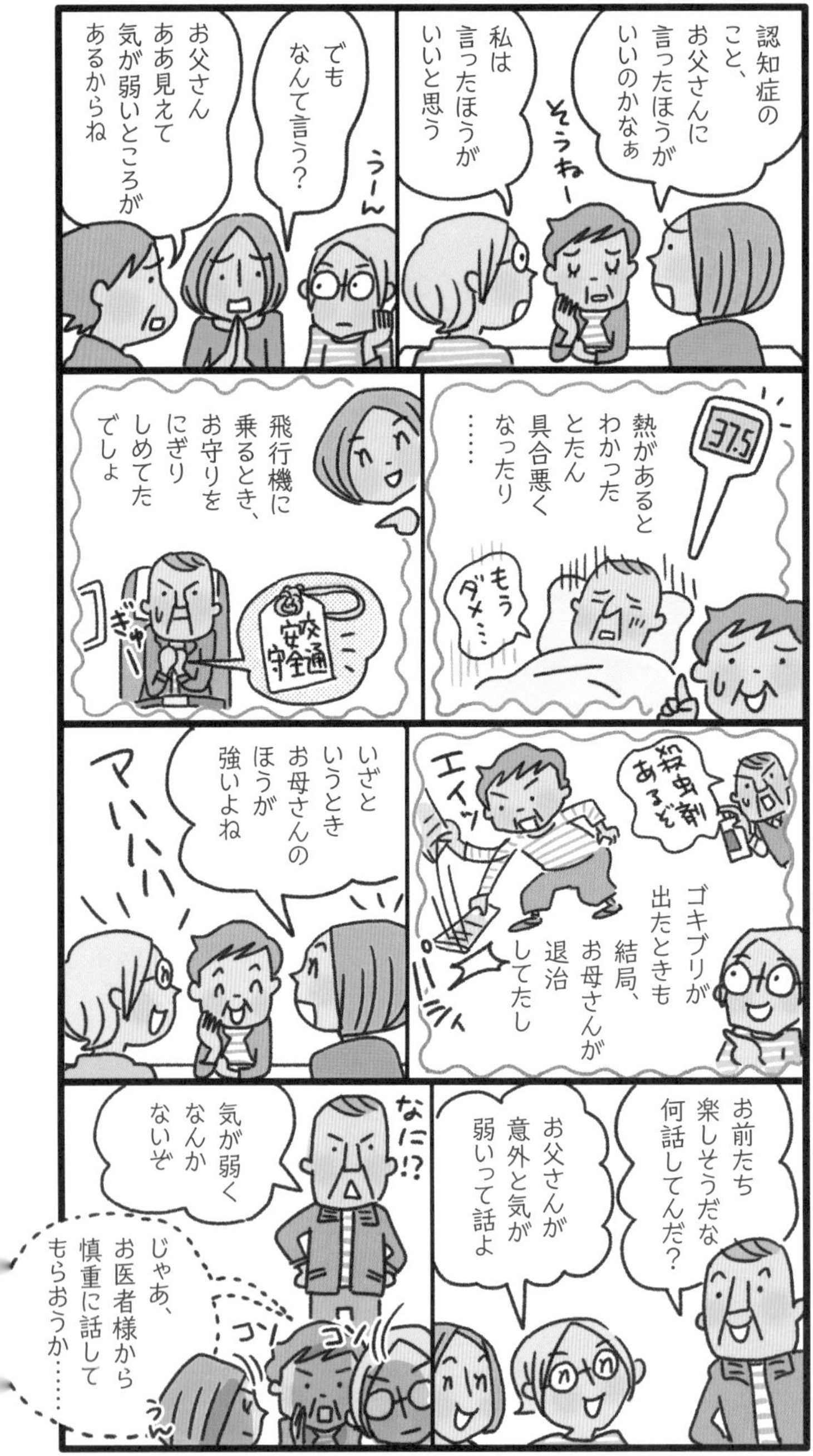

認知症のこと、お父さんに言ったほうがいいのかなぁ

そうねー

私は言ったほうがいいと思う

うーん

でもなんて言う？

お父さんああ見えて気が弱いところがあるからね

熱があるとわかったとたん具合悪くなったり……

37.5

もうダメ…

飛行機に乗るとき、お守りをにぎりしめてたでしょ

交通安全守

ぎゅー

ゴキブリが出たときも結局、お母さんが退治してたし

殺虫剤あるぞ

エイッ

パシッ

いざというときお母さんのほうが強いよね

アハハハ

お前たち楽しそうだな何話してんだ？

お父さんが意外と気が弱いって話よ

なに!?

気が弱くなんかないぞ

ゴン

ゴン

じゃあ、お医者様から慎重に話してもらおうか……

うん

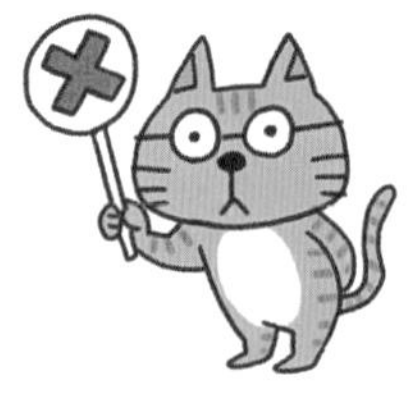

初期の認知症の人には告知のメリットが大きい

認知症だと診断されたとき、本人にその事実を伝えるべきかは悩ましい問題です。性格や病状などによって告知の受け止め方は人それぞれで、一概に決められるものではありません。

ただ一般的に、今後の治療やケアをスムーズに進めていくためには、告知をしたほうがよいと考えられます。自分の病気を理解したうえで、納得して薬を飲んだり、デイケア・デイサービスや訪問介護などのケアを受けたりしてもらえるからです。また、これからの人生を考えて、今後どのように暮らしていきたいのか、本人の希望を確認し、話し合うこともできます。特に認知症の初期や若年性認知症（31ページ参照）の人には告知するメリットが大きいといえるでしょう。

本人への告知に対する家族の評価

無回答 1.7%
よかったと思う 54.3%
●本人には知る権利があるから
●本人と家族が助け合い、協力し合うきっかけになったから
●（本人が運転など）危険なことをやめるきっかけになったから
よくなかったと思う 9.1%
わからない 34.9%
●本人への精神的影響が強かったから
●本人が病気のことを理解できなかったから
●本人は告知を受けたくなかったようだったから

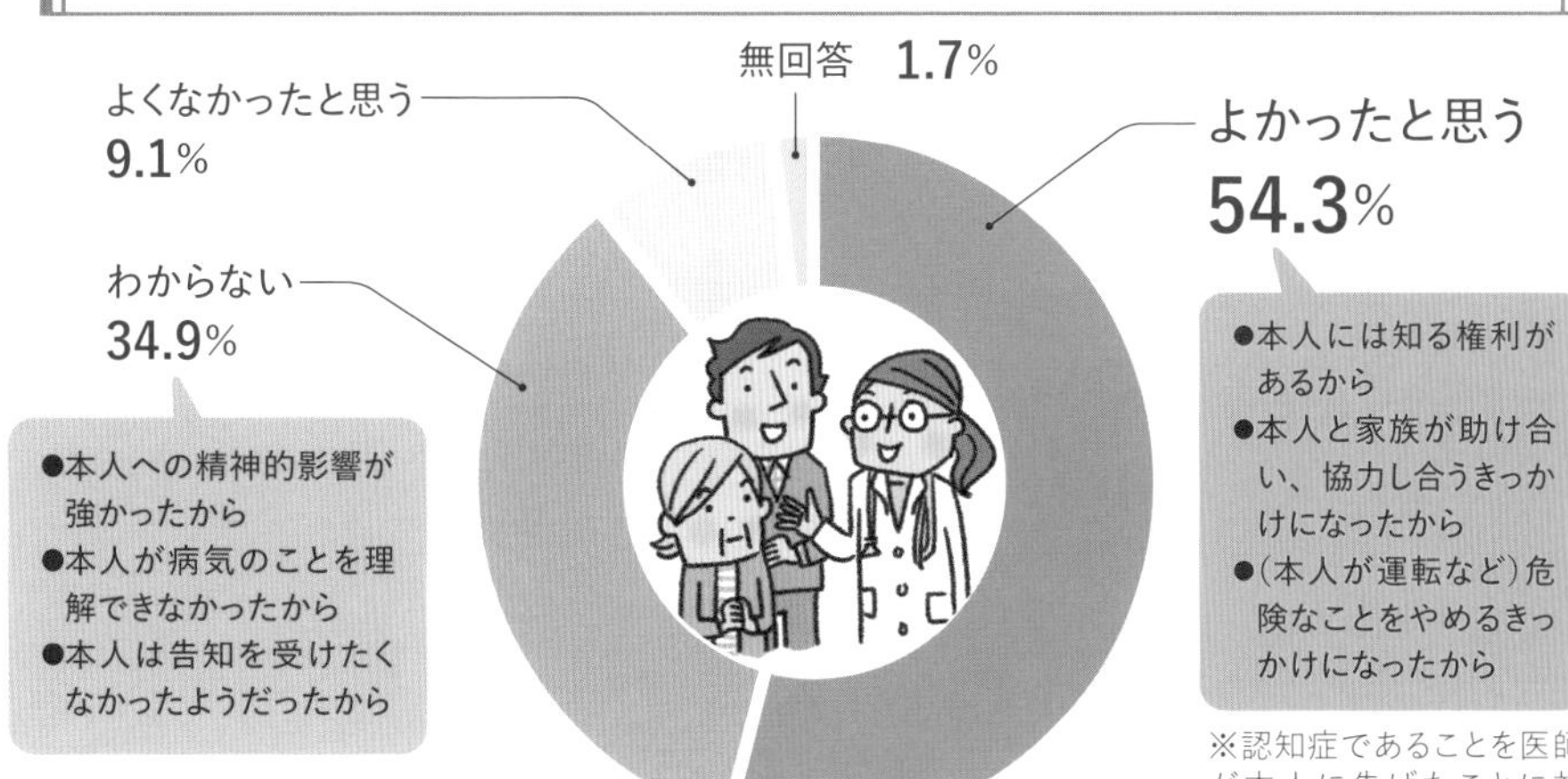

※認知症であることを医師が本人に告げたことに対する家族の評価（調査対象175人）

出典／繁田雅弘ほか，ケアラーへの情報提供－医療機関の情報提供に対する家族の満足度調査から－，老年精神医学雑誌，(25) 9：0984-0992, 2014.

告知のデメリットも考慮。伝え方にも工夫が必要

一方で、告知をすることにはデメリットもあります。たとえば、認知症という診断に混乱したり、深く落ちこんだりして精神が不安定になる人がいます。それが一時的な症状の悪化につながることもあるのです。告知をする際は、こういったリスクも考慮しなければなりません。

告知をするにしても、伝え方にも工夫が必要です。たとえば、認知症は確定診断が難しいため(51ページ参照)、「認知症の可能性が高い」などと伝えることで、断定を避けられます。場合によっては、「認知症」を使わずに、「もの忘れの病気」といった説明をすることもできます。いずれにしろ、告知について不安や迷いがある場合には、事前に医師に相談して、家族でよく話し合うことが大切です。

告知するメリット・デメリット

メリット

- 本人の知る権利が守られる
- 認知症を理解したうえで、納得して治療が受けられる
- 今後の治療や生活について自分で考え、決定することができる
- 原因不明の不調(もの忘れなど)に対する不安が解消される場合もある

デメリット

- 診断に対して、混乱したり、深く落ちこんだりする(認知症の知識不足も一因)
- 精神的に不安定になって、症状が悪化することがある
- 診断名を受け入れられず、治療を拒否したり、家族や医師との関係が悪化したりすることがある

認知症の診断は「100%正しい」とはいいきれない

認知症の診断は専門の医師でも簡単ではありません。脳を直接、みることができないからです。

がんを診断するとき、ほとんどの場合、がんの一部(組織や細胞)を採取して顕微鏡で調べます。この検査によって、がんなのかどうか、がんならばどんな種類なのかがわかり、確定診断(最終診断)ができます。

では、認知症はどうでしょう? 本来、認知症と断言するには、脳を解剖して、認知症の原因といわれるアミロイドβやタウなどの物質が蓄積していることを確認しなければなりません。しかし、それができるのは亡くなった後だけです。

そのため認知症の診断では、問診やさまざまな検査(55ページ参照)を行って、総合的に判断を下すことになります。しかし、これは確定診断ではなく、あくまでも「臨床的に」認知症であるという診断になります。

実際のところ、経過を観察する過程で、診断名が変わることもあります。認知機能が低下する原因は複雑で、画像だけでは判断が難しいことが多いからです。また、画像で確認した脳の状態と症状が一致しないこともあります。

たとえば認知症と間違えやすい病気には、うつ病やせん妄などがあります。

✕ 医学的に正しくない
確定診断で、あなたは
アルツハイマー型認知症です

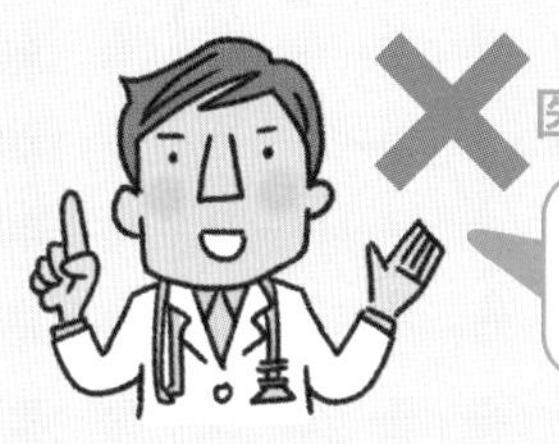

認知症と間違えやすい病気の例

うつ病

気分が落ちこみ、やる気がなくなって日常生活に支障が出る病気。ぼーっとして忘れっぽくなる、また、活気がなくなるところが認知症の症状と似ていて間違えやすい。

せん妄

体の病気や薬などの影響で、一時的に起こる意識障害のこと。時間や場所がわからなくなったり、妄想や幻覚が起きたりして、認知機能の低下も見られる。夕方に悪化する傾向がある。

誤解10

最初は、うそをついてでも医者に連れていくべき？

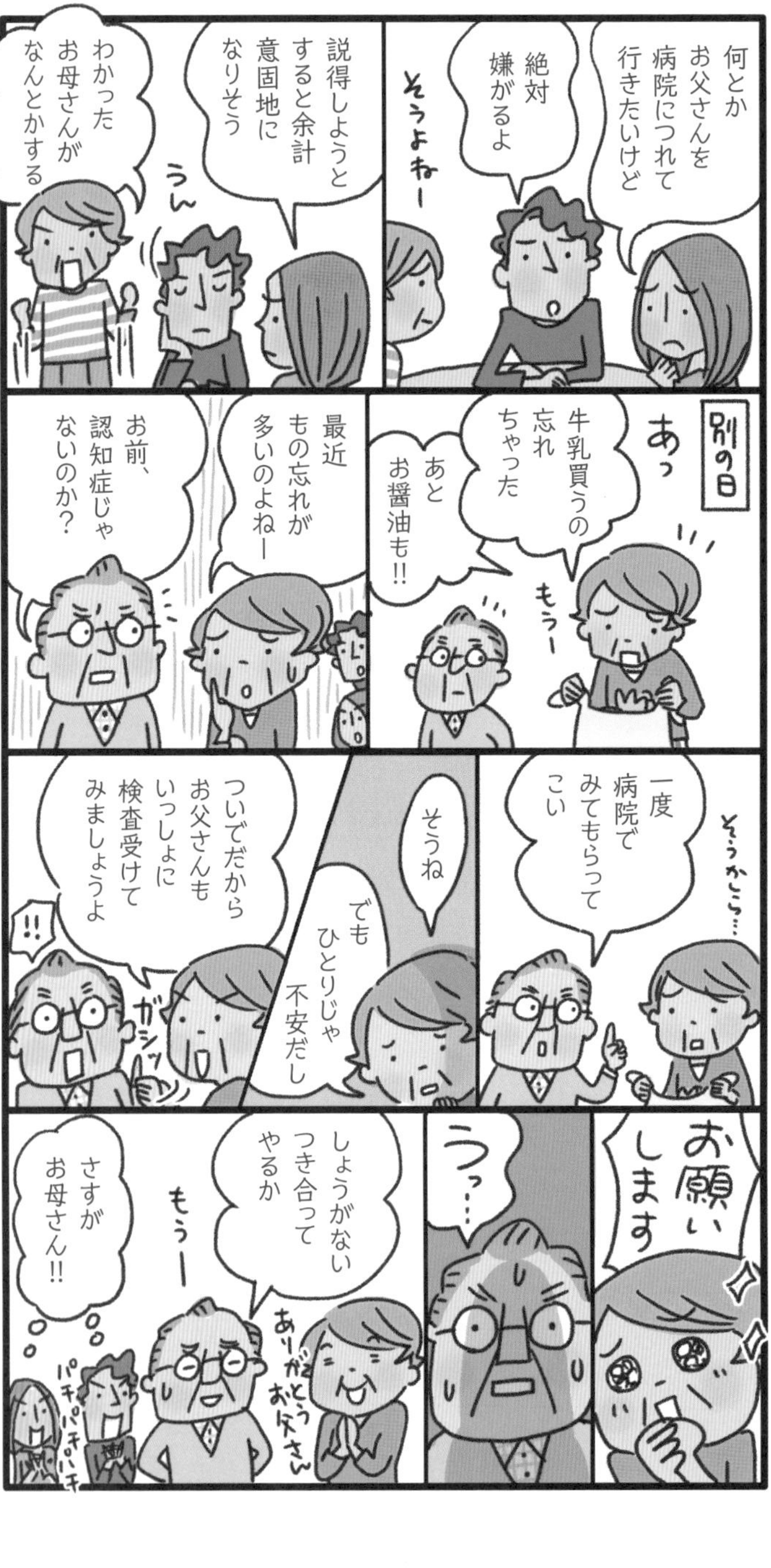

何とかお父さんを病院につれて行きたいけど
絶対嫌がるよ
そうよねー
説得しようとすると余計意固地になりそう
うん
わかったお母さんがなんとかする
別の日
あっ
牛乳買うの忘れちゃった
あとお醤油も!!
もう〜
最近もの忘れが多いのよねー
お前、認知症じゃないのか？
一度病院でみてもらってこい
そうかしら…
そうね
でもひとりじゃ不安だし
ついでだからお父さんもいっしょに検査受けてみましょうよ
!!
ガシッ
お願いします
うっ…
しょうがないつき合ってやるか
もう〜
ありがとうお父さん
さすがお母さん!!
パチパチパチ

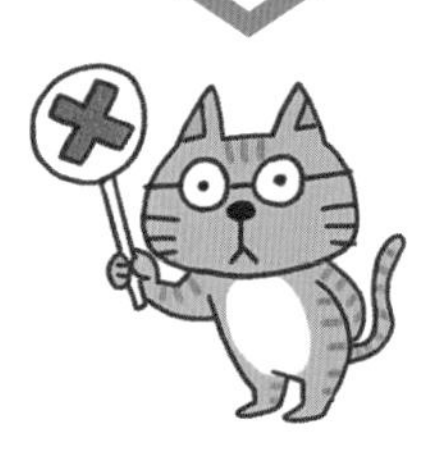

無理に連れ出すのはNG。健康診断などを名目に

　診察に連れていきたいけれど、「本人が嫌がる」「何と言って診察をすすめたらいいかわからない」というのは、認知症の人の家族からよく聞く悩みです。なかには「買い物に行こう」などとうそをついて連れ出したり、無理やり受診させたりする人もいますが、これはよい方法ではありません。家族への怒りや不信感を大きくするだけで、結局、診察がうまくいかず、治療に結びつかないことが多いからです。

念のため
もの忘れの
検査を
受けて
みませんか
先生がそう
言うなら……

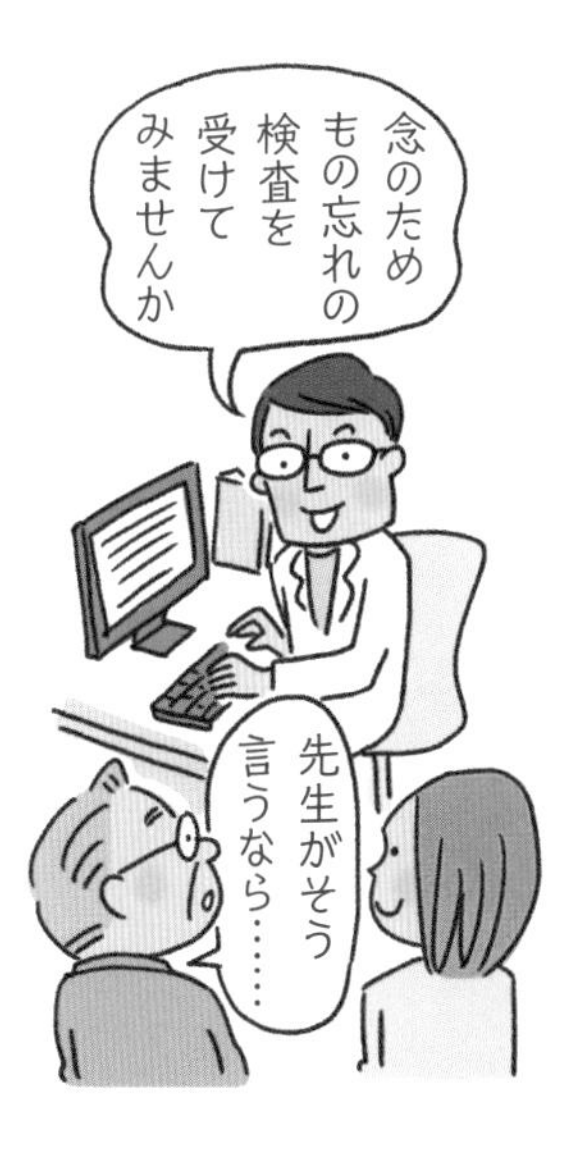

　だからといって「最近、もの忘れがひどいから」などと、ストレートな言い方をすれば、自尊心を傷つけてしまいます。本人が納得して医療施設へ足を運んでくれる言葉かけを考えてみましょう。

　一般的には、認知症という言葉を使わないほうが、受診への抵抗感が和らぎます。たとえば、健康診断を名目に「ついでに脳の健康チェックもしてもらおう」という伝え方ならば受け入れてくれるかもしれません。妻や夫から「ひとりじゃ心細いから、いっしょにもの忘れの検査を受けてくれない？」と誘って、夫婦で検査を受けるのもよいでしょう。

　また、家族以外の第三者から伝えてもらう方法もあります。普段からお世話になっているかかりつけ医を受診した際に、「念のため、もの忘れ外来を受けてみませんか？」とすすめてもらうと、素直に受け入れてくれる場合もあります。いずれにしろ、事前に医師に協力をお願いしておくようにしましょう。

まずは、かかりつけ医へ自分で専門医を探す方法も

認知症の診断を受けたいときは、まずかかりつけ医に相談するのが一般的です。かかりつけ医であればその人の体の状態も把握しているので、認知症以外の病気がある場合も安心です。そこで認知症の疑いがあれば、認知症に詳しい専門医を紹介してもらえます。

かかりつけ医がいない場合は、日本認知症学会と日本老年精神医学会、日本認知症予防学会がそれぞれ認定している専門医から、近くの医療施設を探すことができます。または、厚生労働省が各都道府県や政令指定都市に設置している「認知症疾患医療センター」を探して受診する方法もあります。

地域包括支援センター（62ページ参照）や保健所などで紹介してもらうこともできます。

認知症の専門医・専門病院の見つけ方

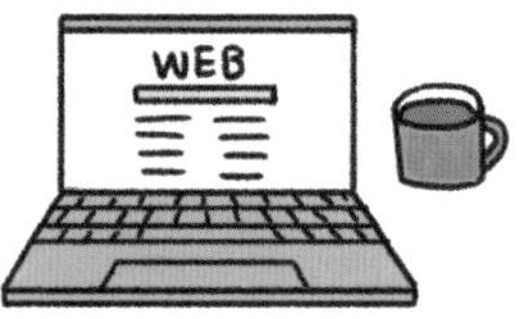

認知症専門医を探す

日本認知症学会 全国の認定専門医リスト
https://square.umin.ac.jp/dementia/g1.html

日本老年精神医学会 高齢者のこころの病と認知症に関する専門医検索
http://184.73.219.23/rounen/a_sennmonni/r-A.htm

日本認知症予防学会 認知症予防専門医一覧
http://ninchishou.jp/files/libs/2055/202310111728288447.pdf

認知症疾患医療センターを探す

都道府県などのホームページで、近くにある認知症疾患医療センターを探す

よくわからないときは、近くの地域包括支援センターや保健所、市町村の高齢者福祉担当の窓口などへ相談を

認知症の診断にはさまざまな検査が必要

認知症専門医による診断は、おもに問診や診察、神経心理学的検査、脳の画像検査の結果をもとに行われます。

神経心理学的検査は、認知機能を調べる検査で、質問に答えたり、指示に従って文や図形をかいたりします。「改訂長谷川式簡易知能評価スケール(HDS-R)」や「ミニメンタルステート検査(MMSE)」などの種類があります。

画像検査では、CTやMRIで脳の萎縮や脳卒中などの病変がないかを調べます。SPECTという脳の血流を測定する検査で、脳の機能が低下している部分を調べることもあります。

そのほか、治る認知症(37ページ参照)やそれ以外の病気が隠れていないか、血液検査や心電図などの検査も行います。

認知症の問診・診察のおもな内容

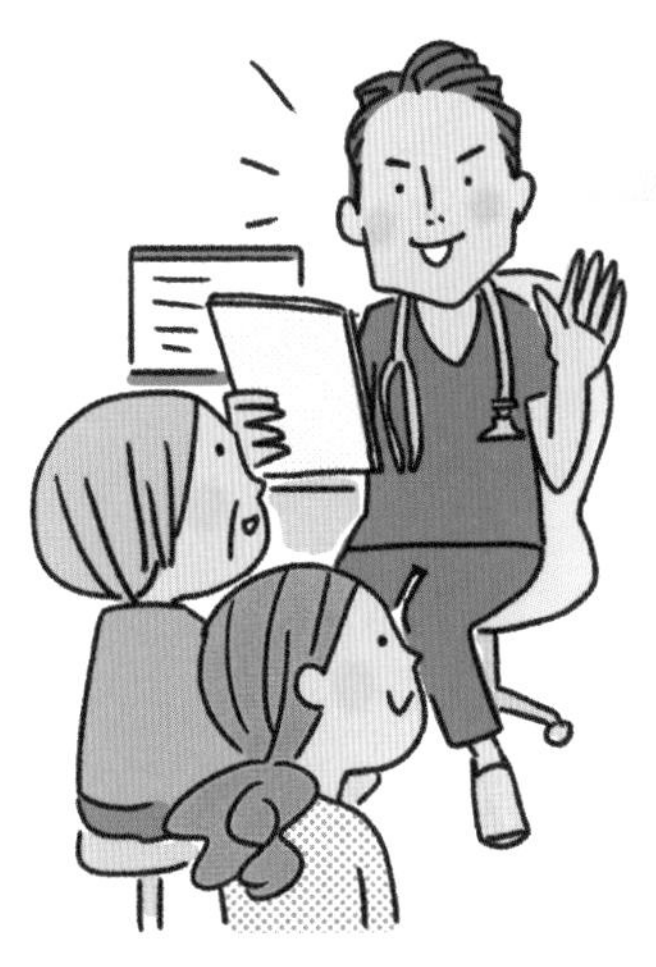

- □受診のきっかけになった出来事(症状)は?
- □今現在、生活で困っていることは?
- □治療中の病気や服用している薬は?
- □現在の生活状況(家族構成や同居人など)は?
- □本人の会話や応答の様子、表情はどうか?
- □歩行や動作に問題(しびれやまひなど)はないか?

認知症の前段階「軽度認知障害」

認知症は、突然発症するわけではありません。認知機能が徐々に低下して、人の手を借りずにひとり暮らしをするのが困難な状態になると、「認知症」と診断されます。

一方、以前と比べてもの忘れが増えたなど、本人や家族に認知機能が低下している自覚はあっても、日常生活は問題なく送ることができている人もいます。このような認知症の前段階を「軽度認知障害（MCI：Mild Cognitive Impairment）」といいます。正常な状態と認知症の中間ともいえる状態です。その中には、おもに記憶障害が見られる「健忘型MCI」と、記憶障害はないが、注意力や判断力などの低下が見られる「非健忘型MCI」があります。

ただし、軽度認知障害の人がすべて認知症になるわけではありません。軽度認知障害の人のうち、認知症に移行するのは、1年で約5〜15％でとされています。

反対に、1年で約16〜41％の人が健常な状態に戻ったという報告があります。認知症になる前に、認知機能を回復させるための適切な対応ができれば、認知症への進行を防いだり、発症を遅らせたりすることもできるのです。

「軽度認知障害」とは？

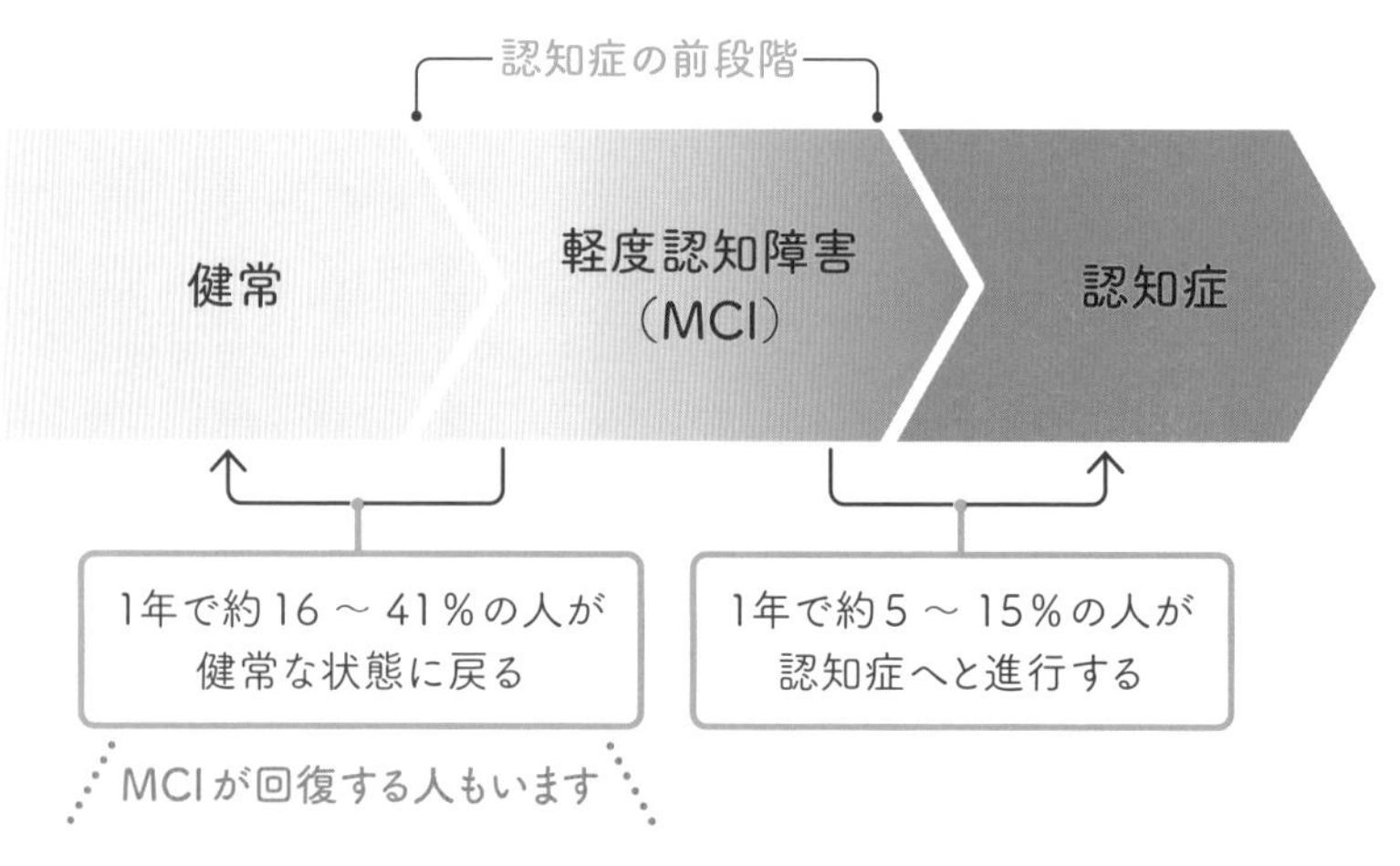

「軽度認知障害」を改善するための対策

軽度認知障害の改善に効果があると考えられているおもな方法は、運動、食事の見直し、認知トレーニングです。

軽度認知障害の高齢者を対象にした研究では、運動によって認知機能への効果が認められています。これは、運動によって脳の血流量や神経細胞が増えたり、睡眠の質がよくなったりすることなどが原因と考えられています。

食事も認知症の予防に関係していて、栄養状態が悪くなるほど、認知機能が低下することがわかっています。栄養バランスのよい食事を心がけることが大切です。

認知機能を鍛える認知トレーニングには、ゲームや運動、楽器演奏などいろいろな方法があります。病院などの専門的な機関でも行われていて、認知機能低下を予防する効果があることがわかっています。

運動の習慣

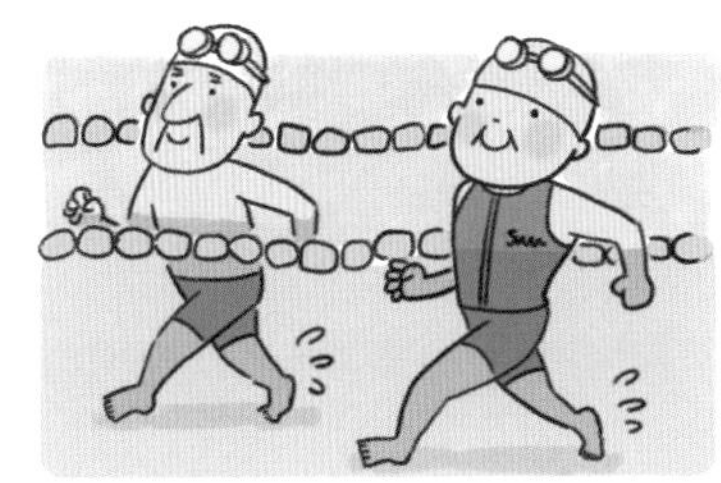

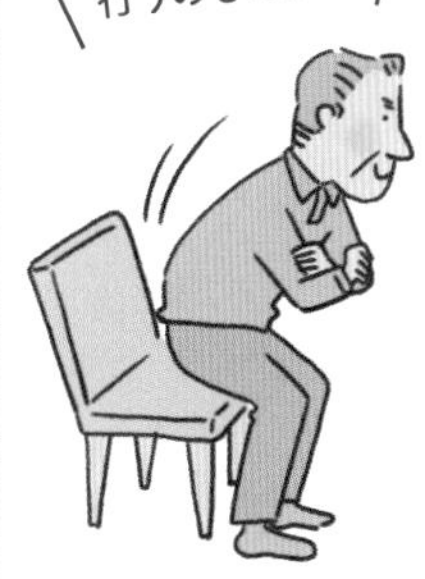

認知機能の低下を防ぐには、週3日以上、中強度以上（通常の歩行またはそれと同等以上の強度）の運動を習慣に。ウォーキングや水泳、太極拳などの有酸素運動や、スクワットや腹筋といった筋トレなど、いくつかの運動を組み合わせて行うのが効果的です。

食事の見直し

ご飯や麺など炭水化物中心の食事で、栄養が不足している高齢者は少なくありません。肉や魚、野菜、きのこ類、海藻類、果物など、さまざまな食材を食べて、栄養バランスを整えましょう。それが、認知機能の維持にも重要です。太りすぎの人以外は、体重が減少しないよう、適切な量の食事をとることも大切です。

認知トレーニング

自宅でできる認知トレーニングには、記憶力を鍛えるゲームや数独などのパズルゲーム、計算、楽器演奏、麻雀、日記を書くことなどがあります。いずれも認知機能を改善する効果が期待できるといわれています。

認知症予防に効果のある「コグニサイズ」の例

床に座ってコグニサイズ

床に座って、交互に足を上げながら、1、2、3、4……と数をかぞえ、3の倍数で上げた足のつま先を反対側の手でタッチする。

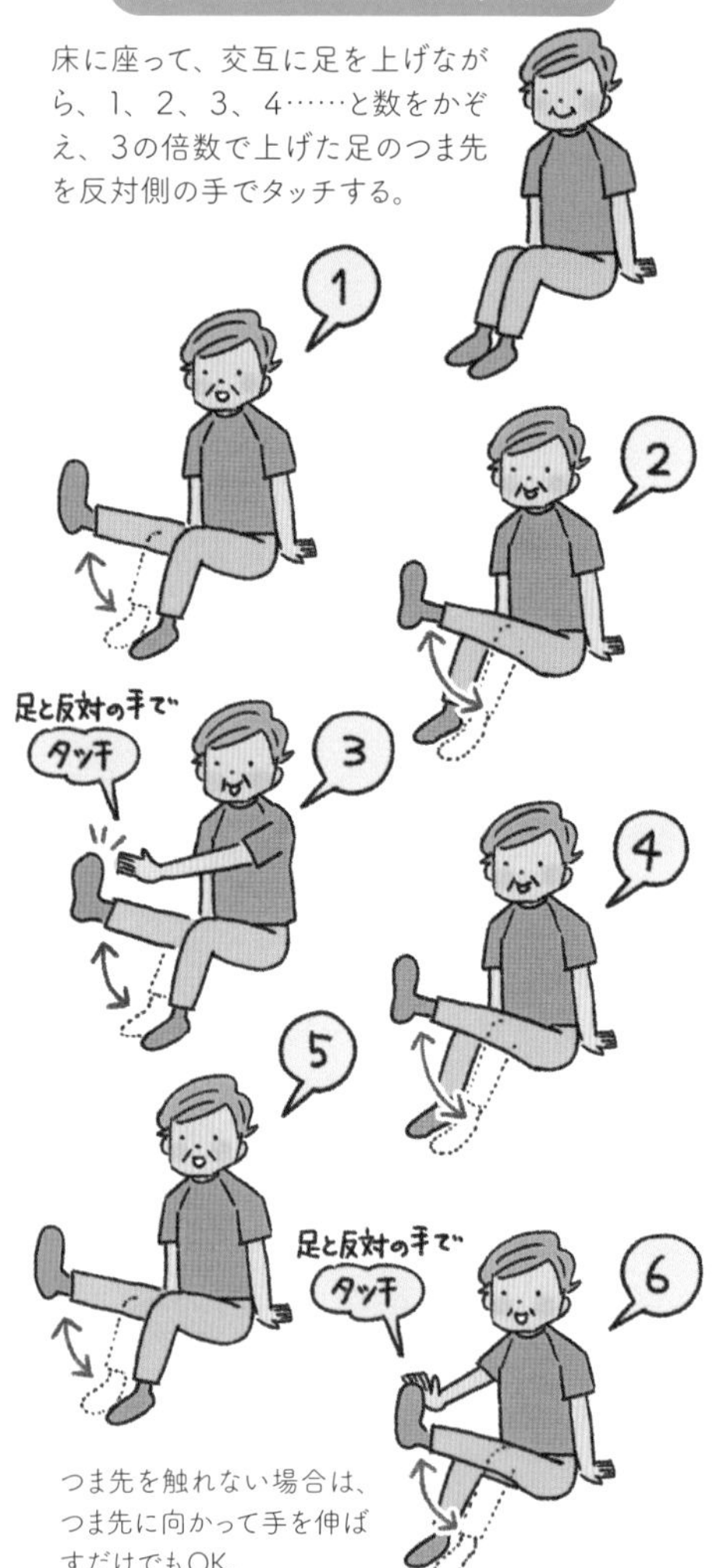

つま先を触れない場合は、つま先に向かって手を伸ばすだけでもOK。

認知症を予防する方法としては、運動と認知トレーニングを組み合わせた「コグニサイズ」もおすすめです。国立長寿医療研究センターが開発したエクササイズで、その研究では、軽度認知障害の段階で行うと、認知機能の低下を抑える作用があることが明らかになっています。たとえば、歩きながら暗算をしたり、歩きながらしりとりをしたりする方法などがあります。詳しいやり方は、国立長寿研究センターが作成したパンフレットを参考に。効果を得るには、少しの時間でも毎日行うのが大切です。

コグニウォーキング（計算）

100から3の引き算と5の引き算を交互にしながら歩く。

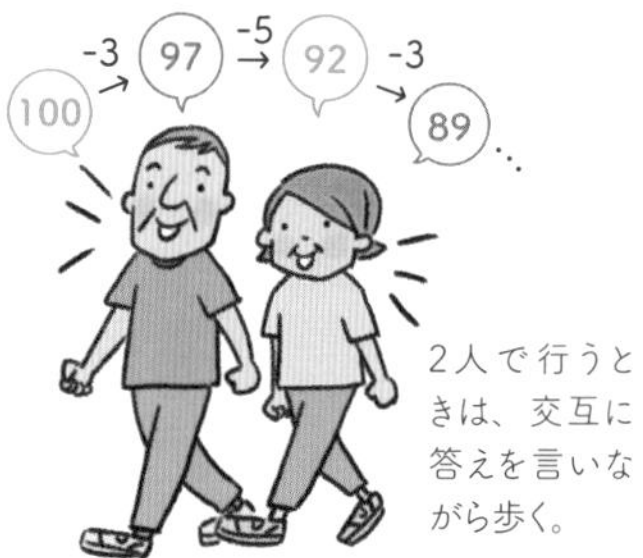

2人で行うときは、交互に答えを言いながら歩く。

出典：国立長寿医療研究センター作成パンフレット『コグニサイズ　認知症予防へ向けた運動』
https://www.ncgg.go.jp/ri/lab/cgss/department/gerontology/documents/cogni.pdf

2章

認知症の人の生活を支える制度と準備

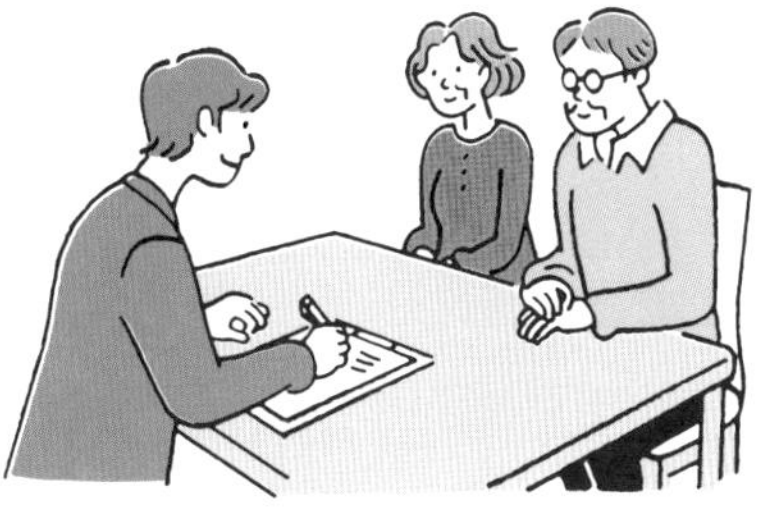

生活の準備、まずやるべきことは？

家族だけで悩まずに積極的に援助を受けよう

認知症と診断されたとき、家族だけで悩みを抱えこんでしまうと、あいまいな情報をもとに、ただ不安を増長させることになります。不安からデマを信じてしまうこともあるので、認知症や介護について、正しい知識や情報を得て、積極的に周りのサポートを受けましょう。

そこでまず頼りになるのが、地域包括支援センター（62ページ参照）です。介護についてのさまざまな相談に対応してくれるので、今後の生活について大まかな見通しが立てられます。

そのほか、家庭内では、本人の収入や財産を確認したり、家族の中で介護の責任者を決めたりといった準備も必要です。

忘れずに確認したい本人の希望

今後のことを考えるときにもうひとつ、忘れてはいけないのが、本人の意思確認です。認知症という病気の性質上、「本人に説明してもわからないだろう」と、家族だけでものごとを決めてしまいがちです。けれども、本人の気持ちを無視してものごとを決めると、のちのち家族でもめたり、最悪の場合、認知症の症状を悪化させたりすることもあります。

もちろん、病状にもよりますが、「これから、誰と、どこで、どのように生活していきたいか」「どんなサポートを受けたいのか」など、できる限り本人の希望を確認したうえで、話し合うことが大切です。

認知症の診断後、早めにやるべきこと

認知症と診断されたら……

地域包括支援センターへ

認知症や介護についての不安や悩みを相談する（詳しくは62ページへ）。専門家に間に入ってもらい、本人の意思を確認しながら今後について話し合う

その他の準備

経済状況を確認する

本人の年金や預金など、収入や財産を確認し、今後の管理方法を決める

（詳しくは90ページへ）

介護のキーパーソンを決める

家族の中で、介護における窓口となる人を決める

（詳しくは98ページへ）

かかりつけ医を決める

継続的に認知症をみてくれるかかりつけ医を選ぶ

（詳しくは82ページへ）

介護保険の手続き

要介護認定を申請する

介護保険サービスを受けるための申請をする

（詳しくは70ページへ）

ケアマネジャーを選ぶ

要介護認定を受けたら、担当のケアマネジャー（介護支援専門員）を選ぶ

（詳しくは76ページへ）

介護保険サービスを選ぶ

ケアマネジャーと相談して、どんな介護サービスを受けるかを決める

（詳しくは66ページへ）

介護の相談は、地域包括支援センターへ

介護の疑問など、何でも相談できる

地域包括支援センターは、認知症の介護の悩みを含めて、高齢者の生活全般について、どんな相談にも対応してくれる施設です。65歳以上の高齢者とその家族や関係者なら誰でも、無料で利用できます。可能ならば認知症の人もいっしょに出かけて、本人の意思を確認しながら相談をするとよいでしょう。

たとえば、認知症になって介護が必要になりそうだけれど、「何をすればよいかわからない」という相談も地域包括支援センターへ。本人と家族の現状や希望を聞いたうえで、適切なサービスを提案・紹介してくれたり、必要な手続きを手伝ってくれたりします。

担当施設を探して予約をしてから相談を

地域包括支援センターは原則、各市区町村に1か所以上、おおよそ公立中学校の1学区に1つの割合で設置されています。各施設で担当エリアが決まっているので、認知症と診断された人の住所地を担当している施設を探します。厚生労働省ホームページ内の「介護事業所・生活関連情報検索」のほか、市区町村のホームページや役所の高齢福祉担当課などで確認できます。

また、地域包括支援センターへ相談をする際は、事前に電話予約をするとスムーズです。相談内容に応じて、社会福祉士や主任ケアマネジャー、保健師（看護師）などの専門家が対応してくれます。

地域包括支援センターってどんなところ？

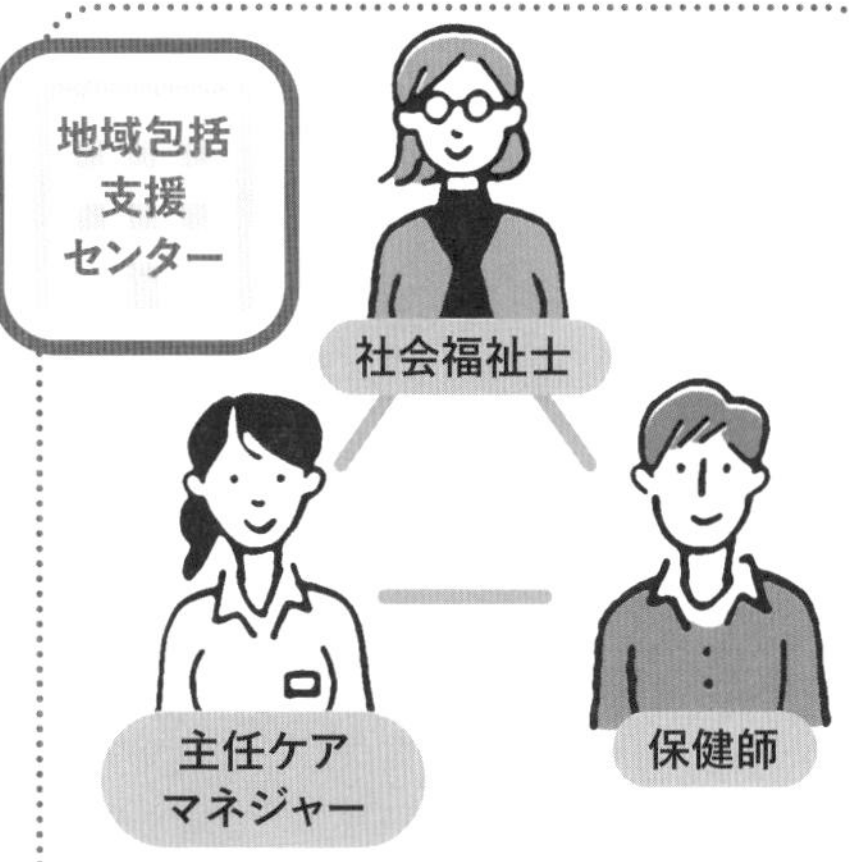

相談

支援

地域に住む
高齢者や
その関係者

医療・介護・福祉の専門家が協力して、高齢者のさまざまな相談に対応。医療機関や行政機関などと連携して、生活や健康に必要なサポートを行う

●探し方
厚生労働省ホームページ「介護事業所・生活関連情報検索」で調べられます。
https://www.kaigokensaku.mhlw.go.jp

「認知症と診断されたけれど、どうしていいかわからない」

「介護保険って何？」

「どんな介護サービスが受けられるの？」

「ひとり暮らしで、これからの生活が不安」

「お金の管理が不安になってきたのですが……」

「悪徳商法の被害にあってしまった」

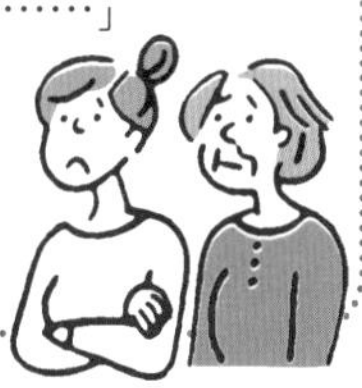

地域包括支援センターの４つの役割

●さまざまな相談ごとへの対応（総合相談支援）
健康や生活についての相談を幅広く受け付け、適切なサービスを受けられるようにサポートする

●権利を守るための支援（権利擁護）
高齢者の人権や財産に関する相談に乗り、成年後見制度（93ページ参照）の紹介、虐待防止・早期発見などを進める

●自立した生活のための支援（介護予防ケアマネジメント）
介護予防プランの作成や介護予防サービスの案内など、将来、要介護にならないための支援を行う

●暮らしやすい地域づくり（包括的・継続的ケアマネジメント支援）
地域のケアマネジャーへの指導・支援や、介護・福祉・保健・医療の関係機関との連携などを行う

地域の「認知症ケアパス」をチェック

認知症の進行に合わせて、利用できる支援がわかる

自治体で作成している「認知症ケアパス」をご存じですか？　これはおもに、認知症の状態に合わせて、地域でどんな医療・介護サービスが受けられるのかをまとめたものです。認知症が進行するにつれ、本人や家族の困りごとも変化しますが、その都度、認知症ケアパスを確認すれば、いつ、どの機関で、どんな支援が受けられるのかがわかります。

市区町村のホームページ、地域包括支援センターや役所の窓口などで入手できます。ただ、作成していない一部の地域もあるので、まずはお住まいの市区町村の高齢者福祉担当課などに問い合わせてみてください。

認知症ケアパスとは？

内容は？

- 認知症の症状や経過、早期発見するためのポイント
- 認知症の進行に合わせて受けられる医療・介護サービスの内容
- 進行に合わせた家族の対応の仕方
- 認知症の専門の医療施設や、各種制度の相談窓口、認知症の相談窓口　など

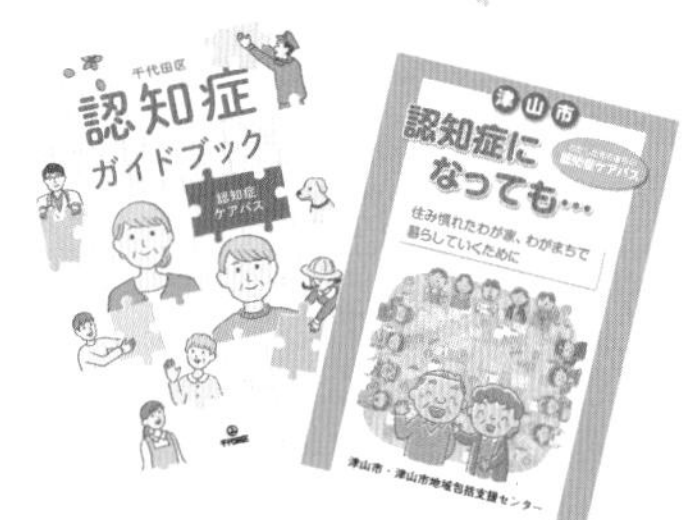

認知症ケアパスは、地域で暮らす認知症の人や家族に必要な情報がまとめられたパンフレットのようなものです。地域によって「認知症ガイドブック」「認知症ハンドブック」といった、さまざまな名前が付けられています。

「認知症初期集中支援チーム」って何？

認知症ケアパスの中でも、私たちが利用できる支援として紹介されている「認知症初期集中支援チーム」。これは、認知症の早期診断・早期対応を目指して設置された組織で、認知症の専門医と、医療と介護の専門家（保健師、看護師、作業療法士、社会福祉士、介護福祉士など）で構成されています。

認知症の人やその疑いのある人の自宅を訪問して、本人や家族から話を聞き、生活状況や症状を確認。ケア計画を立てて、自立した生活を送るためのサポートをします。

対象となる人の例

- 認知症が疑われるが、本人が診察を受けてくれない
- 認知症と診断されたが、本人が病気を受け入れてくれない
- 認知症の医療・介護サービスが利用できていない
- 認知症の症状が悪化して、対応に困っている

利用を検討したい場合は、地域包括支援センター、または認知症ケアパスに掲載されている連絡先へ相談を。

認知症サービス・支援の早見表（認知症ケアパスの例）

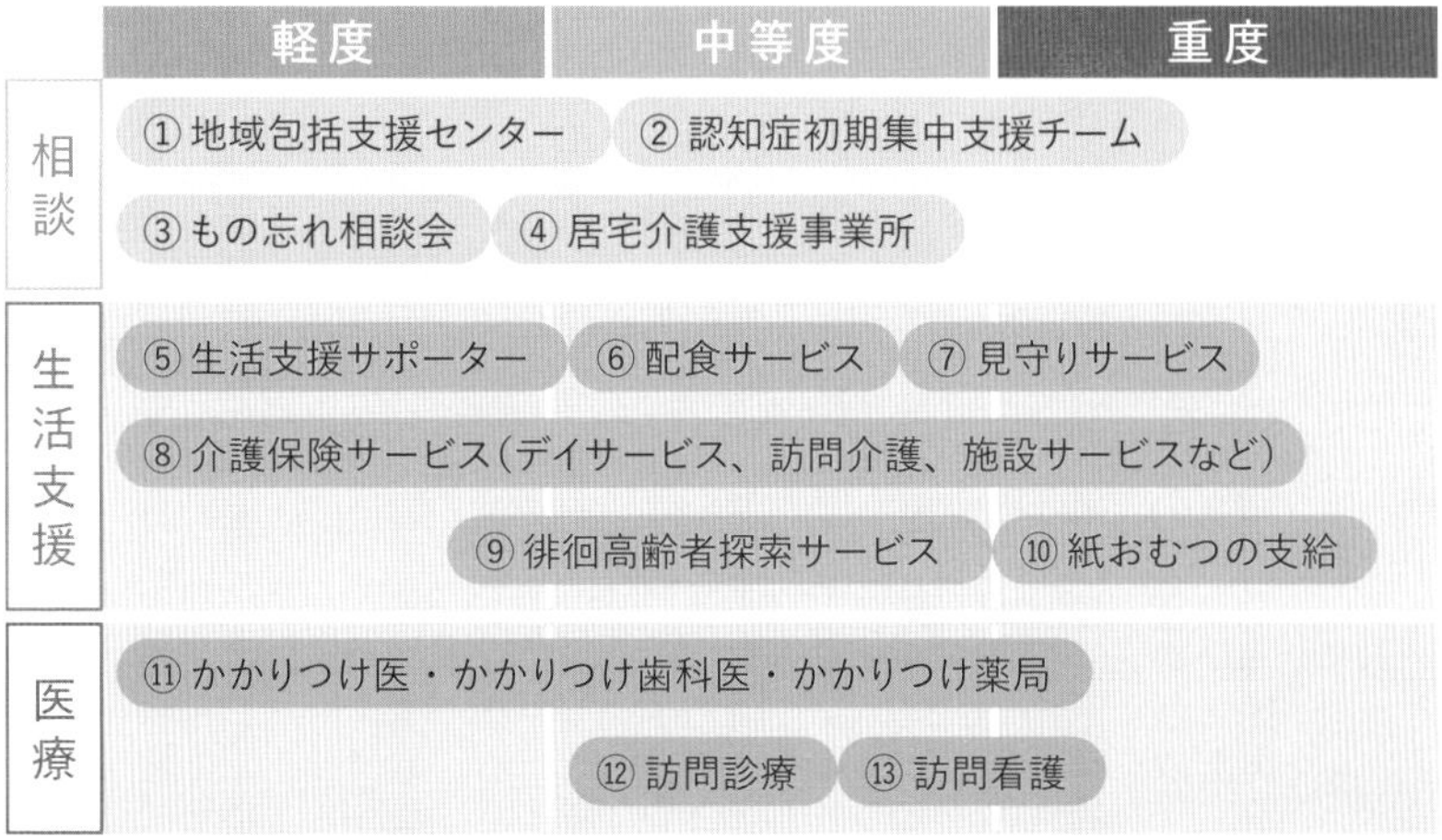

	軽度	中等度	重度
相談	①地域包括支援センター　②認知症初期集中支援チーム　③もの忘れ相談会　④居宅介護支援事業所		
生活支援	⑤生活支援サポーター　⑥配食サービス　⑦見守りサービス　⑧介護保険サービス（デイサービス、訪問介護、施設サービスなど）　⑨徘徊高齢者探索サービス　⑩紙おむつの支給		
医療	⑪かかりつけ医・かかりつけ歯科医・かかりつけ薬局　⑫訪問診療　⑬訪問看護		

知りたい！ 使える介護保険サービス

居宅サービス、施設サービスなど、種類もさまざま

介護保険制度は、認知症などで介護が必要になった人が、できる限り自立した生活が送れるように、社会全体で支え合う制度です。介護保険で利用できるサービスには大きく4つの種類があります。

1つ目が自宅で生活をしながら受けられる「居宅サービス」です。これには、施設に通って生活に必要な機能訓練やリハビリなどを行う「通所サービス」、一時的に(通常、30日以内)施設に入所して、介護や生活に必要な機能訓練を受ける「短期入所サービス」、ホームヘルパーや看護師などに自宅に来てもらってケアを受ける「訪問サービス」があります。

2つ目が「施設サービス」で、介護保険施設に入所して介護や機能訓練を受けるサービスで、現在4種類の施設があります。

3つ目は、福祉用具の貸し出しや購入費の支給、介護リフォームの住宅修繕費の支給などの「生活環境を整えるサービス」です。貸し出しされる福祉用具は、車いすや特殊寝台、手すりやスロープ、認知症高齢者徘徊感知器などです。購入費が支給される福祉用具にはポータブルトイレ、簡易浴槽、入浴補助具などがあります。

4つ目は、「地域密着型サービス」です。介護が必要な高齢者が、住み慣れた地域で生活を続けられるように、市区町村指定の事業者が提供しています。訪問サービス、小規模な通所施設や入所施設などのサービスがあります。すべて、その地域に住む人が利用できるサービスです。

おもな介護保険サービス

1 居宅サービス

通所サービス

- 通所介護(デイサービス)
- 通所リハビリテーション(デイケア)

短期入所サービス

- 短期入所生活介護(ショートステイ)
- 短期入所療養介護
(医療型ショートステイ)

訪問サービス

- 訪問介護
- 訪問入浴介護
- 訪問看護
- 訪問リハビリテーション
- 居宅療養管理指導

居宅療養管理指導とは、医師や歯科医師などが自宅で介護や療養に関して指導を行ったり、薬剤師が服薬指導を行ったりするサービスです。

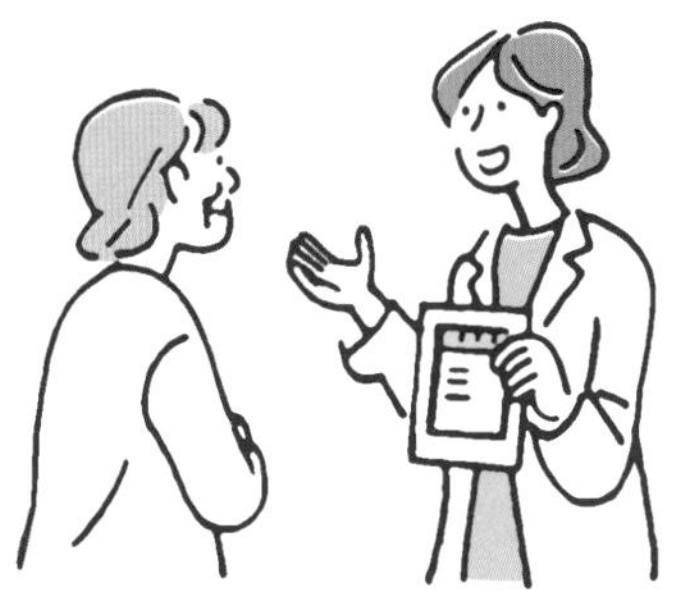

2 施設サービス

- 特別養護老人ホーム(介護老人福祉施設)
- 介護老人保健施設
- 介護医療院
- 介護療養型医療施設(2024年3月末廃止)

3 生活環境を整えるサービス

- 福祉用具のレンタル・購入費の支給
- 介護リフォーム費用(住宅改修費)の支給

福祉用具の購入費や住宅改修費の支給額には上限があります。購入・工事前には計画書の作成や申請が必要なので、まずはケアマネジャーへ相談を。

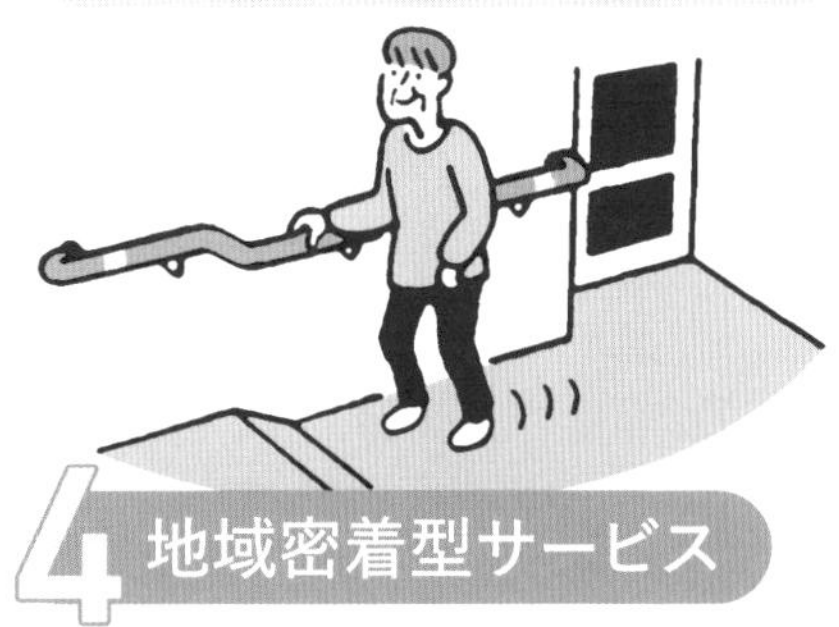

4 地域密着型サービス

- 定期巡回・随時対応型訪問介護看護
- 認知症対応型通所介護
- 小規模多機能型居宅介護
- 看護小規模多機能型居宅介護
- 認知症対応型共同生活介護
(グループホーム)

介護保険サービスを受けるには？

介護保険サービスを受けられるのは、65歳以上で介護が必要と認定された人、または40～64歳で認知症など特定の病気によって介護が必要だと認定された人です。介護の必要性を認めてもらうには、「要介護認定」を申請し、要介護度を判定してもらう必要があります（70ページ参照）。

要介護度（要介護状態等区分）は、日常生活を送るのに常に介護が必要な「要介護（5段階）」と、生活の一部で多少の支援が必要な「要支援（2段階）」の7段階に分類されます。基本的に要介護1～5のいずれかに認定されれば、67ページで紹介されたような介護保険サービスを受けることができます。

要支援1～2の場合、介護保険サービスは受けられませんが、要介護状態になるのを防ぐことを目的とした生活援助サービスや、介護予防のデイサービスやデイケアなどのサービスを受けられます。

要介護度によって変わる、介護保険で給付される金額

要介護度によって、「支給限度額」にも違いがあります。支給限度額とは、介護保険からの給付で利用できるサービスの限度額です。たとえば、要介護1と認定された人は、介護保険を利用して、16万7650円分の介護サービスを利用できるということです。そのうち、収入によって1～3割が自己負担となります。また、施設に通ったり入居したりする場合の食費や滞在費、支給限度額を超えてサービスを利用した場合は自費です。ただし、居宅療養管理指導の費用、福祉用具の購入費や住宅修繕費の支給額は、支給限度額には含まれません。

要介護度の目安と支給限度額

低

介護度

高

要支援1　日常生活の能力は基本的にあるが、介護予防のために見守りや手助けが必要な状態

支給限度額(月)	自己負担額(利用者の所得による) 1割負担	2割負担	3割負担
5万320円	5032円	1万64円	1万5096円

要支援2　日常生活のことはほとんど自分でできるが、一部に介護が必要な状態。介護予防サービスで改善の見込みがある

支給限度額(月)	自己負担額(利用者の所得による) 1割負担	2割負担	3割負担
10万5310円	1万531円	2万1062円	3万1593円

要介護1　日常生活のことはほとんど自分でできるが、部分的に介護が必要な状態

支給限度額(月)	自己負担額(利用者の所得による) 1割負担	2割負担	3割負担
16万7650円	1万6765円	3万3530円	5万295円

要介護2　食事や排せつなど、日常生活に必要な動作の一部に介護が必要な状態

支給限度額(月)	自己負担額(利用者の所得による) 1割負担	2割負担	3割負担
19万7050円	1万9705円	3万9410円	5万9115円

要介護3　自力での立ち上がりや歩行が難しく、排せつや入浴、着替えなどに介護が必要な状態

支給限度額(月)	自己負担額(利用者の所得による) 1割負担	2割負担	3割負担
27万480円	2万7048円	5万4096円	8万1144円

要介護4　ひとりで立ったり、移動したりができず、生活全般で介護が必要な状態

支給限度額(月)	自己負担額(利用者の所得による) 1割負担	2割負担	3割負担
30万9380円	3万938円	6万1876円	9万2814円

要介護5　意思の疎通がほとんどできず、基本的に寝たきりの状態で、生活全般で最重度介護が必要な状態

支給限度額(月)	自己負担額(利用者の所得による) 1割負担	2割負担	3割負担
36万2170円	3万6217円	7万2434円	10万8651円

出典／厚生労働省「介護保険 サービスにかかる利用料」(2023年11月現在。地域によって異なる)

要介護認定の申請方法は？

申請に必要な書類を用意

要介護認定を申請する際は「介護保険要介護・要支援認定申請書」という書類が必要です。書式は自治体によって違うので、本人が住む市区町村の窓口で受け取るか、ホームページでダウンロードしましょう。決められた記入欄に、本人の氏名、住所、連絡先、介護保険や医療保険の被保険者番号などを記入します。

「意見書作成医師」の欄には、認知症の診断をした医師の氏名などを記入します。かかりつけ医が認知症の状態についてもよく理解しているなら、その先生の情報でもかまいません。「主治医意見書」は、申請者の要介護度を判定するための資料として使用されます（71ページ参照）。

申請は代行も可能。結果は原則30日以内に

申請書は、本人や家族が市区町村の介護保険担当窓口に提出します。その際、本人の介護保険被保険者証（40～64歳の方は医療保険被保険者証）とマイナンバー確認書類、窓口で手続きする人の写真付き身分証明書も必要です。もし、遠方に住んでいるなどの理由で直接窓口へ行けない場合は、地域包括支援センターが無料で申請の代行をしてくれる場合があります。必要ならば問い合わせてみてください。

申請後は、調査員が本人の住まいを訪問して、心身の状態を確認する「認定調査」を行います。その結果と主治医意見書をもとに要介護度が判定され、原則30日以内に結果が通知されます。

要介護認定の流れ

介護保険要介護・要支援認定申請書に記入

申請書は市区町村の介護保険担当窓口やホームページから入手できる

市区町村の窓口で申請

介護保険担当の窓口に申請書を提出。要介護認定を受ける人の介護保険被保険者証（または医療保険被保険者証）とマイナンバー確認書類、窓口に行く人の写真付き身分証明書（運転免許証など）も必要

地域包括支援センターに申請の代行を頼むことも可能

認定調査

市区町村等の調査員が、本人の生活している自宅や施設を訪問して、心や体の状態や生活状況を聞きとり、確認する

主治医意見書

市区町村から依頼された主治医が、本人の病状や心身の状態、介護の必要性などについての意見書を作成する

要介護度の審査・判定

一次判定

認定調査の結果と主治医意見書の一部を入力して、要介護度のコンピュータによる一次判定を行う

二次判定

医療・保険・福祉の専門家による「介護認定審査会」が開かれ、一次判定の結果と主治医意見書などをもとに、要介護度を判定

原則として申請から30日以内に結果が通知される

認定結果を通知

「認定結果通知書」が郵送で届く。その後、要介護度が記載された「介護保険被保険者証」と、介護保険サービスを利用した場合の自己負担割合（1～3割）が書かれた「介護保険負担割合証」も送られてくる

上手に要介護認定を受けるポイント

認定調査では普段の姿を具体的に伝えて

要介護認定で重要なのは、介護を受ける人の実情に合った適正な認定結果をもらうことです。そのために、その人の心身の状態、生活での困りごとなどを、認定調査で正しく伝えましょう。

認定調査の調査項目は「身体機能・起居動作」「生活機能」「認知機能」「精神・行動障害」「社会生活への適応」の大きく5つに分かれます。たとえば「生活機能」には、「食事摂取」「洗顔」「上衣の着脱」などの能力を確認する調査項目があり、本人や家族に質問をしたり、実際にやってもらったりして、どの程度の介助が必要なのか評価します。調査時間は1時間程度です。

そのとき大切なのは、できる限り家族が立ち

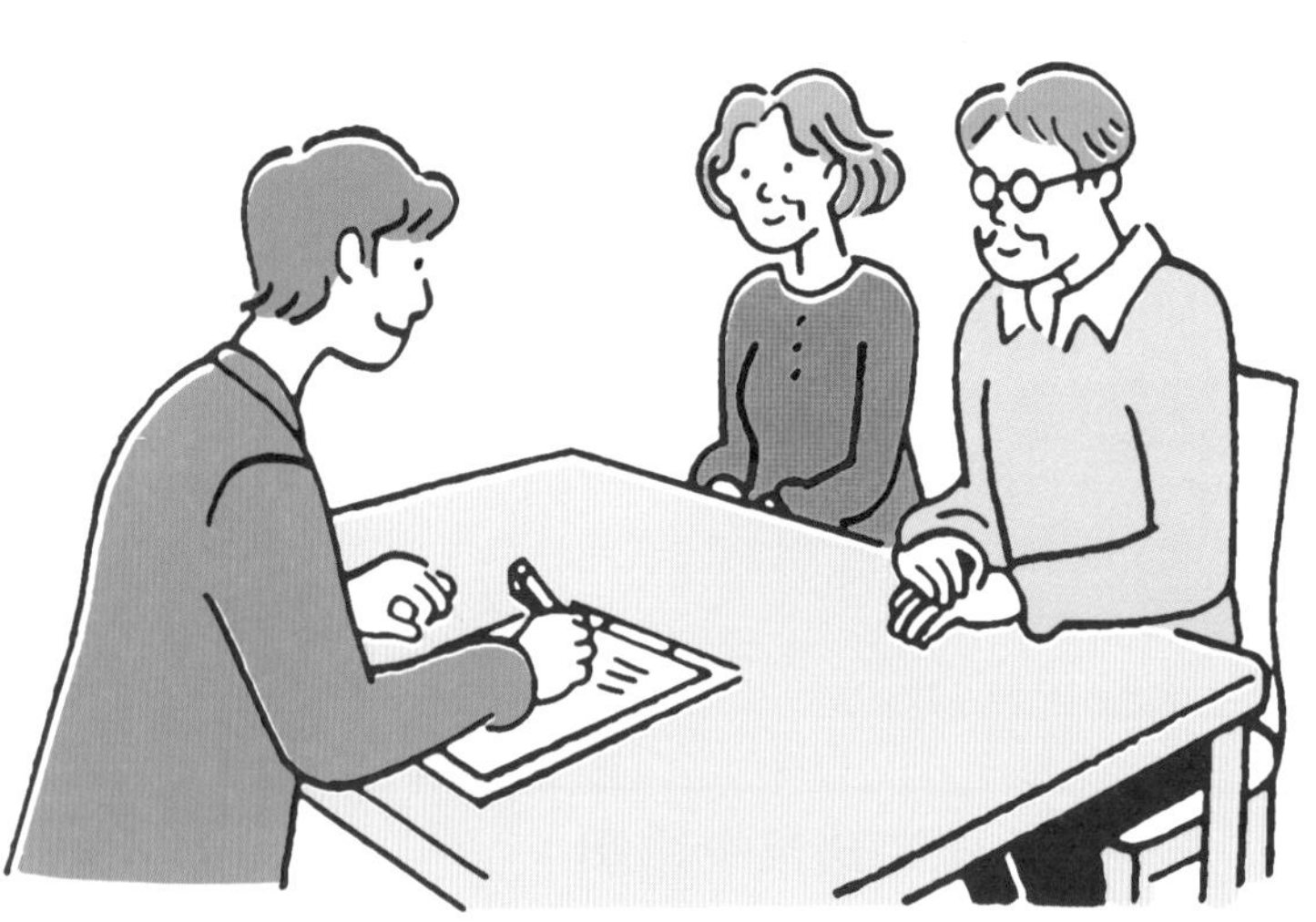

認定調査にはできる限り、家族も立ち会って、困っていることを具体的に伝えます。前もって話すことをメモしておいたり、普段の様子を写真や動画で撮影しておいたりすると役立ちます。

会うこと。本人だけだと質問に正しく答えられなかったり、調査員を前にして自分をよく見せようとして、できないことを「できる」と言ってしまったりすることがあるからです。また、日によって症状が違うことも少なくないので、家族が普段の様子をありのまま伝えることで、正しく評価してもらえます。「歩けるけれども、方向転換するときにふらつく」「ベッドから立ち上がるのに時間がかかる」など、苦手なこと、心配なことなどを具体的に説明しましょう。

ただし、本人の意見をさえぎって訂正したり、できないことを大げさに話したりすると、自尊心を傷つけてしまいます。様子を見て、本人のいないところで話をするなど配慮しましょう。

そのほか、主治医には、認知症の状態を正しく意見書に記載してもらうことも重要です。診察の際にも同様に、本人の様子を詳しく伝えておきます。また、できれば要介護認定を申請することを、事前に連絡しておくとよいでしょう。

認定調査のおもな確認事項

1	身体機能・起居動作	寝返り、起き上がり、座位保持、歩行、立ち上がり、洗身、つめ切り、視力、聴力 など
2	生活機能	移動、嚥下、食事摂取、排尿、排便、洗顔、整髪、上衣・ズボン等の着脱、外出頻度 など
3	認知機能	意思の伝達、毎日の日課の理解、生年月日や年齢を言う、今の季節・場所の理解 など
4	精神・行動障害	ものを盗られたなどと被害的になる、作り話をする、しつこく同じ話をする、ひどいもの忘れ など
5	社会生活への適応	薬の内服、金銭の管理、日常の意思決定、集団への不適応、買い物、簡単な調理

要介護認定の更新の手続きも必要

要介護認定は、一度結果が出たら終わりではありません。認定結果には有効期限があり、更新手続きが必要です。はじめて要介護認定を受けた場合の有効期間は3～12か月で、介護認定審査会の判断により設定されます。更新後の期間は原則12か月となります。認定結果が通知されてから送られてくる「介護保険被保険者証」に、有効期間が明記されています。

要介護認定の更新手続きは、認定申請の手続き(70ページ参照)と手順は同じです。まず、「介護保険要介護・要支援認定申請書(更新)」を提出し、手続きが完了するまでに約30日かかります。有効期間満了日の60日前から更新ができるので、期限切れとならないように、早めに手続きを行いましょう。ケアマネジャーに手続きを代行してもらうこともできます。

介護保険被保険者証の見本

被保険者番号

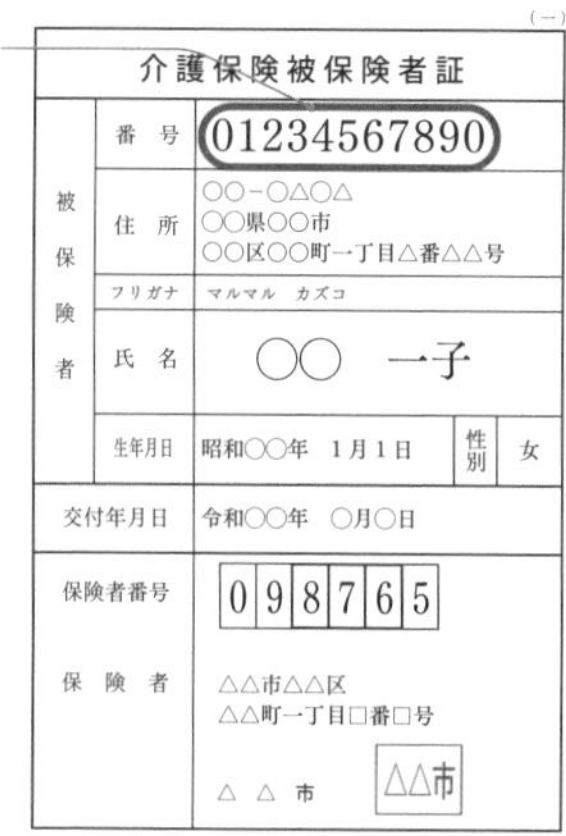

(一)

介護保険被保険者証				
被保険者	番号	01234567890		
	住所	○○-○△○△ ○○県○○市 ○○区○○町一丁目△番△△号		
	フリガナ	マルマル カズコ		
	氏名	○○ 一子		
	生年月日	昭和○○年 1月1日	性別	女
交付年月日		令和○○年 ○月○日		
保険者番号		0 9 8 7 6 5		
保険者		△△市△△区 △△町一丁目□番□号 △ △ 市 (印:△△市)		

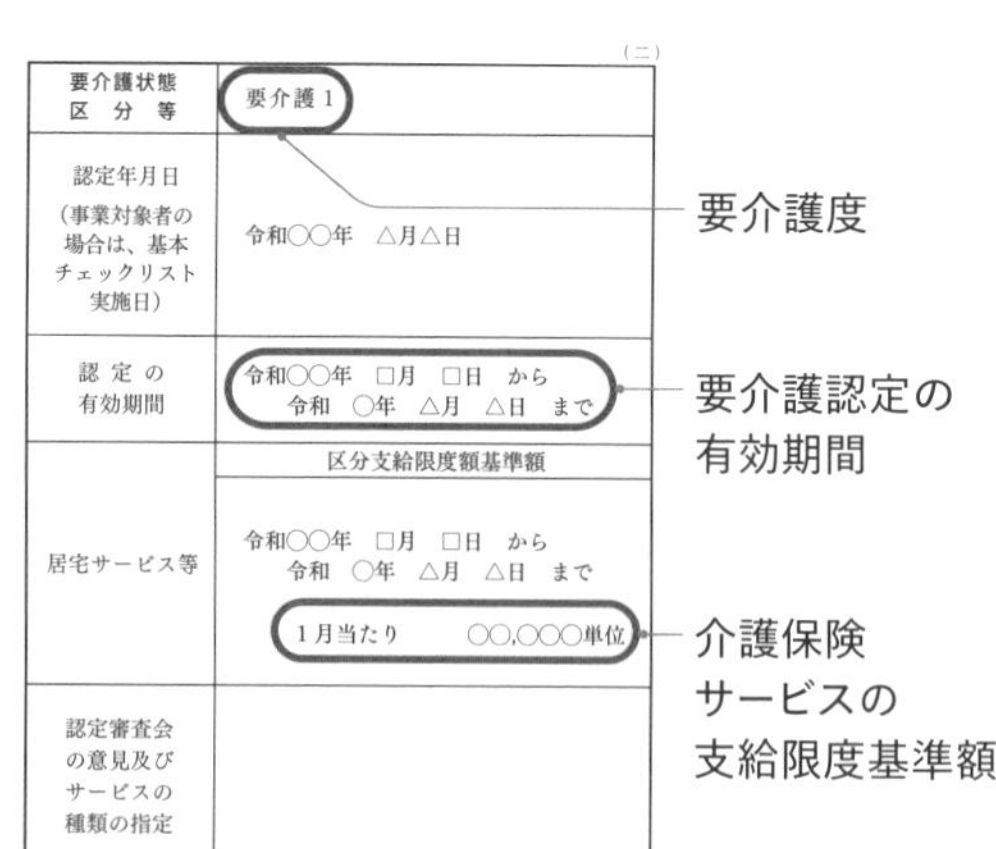

(二)

要介護状態区分等	要介護1
認定年月日(事業対象者の場合は、基本チェックリスト実施日)	令和○○年 △月△日
認定の有効期間	令和○○年 □月 □日 から 令和 ○年 △月 △日 まで
	区分支給限度額基準額
居宅サービス等	令和○○年 □月 □日 から 令和 ○年 △月 △日 まで 1月当たり ○○,○○○単位
認定審査会の意見及びサービスの種類の指定	

※介護保険被保険者証の書式は自治体によって異なります。

認定結果に不満があったときは……

認定結果が出たけれど、「思ったよりも要介護度が低かった」など、不満があった場合はどうすればよいでしょうか。まずできるのが、市区町村の介護保険担当窓口を通して、介護認定審査会に説明を求めることです。情報開示をお願いすれば、訪問調査の結果や主治医意見書を見ることもできます。

それでも納得ができない場合、認定結果が出てから3か月以内であれば、都道府県に設置されている「介護保険審査会」に不服申し立てができます。ただこの方法では、結果が出るまで数か月もかかることがあります。そこでもうひとつの対応策が、「区分変更」の申請です。更新時期を待たずに、要介護度の変更を申請し、再度、要介護度を判定してもらうのです。この方法であれば、1か月程度で結果が出ます。ただし、変更申請を行ったからといって希望通りの認定結果が出るとは限りません。また、不服申し立てや区分変更申請をする場合も、主治医意見書が必要なので、要介護認定をやり直すことを、事前に主治医に連絡しておきましょう。

区分変更の申請は、認知症が進行して、介護の負担が増えたタイミングでも行うことができます。要介護度の変更が必要かもしれないと思ったときには、ケアマネジャーと相談するとよいでしょう。

要介護度は高いほどいいの？

要介護度は高くなれば、使える介護保険サービスの種類や、ひと月で使えるサービス利用額の限度額も増えます。しかし一方で、要介護度が高いほど、介護保険サービス1回あたりの利用料も高くなります。

要介護度の高さよりも、その人の状態に合った認定結果を受けることが大切です。

ケアマネジャーの選び方

介護保険サービスの利用にはケアマネジャーが必要

介護保険サービスを利用するには、ケアプラン（介護サービス計画書）が必須です。ケアプランとは、本人と家族がより充実した生活を送れるように、必要な介護保険サービスや支援の内容をまとめた計画書です。そして、このプランを作成するのがケアマネジャー（介護支援専門員）です。本人と家族の状況や希望を確認したうえで介護保険サービスの組み合わせを決め、プラン作成後は、月に1回以上は利用者の家を訪問して状況を確認。必要があればプランの見直しを行います。そのほか、本人や家族からの相談への対応や、介護にかかわる手続きの代行などもケアマネジャーの役割です。

口コミやかかりつけ医の意見を参考に、本人の希望も確認を

要介護1～5に認定された場合は、自分でケアマネジャーを探して、契約するのが一般的です。ケアマネジャーは地域に複数ある居宅介護支援事業所に所属しているので、そのリストを地域包括支援センターで入手し、事業所に連絡をします。

けれども、どの事業所を選んでいいか迷ってしまう人も多いでしょう。その場合は、地域包括支援センターで、「自宅から近い」「24時間連絡できる体制が整っている」「医療連携がスムーズ（医療法人や訪問看護ステーション併設）」といった点をポイントに、いくつかピックアップしてもらうこともできます。地域で実際に介護

ケアマネジャーを探す方法

地域包括支援センターに相談

▼

知人やかかりつけ医の意見を聞く

▼

ケアマネジャーが所属する「居宅介護支援事業所」を選んで連絡

▼

具体的な希望を伝える

- 男性(女性)がいい
- 若い人(ベテラン)がいい
- 特定の資格がある(看護師、介護福祉士など)
- 近くに住んでいる　など

面談で相性をチェック

▼

契約　**契約後の変更も可能!**

※要介護認定で「要支援」の場合は、地域包括支援センターがケアマネジャーの役割を務めます。

保険サービスを利用している知り合いやかかりつけ医などから、評判のよい事業所やケアマネジャーを教えてもらうのもよいでしょう。

居宅介護支援事業所を選んだら、どんなケアマネジャーがよいか、本人と家族の希望を具体的に伝えましょう。そこで紹介してもらったケアマネジャーとは、できれば契約前に面談をするのがベスト。その際、現在の状況を伝えたり、介護保険サービスの説明などを受けたりして、その中で「話をしやすいか」「よく話を聞いてくれるか」「説明がわかりやすいか」といったことを確認してから契約をしましょう。

また、契約後でも、その人の人柄や仕事に不満があるようなら、ケアマネジャーを変更することもできます。本人には直接言いづらいでしょうから、地域包括支援センターや居宅介護支援事業所へ連絡を。その場合、同じ事業所で新しい人を紹介してもらう方法と、事業所自体を変更する方法があります。

デイケア・デイサービスの選び方

デイケアとデイサービスの違いは？

在宅介護をする際、多くの人が利用するのが、デイケアやデイサービスなどの通所サービスです。デイケア（通所リハビリテーション）は、歩行訓練や口腔機能訓練など、専門的なリハビリが受けられるのが特徴。医師、理学療法士、作業療法士などの専門スタッフが常駐しています。一方、デイサービス（通所介護）は、食事やトイレ、入浴などの生活動作をスムーズに行うための機能訓練やレクリエーションを中心に行う施設です。

このほか、ひとつの施設でデイサービスのほか、訪問介護やショートステイなどのサービスを組み合わせて利用できる「小規模多機能型居

おもな通所サービスの種類

デイケア（通所リハビリテーション）

専門的なリハビリができる。退院後で体力が低下している人や、病気やケガでリハビリが必要な人向き

デイサービス
（通所介護）

機能訓練やレクリエーションが充実。生活に必要な心身機能を維持したい人、家族の介護を軽減したい人向き。
おもに重度の認知症の人が利用している「認知症対応型デイサービス」もある

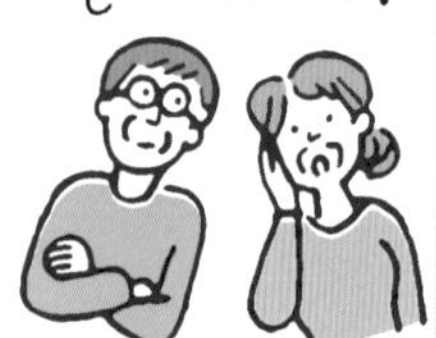

小規模多機能型

通い、訪問、泊まりのサービスを提供。いつも同じスタッフが対応してくれるほうが安心な人向き

※デイケアとデイサービスを併用することもできます。

宅介護」というサービスもあります。月額定額制で、利用時間や回数に制限はありません。

本人に合った施設の選び方

デイケアやデイサービスを選ぶときは、まず、ケアマネジャーに要望を伝えていくつかの施設を提案してもらうとよいでしょう。特にデイサービスは施設数が多いので、食事内容、レクリエーションの内容などの希望を伝えて、本人が居心地よく過ごせそうなところを選ぶことが大切です。

その際、ホームページやパンフレットなどで確認するだけでなく、本人と見学してみるのがベスト。今は多くの施設が送迎付きの見学を実施しています。施設を実際に目で見て、スタッフや利用者さんたちの様子や設備などを確認してから選ぶと失敗が少なくなります。

デイサービスのチェックポイント

□ 規模は?
1日の利用者が少人数の施設か、利用者が20人以上いるような大きな施設かなど、施設の規模

□ 食事は?
食事は施設内で調理しているのか・配食サービスか、介護食や病人食に対応しているか、など

□ サービスの特徴は?
どんなレクリエーションを行っているか(特色はあるか)、どんなことに力を入れているか

□ 雰囲気は?
施設内は明るく清潔か、スタッフは話しやすいか、利用者さん同士の交流はあるか、など

□ 入浴は?
集団で入浴するのか、ひとりで入浴するのか。車いすを使っている人でも入浴できるか

ホームヘルパーの役割と選び方

ホームヘルパーができること・できないこと

訪問介護は、利用する認知症の人が自宅での生活を続けられるように、ホームヘルパー（訪問介護員／ヘルパー）が訪問して食事や入浴などの介助（身体介護）をしたり、掃除、洗濯、買い物などの生活のサポート（生活援助）をしたりすることです。

ヘルパーには介護保険サービスの範囲でできること、できないことが決められています。たとえば、普段の買い物の付き添いはできますが、趣味の外出や冠婚葬祭の付き添いはできません。また、基本的に医療行為はできませんが、研修を受けたヘルパーであれば、たんの吸引や経管栄養は実施できます。

訪問介護事業所を選んでヘルパーを依頼

ヘルパーを依頼したいときは、まず、ヘルパーが所属している訪問介護事業所を選びます。ケアマネジャーに相談したり、よい事業所がないか、知人に話を聞いたりしましょう。そのうえで、複数の事業所を比較します。たとえば、大掃除や家具の移動・修理など、介護保険が使えないサービスを提供しているところなら、別途利用料を支払えば、さまざまな困りごとに対応してもらえるメリットがあります。

契約後は、家族もときどきは顔を合わせる機会を作ったり、電話で話を聞いたりして、よい関係を築くことも大切。それでも、本人との相性や働き方に不満があれば、変更も可能です。

ホームヘルパーの役割の例

	身体介護	生活援助
できること	・服薬介助(薬の準備や確認、目薬をさす、軟膏を塗るなど) ・入浴の介助 ・通院介助(自宅と病院間の往復) ・普段の買い物や銀行に行くときの付き添い	・認知症の人(利用者)の洗濯・普段の食事の準備 ・認知症の人が過ごす場所の掃除 ・振込用紙を使った振り込みの代行 ・生活必需品の買い物代行や薬の受け取り
できないこと	・PTPシート(薬の包装シート)からの薬の取り出し、服薬カレンダーへの薬のセット ・散髪 ・病院内での付き添い・介助 ・趣味の外出、お墓参りや冠婚葬祭、遠方への買い物の付き添い	・認知症の人以外の人が使った服の洗濯・調理、行事食の調理 ・認知症の人が使わない部屋の掃除、庭の手入れ、大掃除 ・銀行でのお金の引き出し ・犬の散歩やペットの世話

訪問介護事業所選びのチェックポイント

- 介護保険で使えないサービスの有無と利用料
- 男性のヘルパーがいるか?(男性が同性に介護してもらいたいとき)
- 決まった人が来てくれるのか?
- 資格をもっている人がどのくらいいるのか?
- 営業日や営業時間(日曜日や年末年始は?)
- 交通費はかかるのか?

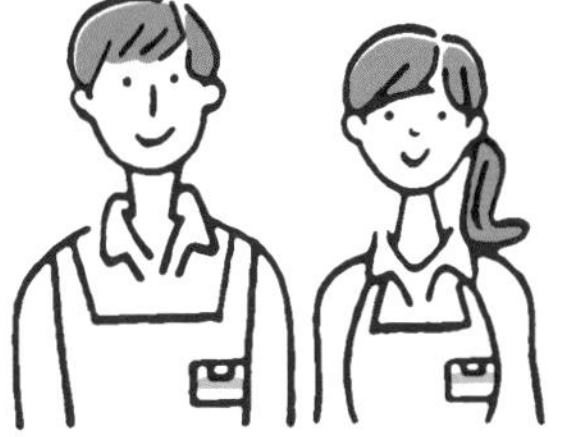

認知症かかりつけ医の選び方

認知症もほかの病気も、両方みてもらえる医師を選ぼう

認知症と診断されたら、かかりつけ医を決めなければなりません。かかりつけ医には、認知症の治療を継続的に行ってもらうとともに、それ以外の病気や不調についても、診療やアドバイスをしてもらいます。

認知症の専門医である必要はありません。認知症になる以前からお世話になっている内科医などにお願いすることも可能です。

通院は長く続くので、「通いやすい」「話をきちんと聞いてくれる」「病気や治療法についての説明がわかりやすい」「認知症への理解が深い」などを条件にして、相性のよい医師を選ぶことが望ましいでしょう。

かかりつけ医を選ぶときのチェックポイント

話がしやすい
通いやすい
認知症への理解が深い（認知症サポート医など）
説明がわかりやすい
在宅医療を行っている
総合的な対応をしてくれる

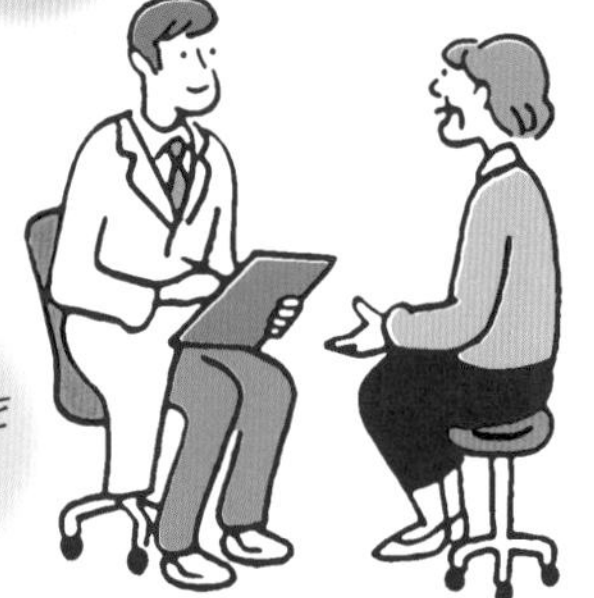

できれば在宅医療を行う、認知症に詳しい医師が理想

これから探すのであれば、認知症の対応にも慣れている医師を選ぶと安心です。たとえば、「認知症の診療に習熟していると認められた「認知症サポート医」や、都道府県などで行っている「かかりつけ医認知症対応力向上研修」を修了した医師から選ぶ方法があります。

また、かかりつけ医が頻繁に変わることは、本人にも家族にもストレスになります。できるだけ最期までみてもらえるよう、在宅医療（訪問診療）も行っている医師なら理想的です。通院が難しくなったときに、定期的に自宅に来て診療してくれますし、急な往診にも対応してくれます。通院よりも費用はやや高くなりますが、それほど違いはありません。自宅の近くに、条件に当てはまるような医師がいるか、地域包括支援センターに相談してみましょう。

在宅医療にかかる費用の例

おもな診療項目	医療保険負担割合 1割負担	2割負担	3割負担
在宅患者訪問診療料（1回あたり）	890円	1,780円	2,660円
在宅時医学総合管理料（月2回以上の訪問診療で、単一建物、診療患者1人の場合の、1か月あたり）	4,100円	8,200円	12,300円
往診料（再診＋外来管理加算）（1回あたり）	850円	1,690円	2,540円
夜間・休日往診加算（1回あたり）	1,300円	2,600円	3,900円
深夜往診加算（1回あたり）	2,300円	4,600円	6,900円
訪問看護指示料（1回あたり）	300円	600円	900円

※在宅療養支援診療所で、病床を有しない場合の概算（2023年11月現在）

介護費用の不安を解消するには？

本人の収支を把握して、介護に使える額を算出する

認知症の人の介護にはお金がかかります。施設入所に比べれば、在宅介護は費用がやや抑えられますが、それでも長期にわたる可能性があるので、最初に試算しておきましょう。重要なのは、「介護費用は、基本的に介護される本人の財布から払う」ということです。つまり、本人が払える無理のない範囲で各種サービスを利用する、ということ。もちろん例外はありますが、家族が自分の生活を犠牲にして支払うと、将来的に破綻してしまうおそれがあります。

まずは、本人の資産や収入などをしっかり把握します（90ページ参照）。毎月の収入から、食費、光熱費、家賃など生活に必要な支出を引いた額が、介護に使える額です。介護保険は複雑なので、ケアマネジャーに予算を伝えて、ケアプラン作成してもらうのもよいでしょう。

在宅介護にかかる費用は全体平均で月4.8万円

では、介護にどれくらい費用がかかるのかを見てみましょう。生命保険文化センターが、過去3年間に介護経験がある人を対象に行った調査では、在宅介護の月々の費用は平均4.8万円でした。これは介護サービスと介護サービス以外の支出を合算したもので、後者の費用には医療費も含まれます。要介護度別の介護費用（在宅介護・施設介護を合わせた平均）では、要介護度が高いほど支出が高額になる傾向にあります。

介護には毎月いくらかかる？

介護を行った場所別の介護費用（月額）

※支払った費用がない人を0円として平均を算出

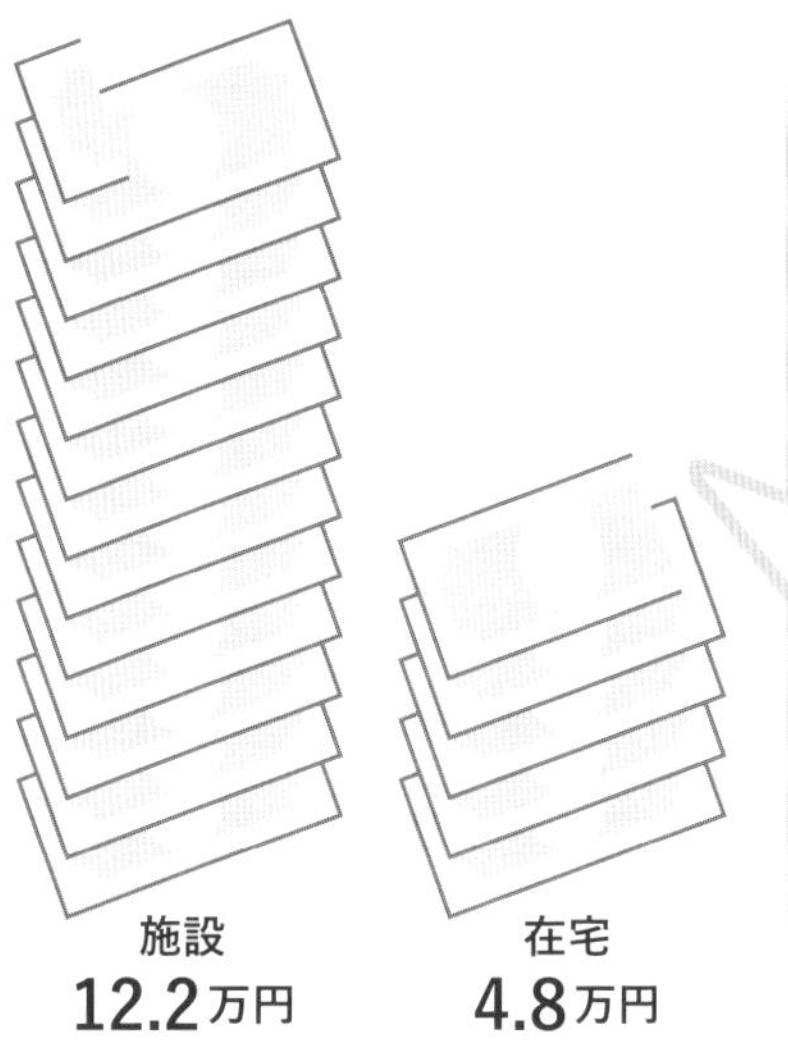

在宅介護費用に含まれるのは…

介護保険サービスのための支出
- 介護保険の自己負担分
- 保険外サービスの費用　など

介護保険サービス以外の支出
- 医療費
- 税金や社会保険費
- 介護用品（紙おむつ、介護食）の費用　など

要介護度別の介護費用（月額）

※要支援1～要介護5については、公的介護保険の利用経験がある人の平均額
※支払った費用がない人を0円として平均を算出

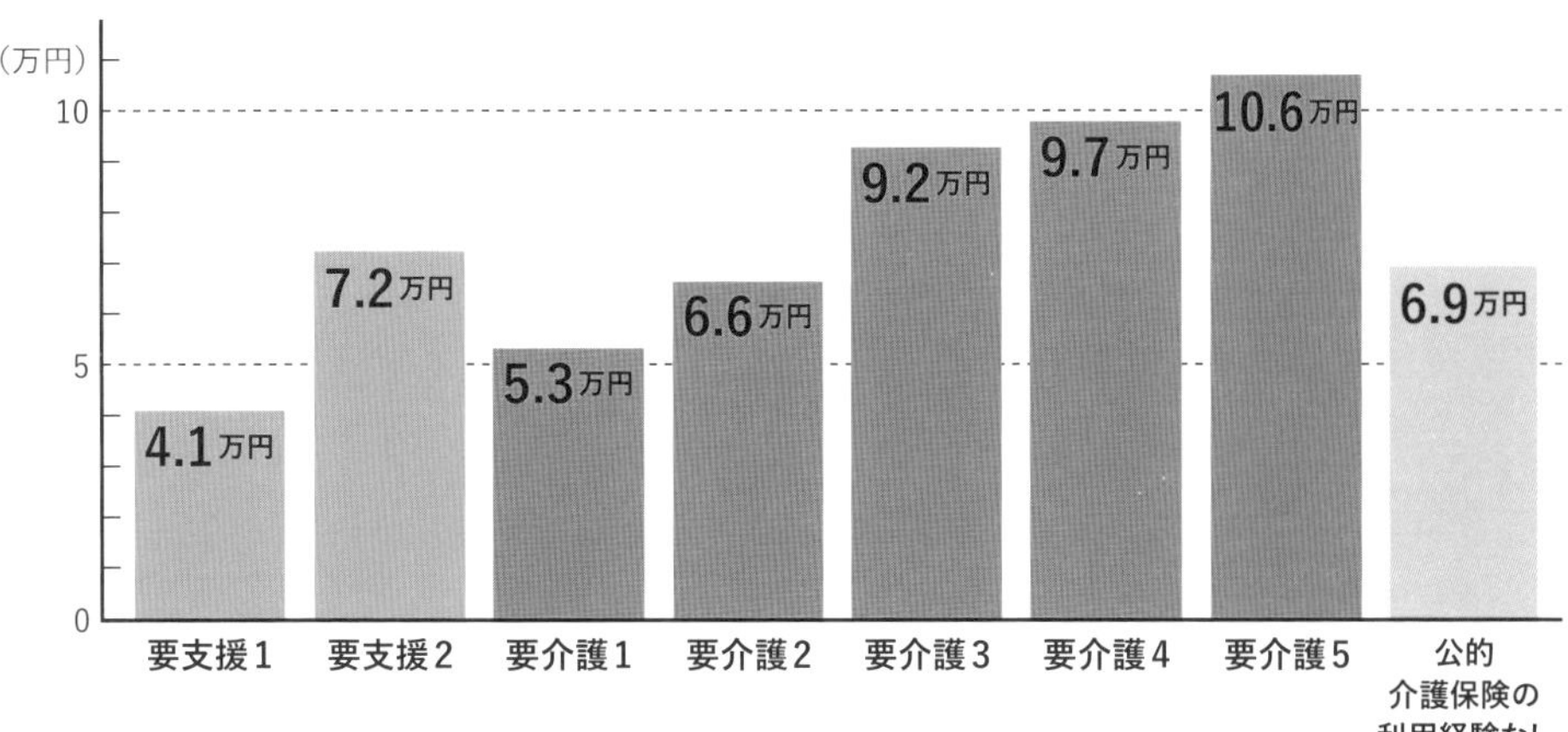

出典／生命保険文化センター「生命保険に関する全国実態調査」／2021（令和3）年度から一部改変

増えすぎた負担額が還付される制度を利用しよう

介護費用をできるだけ抑えるためには、公的な支援制度を上手に利用しましょう。たとえば、「高額介護サービス費制度」は、介護保険サービスの自己負担額が一定の基準額を超えたとき、その分の金額が払い戻される制度です。その基準額は、世帯や個人の収入によって異なります。たとえば住民税の課税対象者がいる世帯で、課税所得380万円未満の場合、基準額は4万4400円です。この額を超えた分は申請すれば戻ってきます。決められた基準額を超えた人(世帯)には自治体から申請書が届くので、郵送で申請できます。

そのほか、「高額療養費制度」「高額医療・高額介護合算療養費制度」「特定入所者介護サービス費」「介護保険負担限度額認定証」などの制度もあります。どれも、医療費や介護サービス費が規定の上限を超えたときに超過分が還付される制度です。さらに、市区町村が独自で行っている、介護保険対象外の紙おむつを支給する制度などもあるので、調べてみるとよいでしょう。

障害者手帳の取得も可能

認知症の症状で生活に支障が出ている場合、障害者手帳を取得することもできます。障害者手帳があると、公共交通機関や公共施設などの料金の割引が受けられたり、所得税や住民税の控除など、税の一部が軽減・免除されたりするといったメリットがあります。認知症の初診から6か月以上たっていれば申請できます。本人が嫌がらなければ、申請するとよいでしょう。

これらの保険制度や支援制度は非常に複雑なので、自分に使える制度がないか、まずは地域包括支援センターなどで相談してみましょう。

介護サービスにかかる費用の内訳

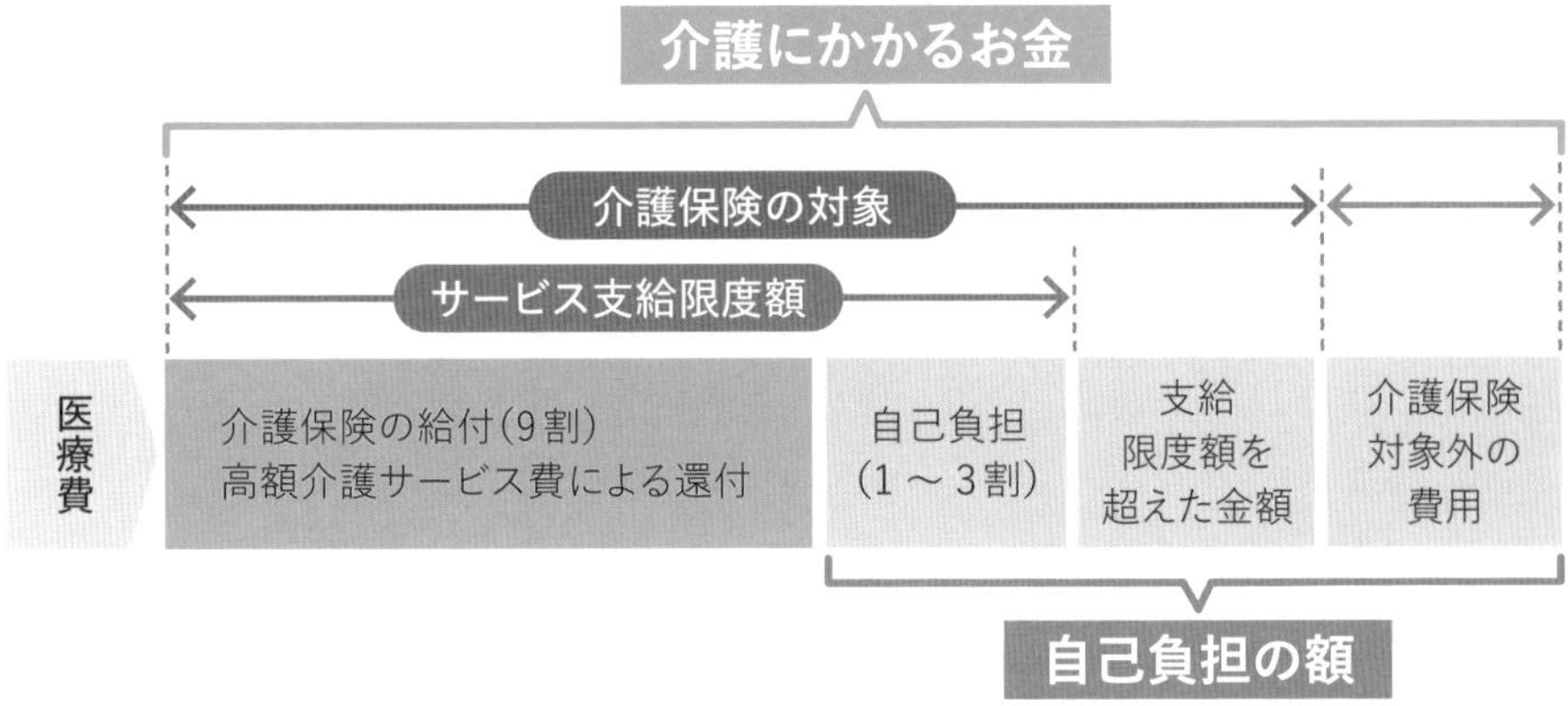

介護にかかるお金

介護保険の対象

サービス支給限度額

医療費	介護保険の給付(9割) 高額介護サービス費による還付	自己負担 (1 ～ 3割)	支給 限度額を 超えた金額	介護保険 対象外の 費用

自己負担の額

介護費用にかかわるおもな支援制度

支援制度名	概要	関連
高額療養費制度	医療費が1か月の上限額を超えた場合、その超過分が支給される制度	医療費
高額医療・高額介護合算療養費制度	1年間の医療費と介護保険の自己負担額の合算が高額な場合に、自己負担が軽減される。該当する世帯には通知が届く	医療費と介護保険
高額介護サービス費制度	介護保険サービスを受けた際に、自己負担額が月の上限額を超えた場合に、超過分が払い戻されるしくみ。世帯で合算できる。住宅改修費などは対象外	介護保険
特定入所者介護サービス費	ショートステイなどを利用する際、基本的には全額自己負担となる食費と居住費について、負担限度額を超えた場合は、超過分が介護保険から支給される制度	介護保険
介護保険負担限度額認定証	特別養護老人ホームなどの対象施設を利用する際、基本的には全額自己負担となる居住費と食費について、一定の条件を満たした場合に限り、負担限度額の超過分が介護保険から支給される制度	介護保険

働きながらの介護に役立つ制度

仕事との両立が難しくても安易に介護離職をしない

介護と仕事を両立するのは大変なことで、「仕事を辞めてしまおうか」と悩んでいる人も多いことでしょう。しかし介護離職をしてしまうと、その分の収入は減り、精神的にも孤立感が強くなってしまいます。簡単に仕事を辞めてしまうことはおすすめできません。

実際、介護離職した人を対象にした調査では、6~7割の人が、経済面はもちろん、精神面、肉体面でも「負担が増した」と答えています。

また、「認知症の人と家族の会」の調査によれば、認知症の介護期間の平均は「6~7年」ですが、「10年以上」という人も3割を占めます。介護期間が長期に及んだ場合の費用や介護終了時の再就職の見込みなども考えたうえで、よく検討しましょう。

介護と仕事の両立のための支援制度を利用しよう

介護と仕事の両立に苦しんでいる人たちへの支援のため、「育児・介護休業法」が制定され、近年に大きな制度改正も行われました。「介護休暇」「介護休業」「介護休業給付金」などの制度が設けられており、労働者が事業主に対して取得を申請した場合、原則として拒否できません。

介護の初期段階は、介護のための申請手続きや、介護体制の構築などで、会社を休まなければならないことが増えます。早めに会社に相談して、これらの制度を上手に活用しましょう。

介護離職後の負担の変化

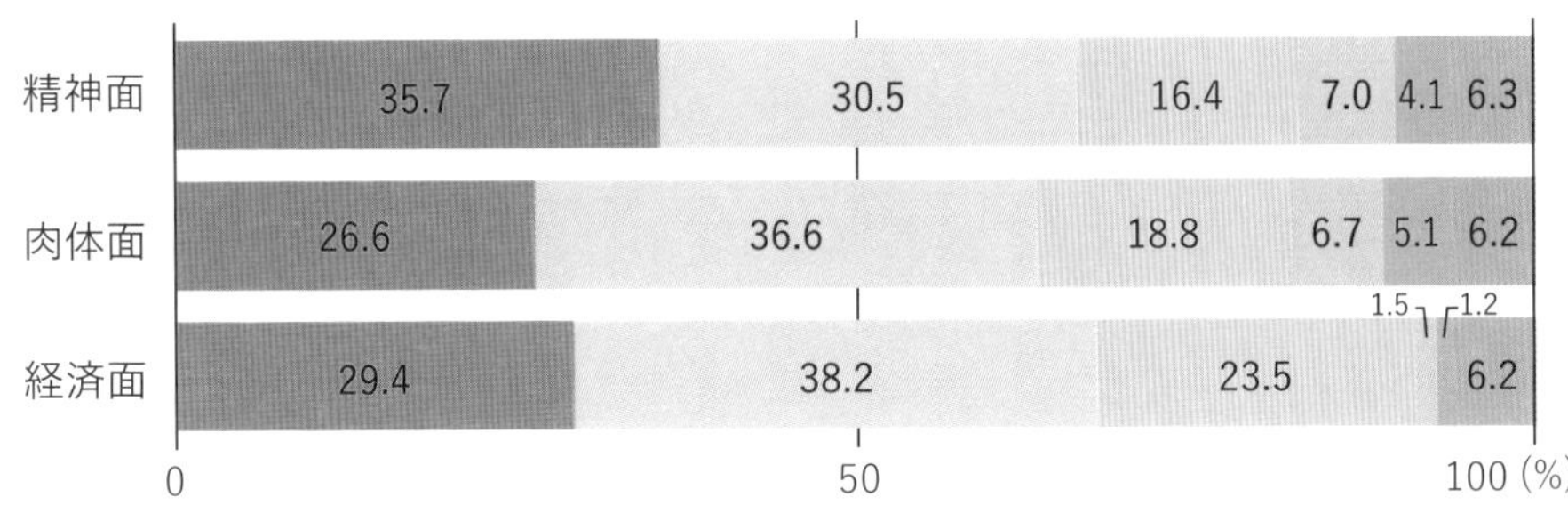

経済面はもちろん、精神面、肉体面においても、65%前後の人が「負担が増した」と感じている

出典／厚生労働省「令和3年度 仕事と介護の両立等に関する実態把握のための調査研究事業 労働者調査報告書」

仕事と介護の両立のための、おもな支援制度

支援制度名	趣旨	運用ルール
介護休業制度	家族が、介護に関する長期的方針を決めて、介護体制を構築するための休業	介護対象家族1人について、通算93日まで取得可能。分割取得も、3回までなら可能
介護休業給付金制度	介護者が介護休業を取得しやすくなるためのもの	介護期間中は休業開始時賃金の67パーセントに相当する額を支給(雇用保険被保険者)
介護休暇制度	家族による、介護保険の手続きや対象家族の通院の付き添いなどに対応するための休暇	対象家族の介護や世話をする場合に、年5日(対象家族が2人以上であれば年10日)を限度として取得できる。1日、または時間単位での取得も可能

※2017年・2021年に施行された「改正育児・介護休業法」による。

出典／厚生労働省「介護休業制度」

どうする？　お金の管理

総資産や収支を早めに把握しておく

認知症になると、自分でお金を管理するのが難しくなります。家族はまず、本人の収支や総資産を把握することから始めましょう。

保有している銀行口座、通帳、届出印、キャッシュカードの保管場所、さらに暗証番号を確認します。収入はおもに年金と思われますが、株式や不動産などによるものもあるかもしれません。支出は、通帳やクレジットカードの明細を見ればおおよそ把握できます。

これらの作業は、認知症になる前に行っておくのが理想ですが、健康な人からこれらを聞き出すのは難しいのも事実です。可能な範囲で聞き出して、早めに作業を進めましょう。

日々のお金の管理方法、家族で話し合って決めよう

次に、認知症の人の生活費の管理をどうすべきか、関係者で話し合います。特にきょうだい間は、後でトラブルにならないように、ルールや分担を決めておきましょう。

本人と同居している場合は、銀行で「代理人用のキャッシュカード」を作成しておきます。預金者と同居する（あるいは生計をともにする）家族1名に無料で発行されるカードで、預金の引き出しなどが可能です。

離れて暮らしている場合は、社会福祉協議会が実施している「日常生活自立支援事業」の利用を検討してみましょう。この支援は、施設に入所した後でも利用できます。

早めに確認しておくべきお金のこと

□ 銀行口座
- 預金通帳、届出印、キャッシュカードの保管場所
- キャッシュカードの暗証番号
- 定期的な収入と支出の状況
- ネット銀行、資金庫の利用

□ 保険
- 保険証書の保管場所
- 保険会社の担当者名
- 保険の適用条件
- 家族登録制度の有無

□ クレジットカード
- カードの保管場所
- 自動継続引き落としの内容、引き落とし口座、使用状況

□ その他
- 実印の保管場所
- 有価証券、暗号資産、不動産などの実物資産の有無　など

日常生活自立支援事業の金銭管理などの支援

支援項目	支援内容
日常的なお金の出し入れ	・福祉サービスの利用料金の支払い代行 ・病院への医療費の支払いの手続き ・年金や福祉手当の受領に必要な手続き ・税金や社会保険料、電気、ガス、水道等の公共料金の支払いの手続き ・日用品購入の代金支払いの手続き ・預金の出し入れ、また預金の解約の手続き
貴重品の保管など	・通帳や印鑑、証書などの書類を預かる ※保管できるものは、年金証書、預貯金通帳、証書(保険証書、不動産権利証書、契約書など)、実印、銀行印、その他実施主体が適当と認めた書類(カードを含む)
事務手続き	・商品購入に関する簡易な苦情処理制度(クーリング・オフ制度等)の利用手続き

※日常生活自立支援事業では、作成した支援計画をもとに、金銭管理以外に、「福祉サービス利用のサポート」や「生活変化の見守り」などの支援も受けられます。

認知症が進行する前に「資産凍結」を回避する対策を

認知症が進行して判断能力が著しく低下した人は、法律上、資産の処分はもちろん、銀行でのお金の引き出しなどが禁止されます。いわゆる「資産凍結」で、介護や施設入所に使う費用を引き出せなくなるので、早めに対策を講じておきましょう。制度として、「家族信託」「成年後見制度」などがあります。

家族信託は、指名した家族に財産管理を任せる制度で、不動産の売却も可能です。月々の費用もかかりませんが、初期費用はやや高額です。原則的には認知症発症前しか信託契約できないのですが、認知症の初期で、「判断能力が残っていて契約内容を理解できている」と判断された場合は、契約できるケースもあります。その判断は、公証役場で契約書を作成する際、公証人が行います。

家族が遠方で暮らしているなら成年後見制度は心強い味方

一方、成年後見制度は、後見人を立てる必要があるので、手続きを煩雑に感じるかもしれません。しかし、家族が遠く離れて暮らしていて、周囲に頼れる親戚もいない場合は、頼もしい制度です。詐欺被害にあったときには取消権を行使してもらえますし、施設への入所契約や介護サービスを受ける際の法的な手続きなども代行してもらえます。

本人の意思で、判断能力が失われる前に備えておきたいという場合は「任意後見制度」を、本人の判断能力が著しく低下してしまっている場合は「法定後見制度」を利用します。成年後見人制度の内容や申し立て方法などについては、地域包括支援センターなどで相談することができます。場合によっては、家族信託と任意後見制度を併用することも可能です。

家族信託と成年後見制度の比較

	家族信託	成年後見制度	
		任意後見制度	法定後見制度
どんな制度？	家族を受託者にして、「財産管理」を任せる	将来、本人の判断能力が低下したときに備えて、「財産管理」と「身上監護」を代行してくれる「任意後見人」を事前に指名・契約しておく	判断能力が著しく低下した人のために、「財産管理」と「身上監護」を行い、法律的に支援する「法定後見人」を、裁判所が選任する
管理する人	受託者 （指名された家族）	判断能力のあるときに、本人から指名された後見人（親族や、弁護士などの専門家 ※1）	本人の判断能力に合わせ、家庭裁判所が選任した後見人・保佐人・補助人（親族や弁護士、司法書士など）
手続きをする時期	基本的には、判断能力が残っているとき （判断能力の有無は公証人が判断）	基本的には、判断能力が残っているとき （判断能力の有無は公証人が判断）	判断能力が著しく低下してから
管理を委託する財産	家族の話し合いで選択可能（信託財産）	全財産が対象	全財産が対象
権限	・財産管理（管理対象の財産のみ ※2）	・財産管理 ・身上監護（※3） （契約で定めた範囲内）	・財産管理 ・身上監護
不動産の処分	受託者が不動産を売却可能 （管理対象の財産のみ）	後見人が売却可能	自宅の売却には、家庭裁判所の許可が必要
財産の運用	投資や運用も可能 （管理対象の財産のみ）	財産維持が目的であるため、投資、運用、貸付などは禁止	財産維持が目的であるため、投資、運用、貸付などは禁止
初期費用の目安	50万～100万円（※4）	10万～20万円（※5）	10万～20万円（※5）
運営費用の目安（月額）	なし	・任意後見人への報酬 3万～6万円 （専門家の場合） ・監督人への報酬 1万～3万円	・法定後見人への報酬 2万～6万円

※1 監査は、家庭裁判所が選任した監督人が行う
※2 本人の年金口座の管理などはできない
※3 本人の治療・入院手続き、施設入退所や介護サービスの契約など
※4 コンサルティング料、信託契約書の作成費用、公正証書の作成費用、不動産信託登録の登録免許税、信託登記代行費用など
※5 司法書士への費用。自身で手続きすれば1万～3万円

生活の中の危険を取り除こう

自宅内での転倒を防ぐには バリアフリー工事を行う

認知症の人が自宅で、安全に暮らすためには、生活の中で起こりうるリスクを想定し、それぞれ対策を講じることが大切です。たとえば、認知症の人に限らず、高齢になると自宅内での転倒事故が増えます。高齢者が転ぶと骨折しやすく、骨折は寝たきりに直結しがち。転倒を防ぐには、まず部屋の片づけを。床にはなるべくものを置かないで、電源コードはまとめたり、ケーブルカバーで覆ったりしましょう。すべりやすいカーペットは撤去するか、安全なものに交換します。暗いと転びやすくなるので、照明を明るいものに替えるのも効果的です。

そのうえで、バリアフリー工事も検討しま

高齢者のおもなリスク

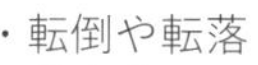

屋外の事故

- 転倒や転落
- 熱中症
- 迷子（徘徊）
- 交通事故
- 自動車を運転中の事故

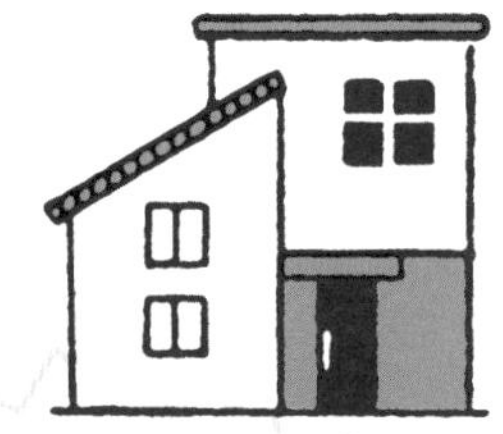

屋内の事故

- 転倒や転落
- 火の不始末ややけど
- 浴室での転倒や溺水
- 誤嚥や窒息
- 熱中症
- 薬の飲み忘れや誤飲

犯罪など

- 詐欺被害
- 空き巣や侵入窃盗被害

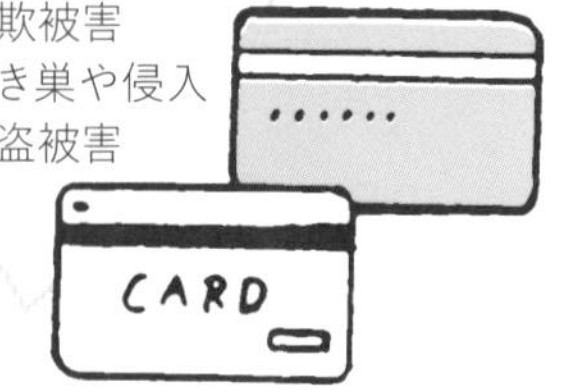

しょう。要介護認定済みであれば、介護保険が適用されるので、20万円を上限に、1~3割の負担で工事ができます。

溺水や誤嚥などの対策もできる範囲で早めに行う

お風呂で溺れる(溺水)事故にも注意が必要です。とくに冬場、寒い脱衣所・浴室は、血圧の急激な変動により意識を失う危険があるので、暖房器具などで対策を。ひとりでの入浴に不安があれば、入浴サービスを利用しましょう。また誤嚥は、窒息のほかに誤嚥性肺炎になるおそれがあります。咀嚼がうまくできないと誤嚥につながるので、歯科でチェックを受けておきます。そのうえで必要なら、食事形態についてケアマネジャーに相談を。そのほか、火の不始末(148ページ参照)や、薬の飲み忘れにも注意しましょう(156ページ参照)。

介護保険でできる住宅改修工事

介護保険適用の工事	内容	費用の目安(保険適用前)
手すりの取り付け	玄関、廊下、トイレ、浴室などに手すりを取り付ける	5万~20万円
段差の解消	玄関や室間の段差を軽減したり、スロープを設置したりする	段差 2万円~ スロープ 20万円~
床材の変更、すべり止め設置	すべりにくい床材に変更したり、すべり止めを設置したりする	3万~8万円
引き戸等への扉の取り替え	開き戸を、引き戸などに取り替える	10万円~
トイレの取り替え	和式トイレを洋式トイレに取り替える。同時に、暖房便座や洗浄機能の付いた洋式便座への取り替えも可能	20万円~
上記工事に必要な付帯工事	手すり設置のための壁の下地補強や、便器の取り替えに伴う給排水設備工事など	必要に応じた金額

屋外では転倒や迷子、交通事故の予防に備えよう

屋外でのおもな事故としては、転倒、迷子、交通事故などがあります。転倒は、すべりにくい靴や杖、歩行器などを用意して予防しましょう。徘徊や迷子の対策は、人感センサーや見守りカメラを利用したり、ケアマネジャーに相談したうえで、ご近所や交番などにも声をかけたりしておきます(150ページ参照)。

交通事故については、まず、被害者にならないように、外出時は明るい色の服や反射材を身につけるなどして、ほかの人からよく見えるような服装を準備します。一方で、自動車の運転では加害者になる危険性もあります。道路交通法では、認知症と診断された人は原則、運転が禁止されるので、本人に免許の返納をすすめましょう。65歳以上の人を対象に、タクシーの運賃割引などの特典や支援制度があるので、「自分から返納したほうが得だよ」と伝えるのもひとつの方法です。なかなか納得してくれないときは、親戚や友人、医師から説得してもらったり、「修理する」などと言って自動車をよそに移動してしまったりするという方法もあります。

犯罪者との接触を避けるため、怪しい電話はシャットアウト

犯罪に巻きこまれるリスクにも備えておきましょう。近年、高齢者をねらった悪徳商法や詐欺被害が増加の一途をたどっています。「電話を常に留守電にして、登録していない相手からの電話には出ないようにしてもらう」「迷惑電話防止機能付きの電話に買い替える」といった対策が必要です(144ページ参照)。

空き巣や侵入窃盗を予防するには、防犯カメラを設置したり、警備会社の個人向けサービスを利用したりすると安心です(106ページ参照)。

レンタルできるおもな歩行補助用具の種類

杖

多点杖

杖の先が3〜4脚に分かれていて1本脚の杖よりすべりにくく安定感がある

ロフストランド杖

腕を通す輪(カフ)と握り手がついた杖。握力や手首の力が弱い人に

歩行器

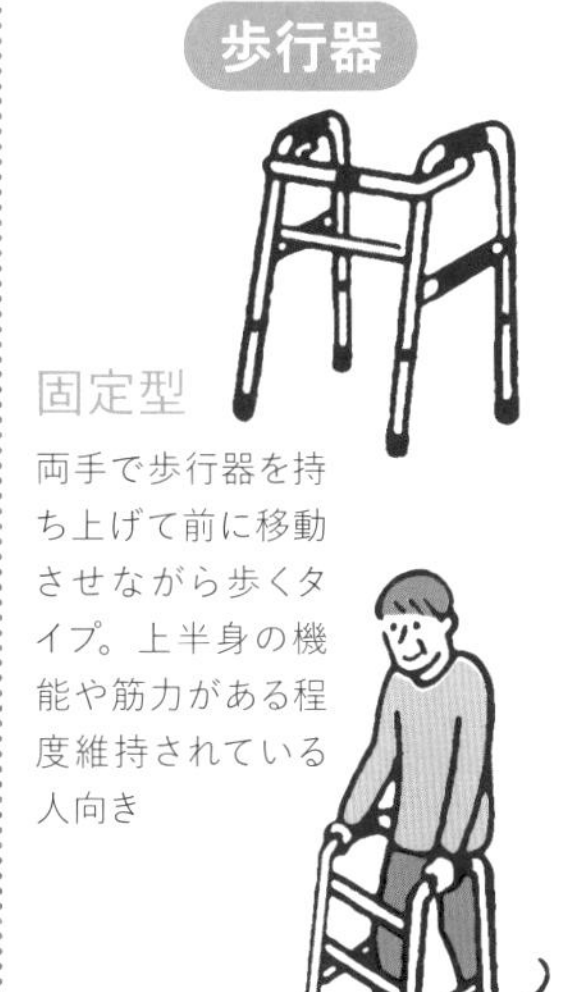

固定型

両手で歩行器を持ち上げて前に移動させながら歩くタイプ。上半身の機能や筋力がある程度維持されている人向き

交互型

左右交互に歩行器をずらして歩くタイプ。持ち上げる必要はないが、左右への重心移動がスムーズにできる人向き

歩行補助用具をレンタルする場合、福祉用具専門職員が本人の自宅を訪問し、身体機能や使う場所(屋内・屋外)などに合わせて用具を選んでくれます。

壊れたときや使う用具を変更したいときなど、スムーズに修理・交換ができ、料金もかからないので、基本的にはレンタルがおすすめ

歩行車

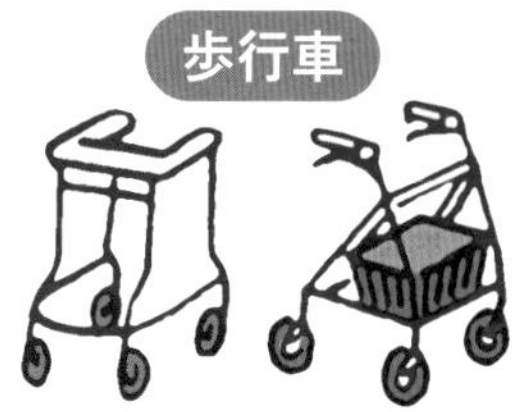

車輪が付いている歩行器。電動アシスト式もある。小さな力で動かせるので腕力はいらないが、バランスを崩しやすい人には向かない

運転免許自主返納に対する特典の例

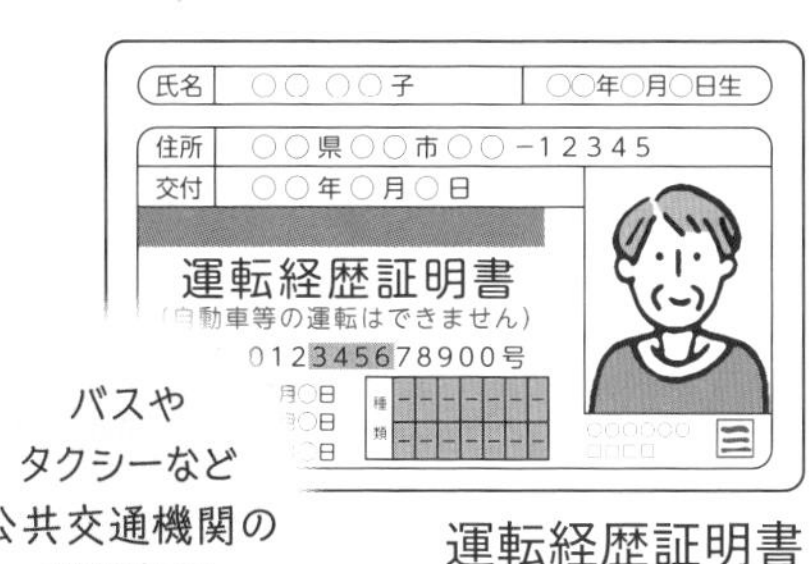

運転経歴証明書

バスやタクシーなど公共交通機関の運賃割引

レジャー施設での割引

銀行の優遇金利

商業施設での割引や自宅への無料配送サービス

65歳以上の人が運転免許証を有効期限内に自主返納した場合、「運転経歴証明書」が発行され、これを提示することで、各種特典が受けられます。特典内容は、自治体によって異なります。「運転経歴証明交付済シール」(2020年4月導入)とマイナンバーカードをいっしょに提示しても対象になります。

家族のトラブルを避けるためにできること

早めに全員が集まり、介護の分担を決める

介護のストレスから家族が崩壊することもあります。そんな事態を避けるため、家族が認知症と診断されたら、できるだけ早期に関係者で話し合い、役割分担を決めておくことが重要です。このとき、介護される本人の希望も聞いて話し合うようにしましょう。

まず、介護のキーパーソンを決めます。キーパーソンとは、ケアマネジャーや病院などとの連絡窓口となり、家族の意見を取りまとめたり、病院や施設などで必要な手続きをしたりする人です。次に、主介護者（おもに介護をする人）とそのほかの家族の役割を決めます。キーパーソンが主介護者になることが多いですが、別の人

家族で話し合っておくべきこと

❶ キーパーソンと主介護者を決める
❷ 分担など協力体制を決める
❸ 親の家計を把握する
❹ 介護費用の支払いルールを決める
❺ 情報共有の方法を決める（LINEやメールなど）

など

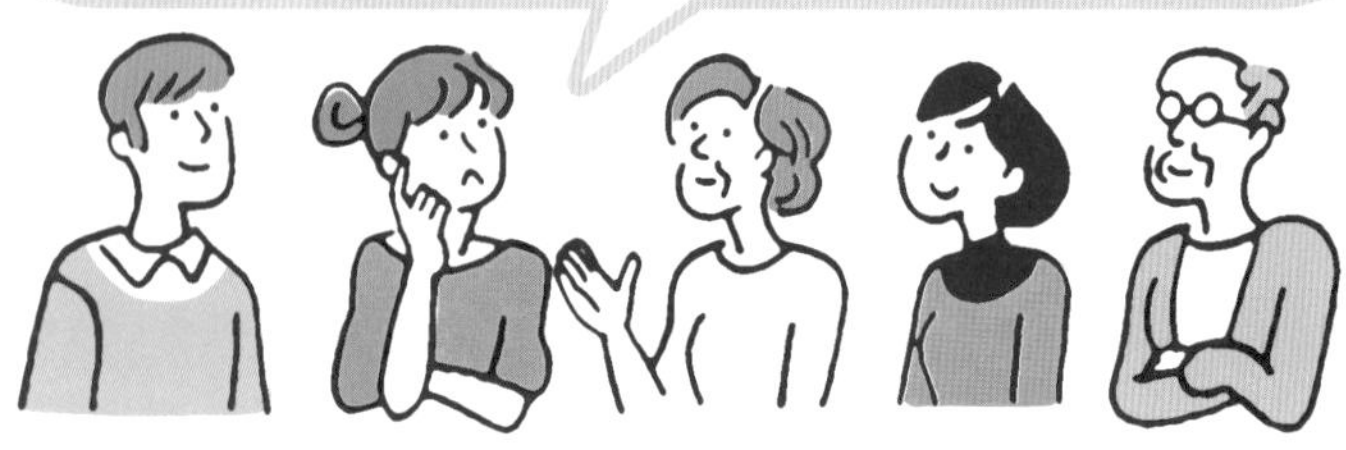

でもかまいません。また、平日と週末で介護担当を分担するなど、ひとりに負担が集中しないように工夫しましょう。

介護費用の支出ルールを決め、介護家計簿を作っておく

本人の家計を把握したうえで（90ページ参照）、介護費用の支払いについてルール決めをします。介護費用すべてを本人の預金でまかなえる場合でも、後でトラブルにならないように、「どの費用を本人の財布から出すのか」を明確にしておきます。そのうえで、介護費用の収支がわかるように家計簿を作りましょう。

一方、本人の資産では費用がまかなえない場合、基本的に、家族が負担しなければならないので、その割合を決めます。「日々の介護に参加できない人は多めに負担する」など、みんなが納得できる着地点を探しましょう。

介護家計簿をつけておこう

（介護家計簿の例）

日付	内容	金額	レシート番号
2023年11月1日	紙おむつ	2,500	①
2023年11月5日	体拭きシート	497	②
2023年11月8日	○○内科	1,980	③
2023年11月8日	薬代	2,980	④
2023年11月14日	美容院	5,500	⑤
2023年11月20日	デイサービス利用料	6,348	口座引落し
2023年11月25日	福祉用具レンタル費	600	口座引落し

介護家計簿は、日付、内容、金額などを記録して、レシートといっしょに保管し、家族みんながいつでも見られるようにしておくのがおすすめです。複数人で共有できる家計簿アプリを利用したり、パソコンで一元管理したりする方法もあります。

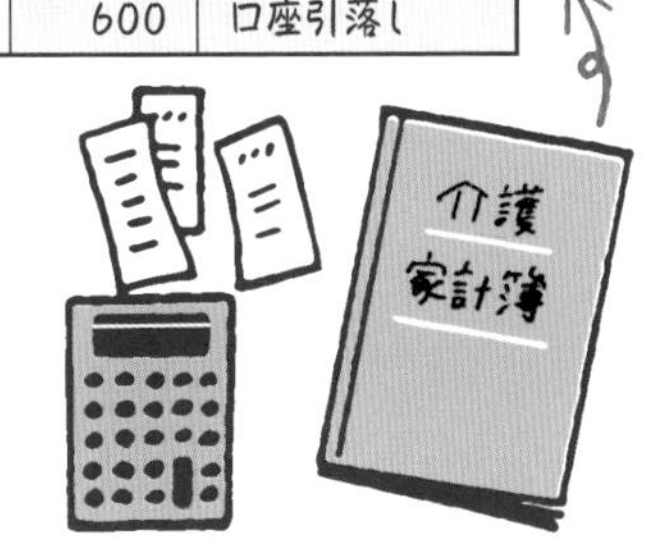

施設の入所はいつ？　どこに？

「目が離せなくなった」などが入所のタイミングの目安

自宅での介護が難しくなったときは、施設へ入所するという選択肢があります。どのタイミングで施設に預けるかについては、明確な基準はありません。ただし目安はあります。「要介護度が上がったとき」「ひとりでトイレに行けなくなったとき」「徘徊、失火の危険性などで目を離せなくなったとき」などです。そして何よりも、介護者が心身に限界を感じたときには、本人の症状や希望、資産などを考慮しながら、施設入所を真剣に考えるタイミングでしょう。

認知症になった家族を施設に入れることに罪悪感を覚える人もいると思いますが（186ページ参照）、共倒れになれば、あなたも家族も不幸になります。自分の生活も大事にするため、前向きに検討を。

親の現状に合ったタイプの高齢者施設を選ぼう

高齢者施設にはさまざまな種類があります。認知症で介護が必要な人向けのおもな施設は8タイプです。それぞれに特徴があり、入所できる条件が異なっていますし、個々の施設ごとに費用や設備、サービスは異なります。予算、家族の事情だけでなく、本人の状態に合った施設を選びましょう。

グループホームは認知症の人のための施設ですが、それ以外の施設で認知症の人を受け入れてくれるかは、個々の施設によって異なります。

おもな介護施設の種類と特徴

特別養護老人ホーム（特養）

要介護3以上　65歳以上※

介護度の高い人に、24時間体制の介護サービスと生活援助を提供する介護老人福祉施設。待機している人が多く、入所まで時間がかかる

介護老人保健施設（老健）

要介護1以上　65歳以上※

入院治療後の症状が安定している高齢者が、自宅復帰を目指してリハビリなどを行う施設。医療ケアや介護サービスを提供。入居可能な期間は原則3～6か月

介護医療院（介護療養型医療施設）

要介護1以上　65歳以上※

長期にわたる療養が必要な高齢者に、医療ケアとリハビリを提供する施設。2024年3月末に廃止される「介護療養型医療施設」の代わりとして、2018年に創設された

ケアハウス 介護型

要介護1以上　65歳以上

自宅で日常生活を送るのが困難になった人のための、「特定施設入居者生活介護」指定を受けた施設。食事提供などの生活支援サービスと介護サービスが受けられる

介護付き有料老人ホーム

自立～要介護5　65歳以上

施設の介護スタッフが24時間常駐して介護サービスを行い、食事などの介助サービスも提供。入居条件は施設によって異なるが、看取りまで対応しているところも多い

住宅型有料老人ホーム

自立～要介護5　60歳または65歳以上

高齢者の食事などの生活支援を行う老人ホーム。介護サービスは、在宅介護サービスとの組み合わせも可能だが、外部の介護サービス事業者と別途契約が必要

グループホーム

要支援2以上　65歳以上※

認知症の高齢者が、介護や生活援助を受けながら、少人数のユニットで共同生活をする老人ホーム。民間企業が運営しているが、地域密着型サービスのひとつで、介護保険が使える。住民票がある地域の施設のみ入所可能

サービス付き高齢者向け住宅

自立～要介護5　60歳以上

高齢者のための、安否確認や生活支援サービスを提供する賃貸住宅。介護サービスは外部のサービスを利用する。介護度が高いと入居できないこともあり、認知症の人を受け入れてくれるかは、施設によって異なる

※40～64歳で、認知症などの特定疾病と診断された人も対象となる（グループホームは認知症の人のみ対象）

本人に合わない施設を選ばないよう、必ず見学を

認知症の人と離れて暮らしている場合は、本人の家の近くの施設にするのか、家族の家の近くの施設に呼び寄せるのか、といった問題もあります。双方のメリット、デメリットをよく考えて選びましょう（184ページ参照）。

施設のタイプと立地を決めたら、次は、どの施設にするのかを選びます。「どこでもいいから早く決めたい」という気持ちになるかもしれませんが、本人の状態や性格に合わない施設を選んでしまうと、認知症の進行を早めることもありますし、別の施設へ転居するのも大変です。事前にパンフレットやウェブサイトで情報を収集したうえで、必ず見学に行きましょう。ケアマネジャーに相談すれば、候補を挙げてくれたり、見学の予約を代行してくれたりすることもあります。

見学の際には、公開情報ではわからない「雰囲気」や「責任者の思いや熱意」などを確認しましょう。また、家族として、「入居後も積極的に協力する」という姿勢を伝えておけば、施設との信頼関係を築きやすくなります。

紹介業者に依頼する場合は相見積もりを取る

特別養護老人ホームは、初期費用が安く抑えられるため、多くの人が入居待ちしている状態です。早く入居したい場合は、複数の施設に申し込みをしておくのがよいでしょう。

有料老人ホームやサービス付き高齢者向け住宅の場合、紹介業者に依頼するという方法もあります。まずは複数の紹介業者から相見積もりを取りましょう。また、メールで何度もやりとりするよりも、状況や条件をメモにまとめ、電話で相談員に伝えるほうが、希望に沿った施設を紹介してもらいやすくなります。

施設を見学するときのチェック項目

□ 環境
- 交通の便
- 施設の周囲の環境
- 全体の雰囲気

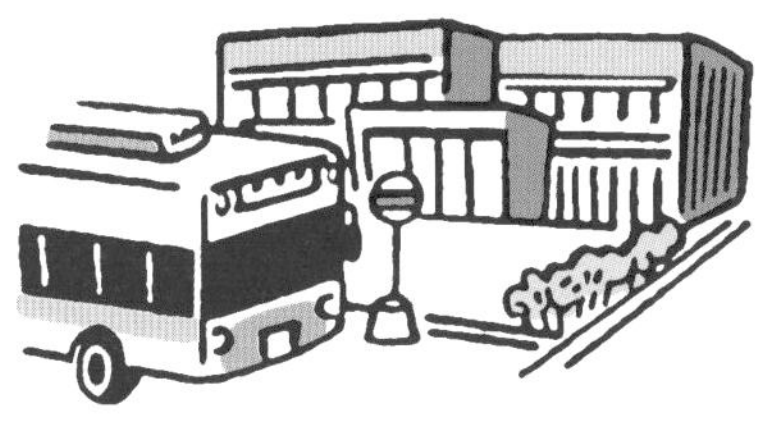

□ 施設内の様子・設備
- 居室、共有スペース、入浴施設など

※それぞれの使いやすさや安全性、清掃が行き届いているか

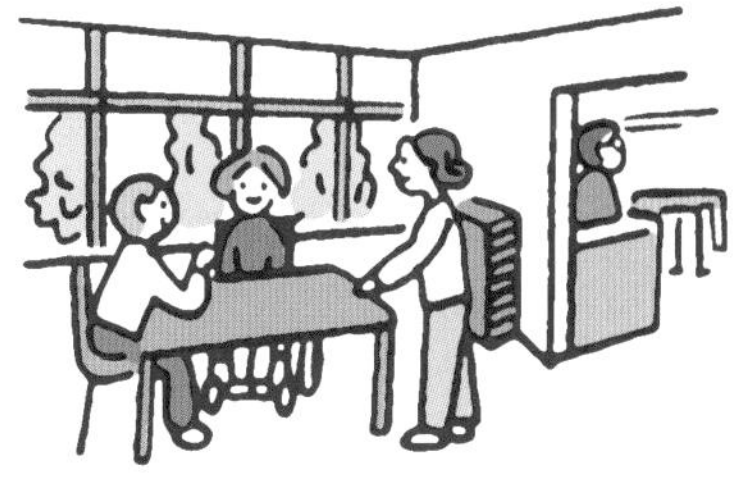

□ 介護サービスの内容
- 健康管理やリハビリの体制
- 認知症ケア
- レクリエーションの種類と実施体制
- 通院時の付き添いの有無

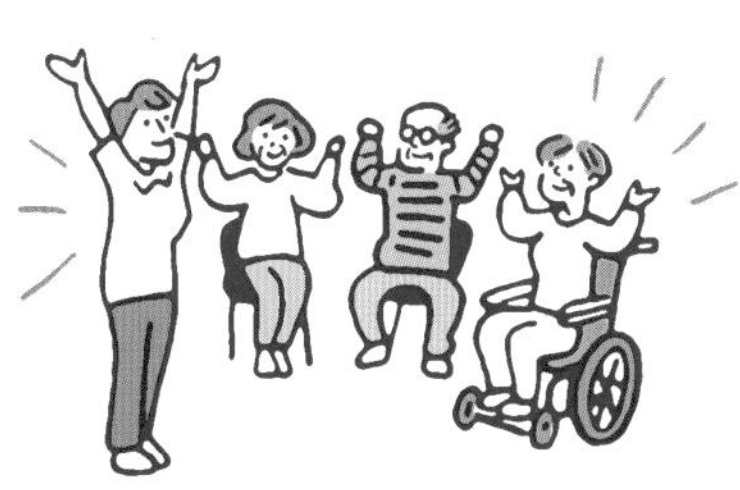

□ スタッフの様子
- 責任者の対応
- スタッフの人数や介護体制
- スタッフの入居者への対応
- スタッフ同士の関係

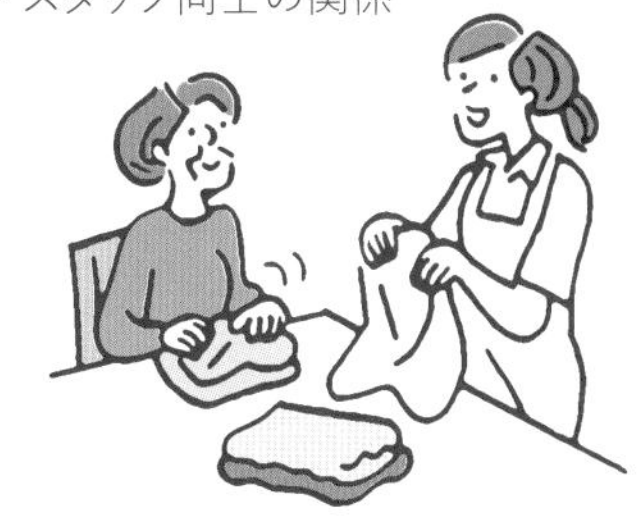

□ その他
- 食事内容
- 面会のルール
- 入居者の雰囲気
- 施設の運営方針
- 医療体制
- 看取りの有無

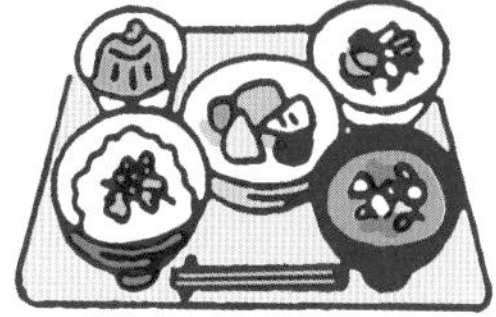

離れて住む家族が認知症になったら？

本人の交友関係や収支、介護の希望などを確認する

離れて暮らす家族が認知症になった場合、「距離」がさまざまな障壁となります。手続きに必要な情報がすぐにわからず、電話をかけても応答しなかったり要領を得なかったりして、もどかしい思いをすることも多いでしょう。緊急時にすぐに駆けつけられないことも、不安材料になります。これらが少しでも解消できるように、初期段階でしっかりと遠距離介護の準備をしておきましょう。

まず、本人の自宅へ足を運んだタイミングで、交友関係や生活パターン、収支状況などを本人に確認しておきましょう。持病や通院の情報や、介護に関する希望なども聞いておきます。

初期に本人に確認しておきたいこと

□ 生活パターンは？
起床・就寝・食事の時間、定期的な外出予定など

□ 経済状況は？
月々の収支や、預金額、そのほかの資産など（介護保険サービスを利用したり、施設に入所したりする際に必要な情報。90ページ参照）

□ 介護に対する希望は？
必要になったときに、デイサービス、入浴介助、家事支援を利用するか、施設入所でもよいか、など

□ 交友関係は？
親戚、友人、ご近所などで親しくしている人（可能なら、その人たちと連絡先を交換しておく）

□ 医療情報は？
過去の病歴、現在の持病、通院している医療機関、服用している薬やサプリメント、体の基本データ（身長、体重、血圧、体温など）

地域包括支援センターに出向き、相談や手続きを済ませる

要介護認定がまだであれば、地域包括支援センターに出向いて相談してみましょう(62ページ参照)。ケアマネジャーが決まったら、遠距離介護を前提としたケアプランを作成してもらうことができます。

同時に、これからお世話になりそうな人や場所に挨拶、相談、お願い、手続きなどもしておけば、その後トラブルがあっても、解決しやすいです。多くの人にかかわってもらうことで、特殊詐欺や迷子の防止にもつながります。

たとえば、民生委員に相談しておくのもひとつの手です。民生委員の仕事は地域住民の相談相手になることで、支援が必要な住民と行政や専門機関をつなぐ役割を担っています。相談したいときは、本人の意向も確認したうえで、市区町村の福祉担当窓口に問い合わせましょう。

早めに相談をしておきたい人や窓口

民生委員

ケアマネジャー

地域包括支援センター

自治体の高齢者福祉担当課

かかりつけ医

近所や親戚

地域の警察（交番）

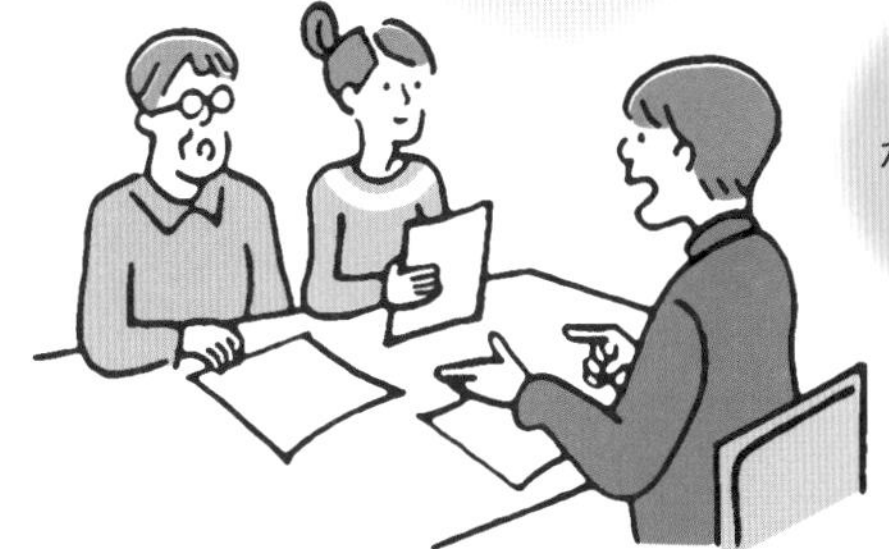

見守りや生活支援サービスを調べて活用しよう

遠距離介護を支援するための、地域独自の公的サービスもあります。たとえば、東京都荒川区では、「配食見守りサービス」という食事の宅配と安否確認をセットにした見守りサービスを、比較的リーズナブルに提供しています。また、多くの自治体で、徘徊する高齢者の現在地を確認できるサービスがあります。

希望するタイプの見守りサービスを自治体が提供していない場合は、民間のサービスを調べてみましょう。「見守りサービス」や、介護保険サービスよりも自由に使える「生活支援サービス」などがあります。たとえば、身元保証のほか、通院の付き添い、入院や入所の支援を行うＮＰＯ法人などがあります。公的サービス以外の地元の民間サービスについても、地域包括支援センターやケアマネジャーが情報をもっているので、相談してみましょう。

遠距離介護のときに負担となる交通費については、航空会社や鉄道会社が介護割引制度などを導入しているので、上手に利用します。

以上のような準備を進めたうえで、本人を含めた家族での話し合いを行います。遠距離介護で問題になりがちな「緊急時のサポート体制」「介護者の帰省交通費を誰が負担するのか」なども、早めに決めておきましょう。

遠距離介護を行う家族のための情報は？

「離れて暮らす親のケアをおこなう子世代の情報支援グループ＆応援団」の「パオッコ」は、1996年に設立、2005年にNPO法人化されました。遠距離介護をしている人たちのために、情報提供や、体験談の紹介、悩みを話し合うサロンの開催などを行っています。

http://paokko.org/

介護保険外の各種サービス

見守り・安否確認サービス

宅配型

食事の宅配サービスとセットで、配達スタッフが、認知症の人の状態を確認するサービス。離れて暮らす家族に、本人の様子を報告してくれる

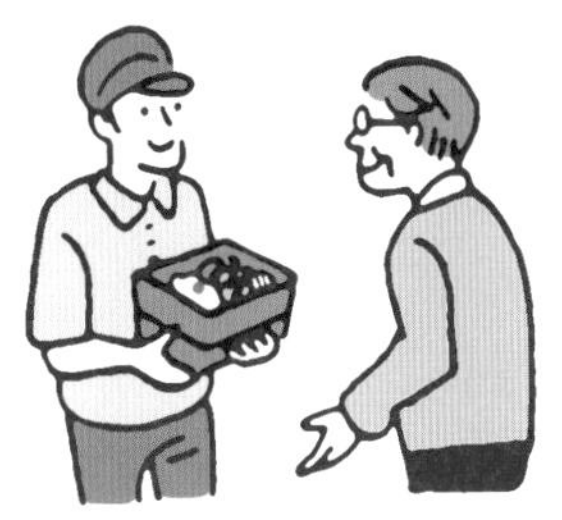

訪問型

スタッフが定期的に認知症の人の家を訪問して、安否確認をするサービス。離れて暮らす家族に、本人の様子を報告してくれる

GPS型

GPS端末を貸し出し、高齢者の行動を見守るサービス。行方不明になったときには、家族の依頼によって現在地を家族に知らせてくれる

センサー型

家に設置するセンサーによって人の動きを感知することで、離れて住む家族が本人の安否を確認できる。異常を感じた際に駆けつけてくれるサービスもある

カメラ型

認知症の人の家にカメラを設置することで、離れて住む家族が、いつでも本人の様子を確認できるサービス。サービス会社も24時間監視を行っており、緊急時には駆けつけてくれる

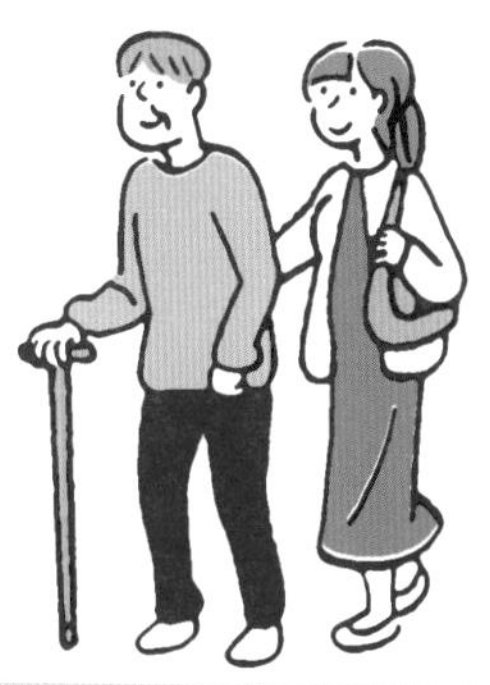

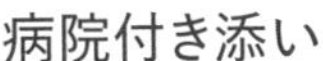

生活支援サービス

病院付き添い

病院へ付き添ったり、医師からの説明を受ける際に同席したりするサービス

家事援助

介護保険が適用されないタイプの家事(同居家族のための炊事や洗濯、掃除など)でも援助してくれる。

市区町村では、地域独自の見守りサービスや生活支援サービスを行っているほか、見守りサービスに必要な費用の助成を行っているところもあります。まずは担当の地域包括支援センターで、どんな公的サービスがあるのかを確認してから、必要に応じて民間サービスの利用を検討しましょう。

便利なサービスが使えるように ネット回線を開通しておく

認知症の人の家にインターネット回線がなければ、早期に開通しておきましょう。ネット環境があれば、見守りカメラを設置して、自宅に居ながら本人の様子を確認できます。また、タブレットなどの初期設定を済ませておけば、ビデオ通話も可能です。これらを導入して、密に連絡をとるようにすれば、様子を見に行く回数を減らせるかもしれません。さらに、認知症の人の家でのリモートワークも可能になります。

ネットを引いたら、スマートリモコンの導入も検討してみましょう。スマホアプリに本人の家の家電を登録することで、家族が自宅から、登録した家電を操作できます。たとえば、「室温が28度以上になったら、エアコンをオンにする」という設定にしておけば、熱中症対策も可能です。

インターネット回線を開設しておこう

認知症の人の見守りのため

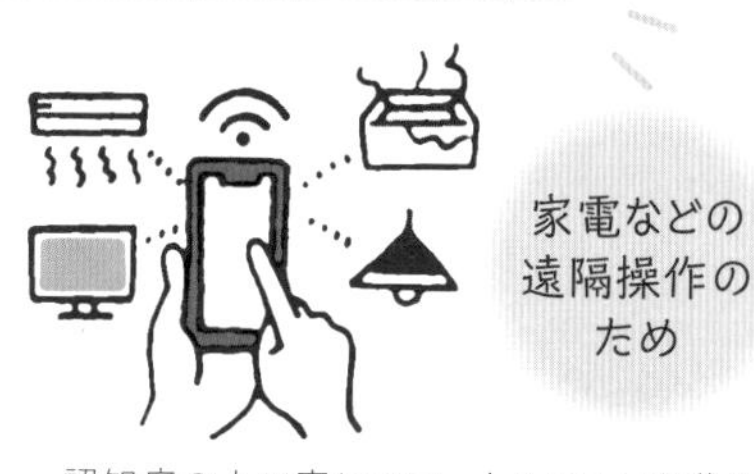

家電などの遠隔操作のため

認知症の人の家にスマートリモコンを導入すれば、離れた場所からでも、家電の操作ができます(スマートリモコン対応機種にかぎる)

ビデオ通話のため

ネット通販のトラブルやネット詐欺に巻きこまれないよう、本人が使うスマートフォンやタブレット端末のセキュリティアプリの導入やアクセス制限の設定などの対策も忘れずに

自身のリモートワークのため

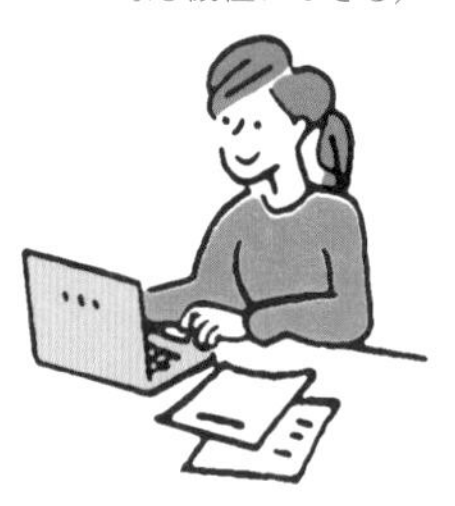

3章

介護を楽にする家族の向き合い方・接し方

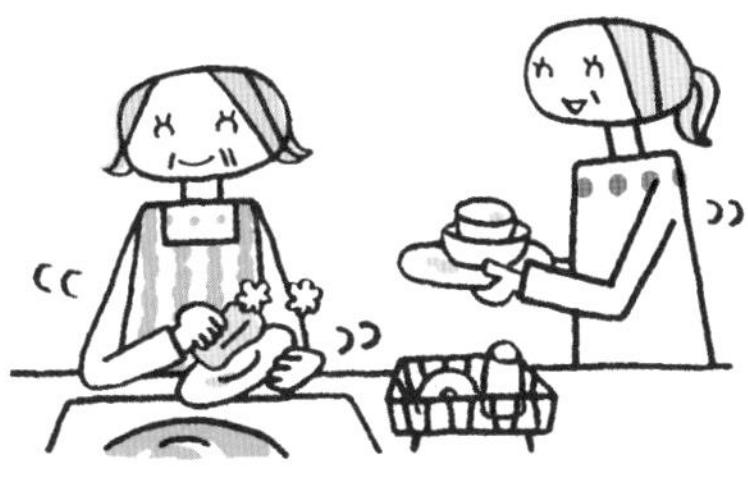

認知症の受け止め方・受け入れ方

認知症を受け入れるには時間も必要

認知症は「治療できない」「人が変わってしまう」といったネガティブなイメージをもたれてしまうことの多い病気です。そのため、家族が認知症になったとき、そのことを自然に受け入れられる人は少ないでしょう。一般的に、介護する家族が認知症を受け入れるまでには、下の図のように4つの心理ステップがあるといわれます。

はじめは、将来への不安や介護の負担なども重なって、認知症の人の言動にネガティブな感情をもつこともあるでしょう。けれども、そのことで自分を責める必要はありません。本人だけではなく家族も、認知症を理解し、受け入れ

家族がたどる心の変化

Step1

とまどい・否定

家族の認知症の症状に気づき、今までできたことができなくなっていくことに対してとまどったり、「何かの間違いだ」と現実を否定したりする。

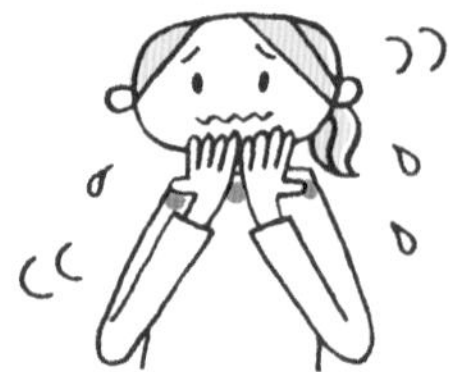

Step2

混乱・怒り・拒絶

認知症によって起こる言動に対して、「どうしてこんなことに」と混乱する。怒りや拒絶の気持ちから、本人にきつく当たってしまうこともある。

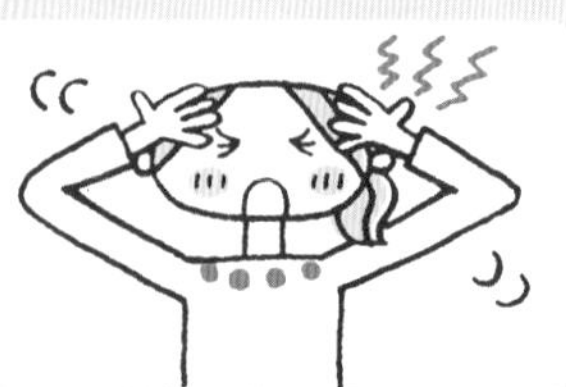

るにはある程度の時間が必要です。

できないこと＝恥ずかしいことという認識は改める

そうはいっても、とまどいや怒りの感情を本人にぶつけてしまうのは避けなければなりません。精神的な支えを得るためにも、医師やケアマネジャーと相談しながら、介護保険サービスや地域の支援を上手に利用しましょう。

同時に、認知症について正しい知識をもつことが大切。認知症の症状やその原因、経過がわかれば、慌てずに対応できます。認知症で苦手が増えるのは恥ずかしいことではありません。その状態をありのまま受け止め、必要な援助をすればよいのです。それは、骨折して歩けなくなった人に、杖や車いすを用意したり、環境をバリアフリー化したりするのと同じことです。

家族にとってつらいStep 1・Step 2から、できるだけ早く気持ちを切り替えるには、認知症について正しい知識をもつことが大切です

Step3

あきらめ、または割りきり

認知症の人と向き合ううちに、病気に対する知識や介護の経験が増えて、「病気や加齢の症状にあらがってもしょうがない」という気持ちになる。

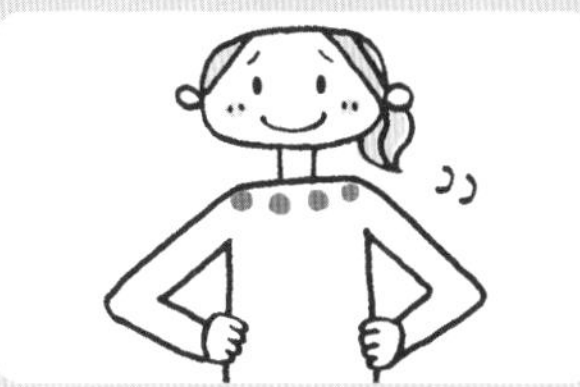

Step4

受容

認知症への理解が深まり、本人の状態をありのまま受け入れられるようになる。本人の残された能力にも目が向いて、前向きに暮らせるようになる。

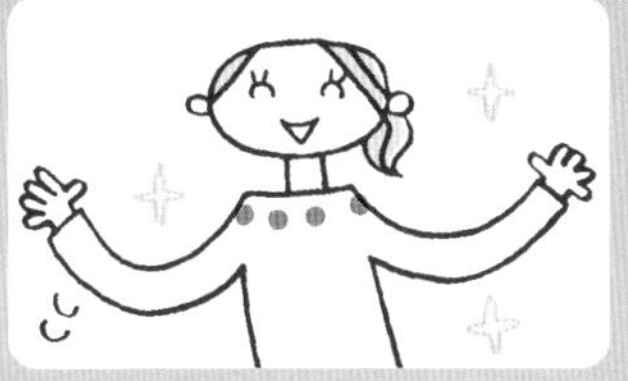

出典／公共社団法人　認知症の人と家族の会　杉山 孝博「介護者のたどる4つの心理的ステップ」

病気だけに注目せず、ひとりの人間として接して

認知症について正しく理解することは重要ですが、病気ばかりに注目するのは危険です。気づかないうちに、「認知症患者」として接するようになってしまうことがあるからです。

認知症と診断されたからといって、その人の人格が急に変わってしまうわけではありませんし、夫婦や親子といった家族の関係性も変わりません。ところが、認知症の人を見る家族の目は変わってしまうことがあります。突然、「これは危ない」「あれはやっちゃだめ」と行動を管理して、単なる病人として扱ってしまうことが多いのです。こういった変化に、本人は大きなショックを受けます。1章でも述べた通り、認知症になっても感情は残るからです。

認知症になった本人も、家族以上に焦りや不安を感じています。少しでも安心してもらえるように、本人に対してこれまでと同じように接することを心がけてほしいものです。暴言を吐くなど、今までと違う姿を目の当たりにしてつらくなったときは、少し距離を置いて、心を落ち着かせましょう。

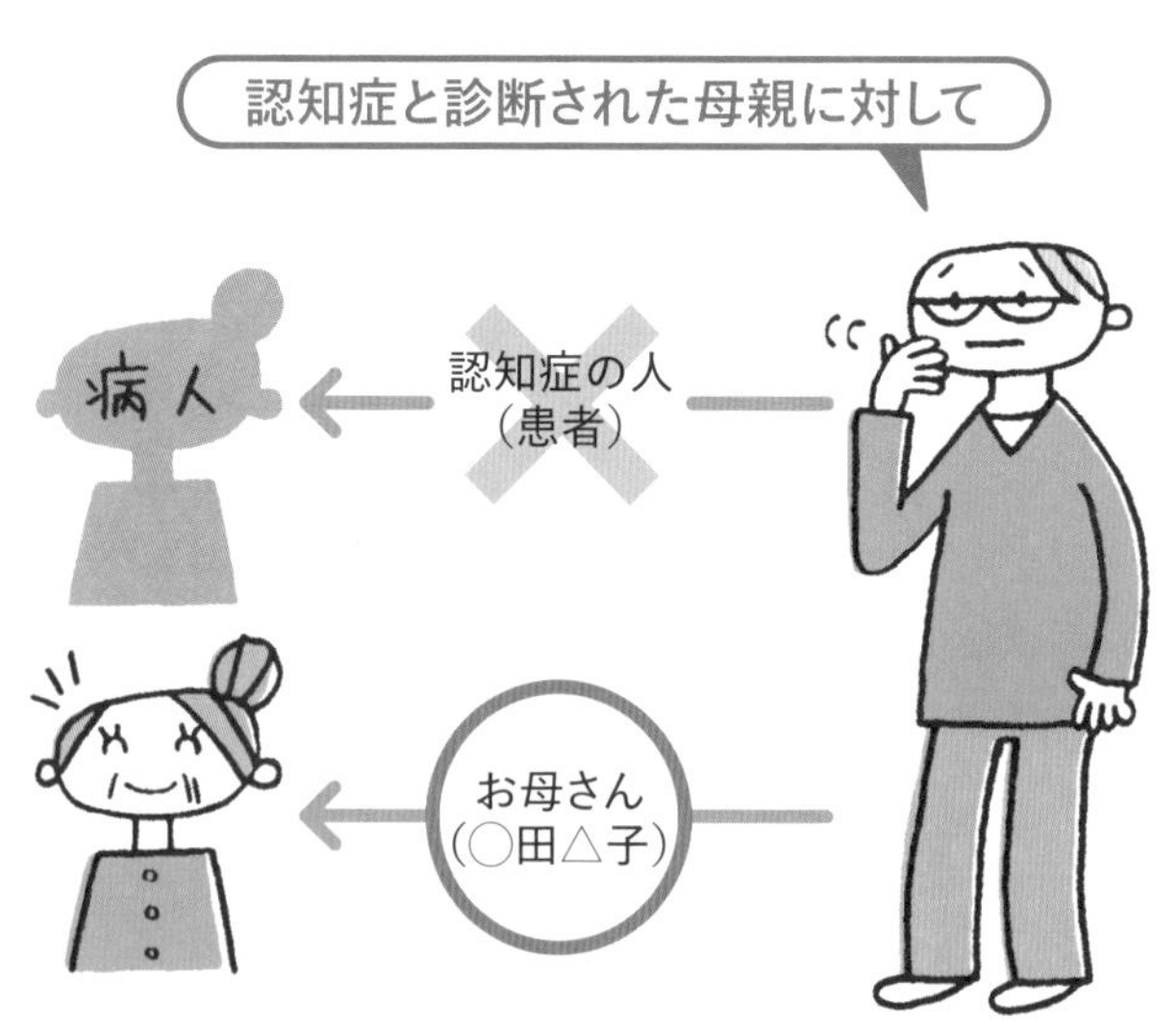

認知症になっても、今までと変わらない家族として接することが大切。

認知症に関する初の法律「認知症基本法」

　認知症に関する国や自治体の取り組みを定めた「認知症基本法」が、2023年6月に成立しました。この法律は、認知症の人が尊厳を保ちながら、希望をもって暮らし続けられる社会を目指して作られたものです。この中で、国や地方自治体には、認知症にかかわる法律や制度を作り、実施することが義務付けられました（都道府県・市区町村は努力義務）。またその際、政府は、認知症の人や家族などで構成される関係者会議を設けて、意見を聞くことが必要だとされています。

　そのうえで、今後行うべき認知症に対する取り組みとして、認知症の人への国民の理解の増進、認知症の人が社会活動に参加する機会の確保、相談体制の整備などが掲げられています。

法律で定められた認知症に対する取り組みの例

・国民が、認知症の人に関する理解を深めるための取り組み
・認知症の人の生活におけるバリアフリー化の推進
・認知症の人の社会参加の機会の確保
・認知症の人の意思決定の支援と権利利益の保護
・保健医療サービスや福祉サービスの提供体制の整備
・認知症の人や家族が相談できる場所や人の整備
・認知症に関する研究などの推進
・認知症予防にかかわる取り組み

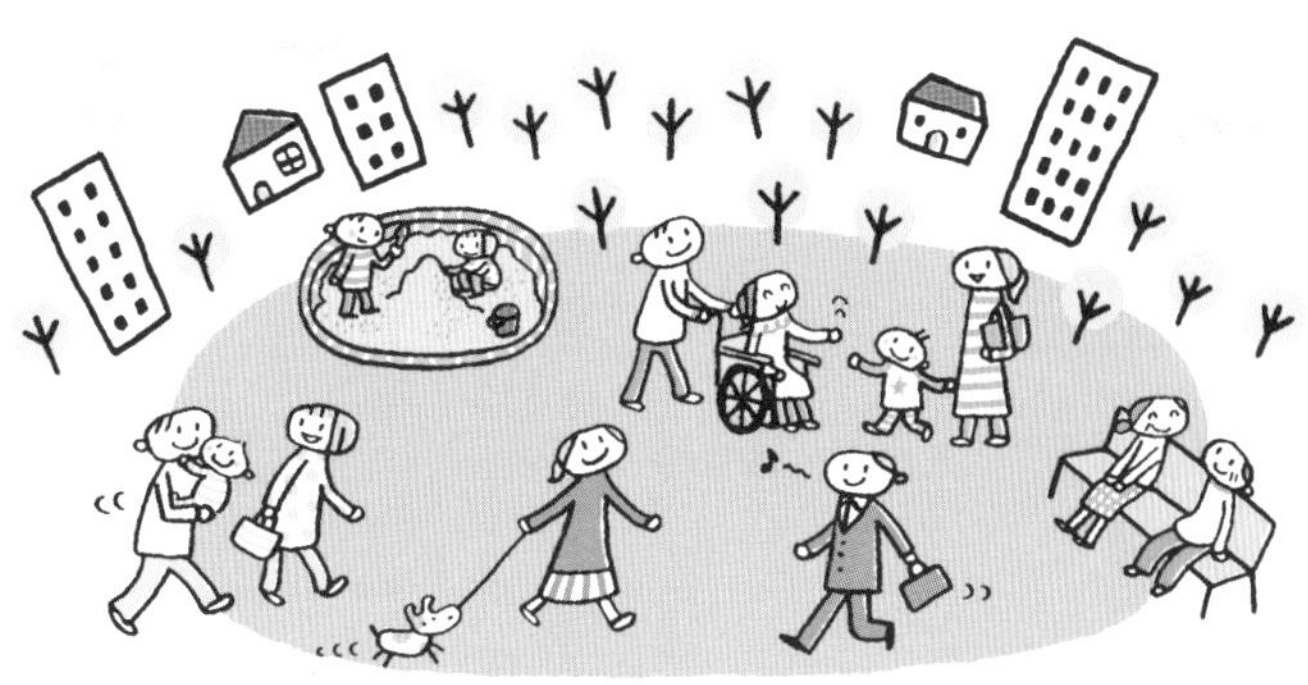

「面倒な症状」には理由がある

心理状態が大きく影響する周辺症状の発症

認知症の人の症状で家族を困らせるのは、もの忘れなどの中核症状よりも、周辺症状（BPSD／19ページ参照）だといわれます。周辺症状とは1章でも述べた通り、中核症状がもとになって起こる心の症状や問題行動です。今まで穏やかだった人が、突然、ちょっとしたことで大きな声を出すようになったり、見えないものを「見える」と言ったりするので、家族は混乱してしまい、対応に追われて疲弊しやすくなるのです。周辺症状が悪化すると、自宅での生活が難しくなり、入院や施設利用が必要になることもあります。

しかし周辺症状は、認知症の人すべてに、同じように起こるわけではありません。本人の気持ちや周囲の環境が影響して発症したり、ひどくなったりするからです。

たとえば、認知症の初期から見られる周辺症状に、「夫や妻が浮気をしている」と思いこむ妄想の症状があります。これは、認知症の影響によって思い通りにいかないことが増えて、「自分だけ取り残されている」「見捨てられるかもしれない」という孤独感や不安が大きくなって起こると考えられています。そのため、周囲の人が本人の話をよく聞かずに冷たくあしらったり、否定して怒ったりすると、症状はさらに悪化することになります。妄想に限らず、周辺症状が起こる背景には、その人なりの理由があり、そこには周りの人の対応も大きく関係していることが多いのです。

周辺症状の裏に隠された原因

暴言・暴力の原因の例

本人から見ると

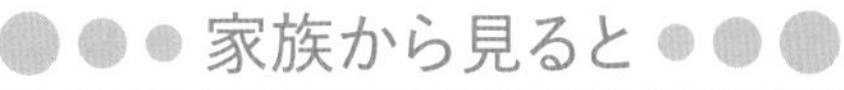

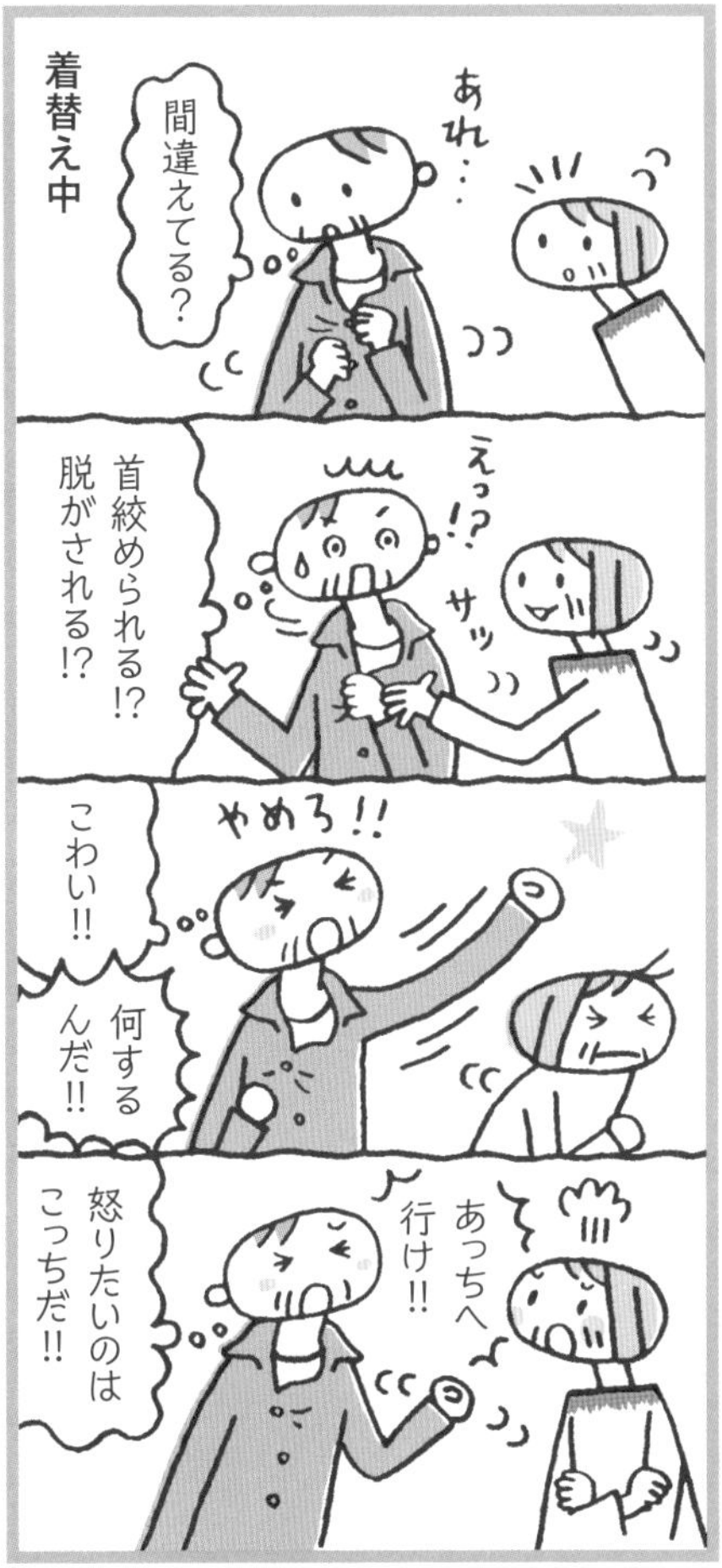

着替え中
間違えてる?
あれ…
首絞められる!? 脱がされる!?
えっ!?
サッ
こわい!!
やめろ!!
何するんだ!!
怒りたいのはこっちだ!!
あっちへ行け!!

ボタンに手間どってる……
私がやりましょうか?
何するんだ!!
やめろ!!
えっ
急にどうしたの?
こわい…
あっちへ行け!!

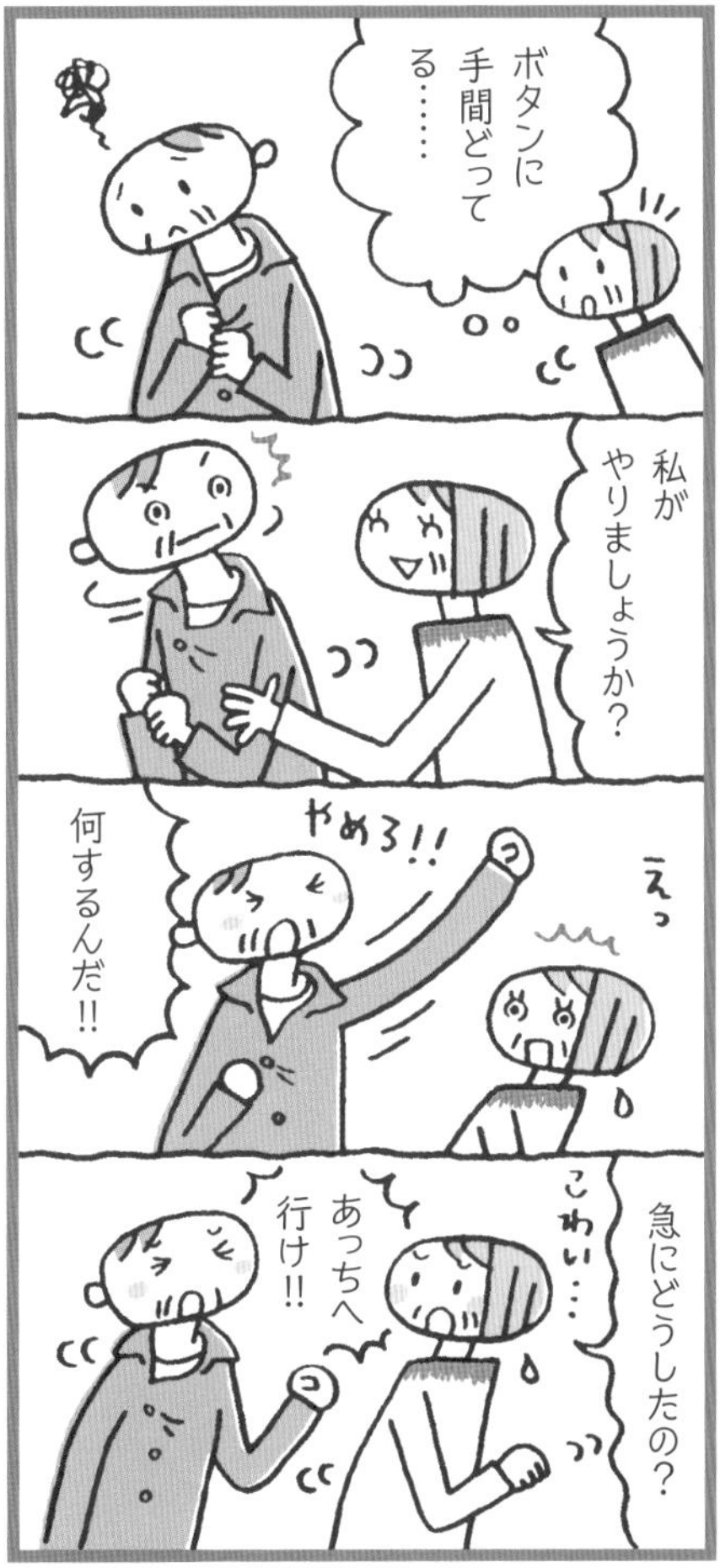

家族には何の理由もなく、突然怒り出したように見えても、実は本人なりの理由があります。周辺症状が起こるのにはそれぞれ理由があり、そこには周りの人の言動が関係していることが少なくありません。

周辺症状の悪化につながる間違った対応

認知症の症状によって自分の衰えを感じている人たちは、日ごろから不安や焦りを抱えています。そのため、周囲のちょっとした言動や表情の変化などによって深く傷ついてしまいやすく、それが周辺症状の悪化につながることがあります。

やってしまいがちなのが、間違いを指摘したり、否定したりすること。何度も同じことを聞かれたとき、「さっきも言ったでしょ!」と言いたくなる気持ちもわかります。けれども本人は聞いたこと自体を覚えていない場合が多いため、理由もなく注意されているようなものです。しかも、「怒られた」「否定された」という嫌な感情だけは残ります。こういったことが重なると、怒りっぽくなったり、妄想が増えたりして、周辺症状が悪化する可能性があるのです。

また、病状を知りたいがために、できるかどうかを試すような言動もNGです。たとえば、「今日は何月何日かわかる?」「いくらになるか計算してみて」などと、認知症の人の能力をチェックしようとする人がいます。テストのように答えづらい質問を繰り返しされるのは、本人にとっては屈辱的なことで、プライドが傷つけられます。能力を確認したところで、よいことは何もないのでやめましょう。

同じように、認知機能の訓練のためにと無理やり脳トレや運動をさせるのも、逆効果。本人ががんばってもできないことや、やりたくないことを無理やりやらせても、精神的なストレスになるだけです。病状をよくするどころか、かえって周辺症状をひどくすることもあります。

そのほか、「何もわからないから」と存在を無視するような態度をとったり、「危ないから」と行動を制限したりするのも、本人の自尊心を傷つけるので控えましょう。

周辺症状を悪化させるNG対応

注意する・否定する

「さっきも言ったでしょ！」
「また間違えてる！」
「そんなことやっちゃだめ！」

などと間違いや失敗を注意したり、強く否定したりする

できるかどうかを試す

「今日、何月何日かわかる？」
「この文章の意味、わかる？」
「いくらか計算してみて」
「あの人の名前を言ってみて」

などと、認知症の人の能力を試すようなことをする

無理やりやらせる

「認知症の進行を予防するために」
「健康のために」

などと、脳トレや運動、食事療法などを本人の意思と関係なくやらせる

行動を制限する

「何もできないから」

と、できることまで取り上げて、全部やってあげたり、

「迷子になるかも」「危ないから」

と、外出を制限したりする

のけ者にする

「どうせ言ってもわからないから」

と、家族の会話に参加させなかったり、本人の意見を聞かずにものごとを決めたりする

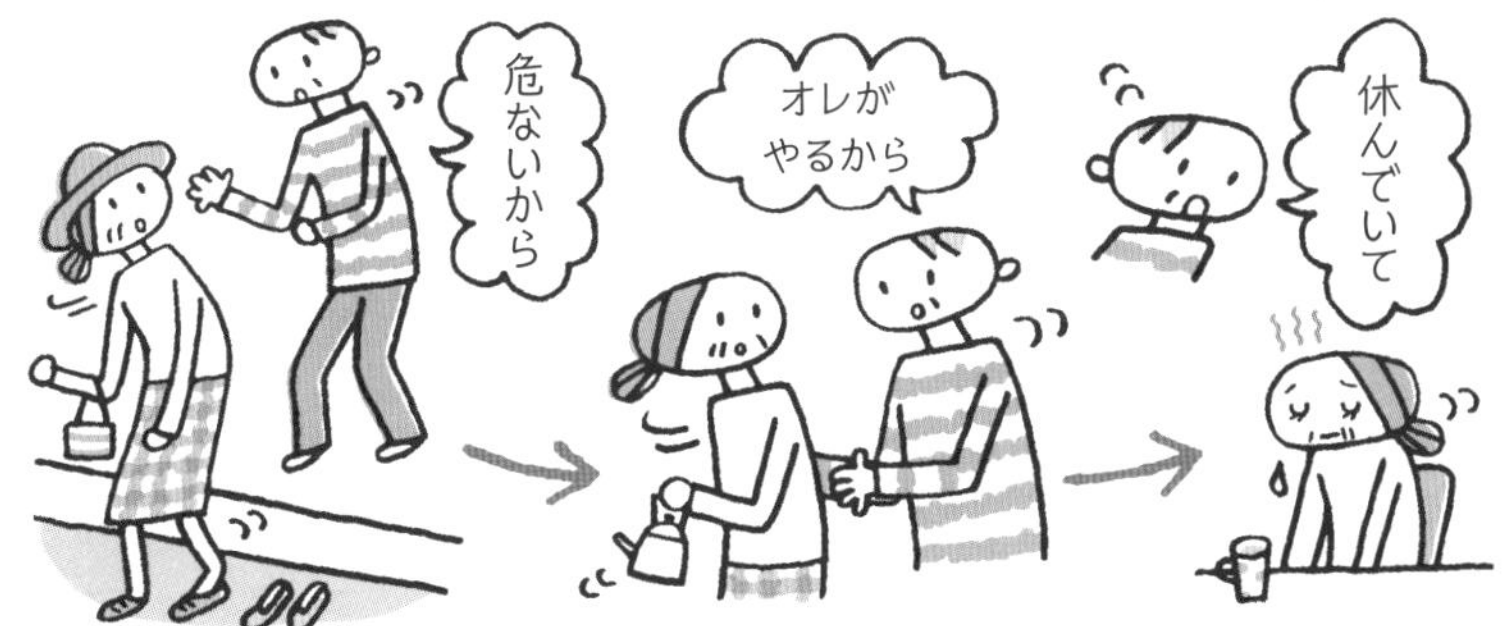

家族からすれば悪気のない、本人のためを思っての言動でも、本人の自尊心を傷つけてしまうことがあります。その結果、不安や悲しみ、怒りなどの気持ちが大きくなると、周辺症状の悪化につながります。

家族の対応で変わる認知症の症状

症状の裏にある気持ちに目を向けよう

　前の項目で触れた通り、認知症の周辺症状は、周りの人の言動がひとつのきっかけとなって発症したり、悪化したりします。つまり反対に、介護する家族がその人に合った対応やケアができれば、症状を軽くできるということです。

　そのためにはまず、本人の気持ちに目を向けることが大切です。家族から見れば不可解な言動であっても、「なぜ、そんなことをするのか（言うのか）」、理由を探ってみるのです。反射的に嫌な顔をしたり、叱ったりすると、本人は「怒られた」「拒否された」と感じ、嫌な感情が残ってしまうので注意を。

　特に家族を困らせる周辺症状のひとつ、「介護拒否」が起こったときを例に考えてみましょう。たとえば、お風呂に入るよう促したり、介助しようとしたりしても、どうしても入ってくれないときは、何もかもが億劫になっているのかもしれませんし、人前で裸になるのが恥ずかしいのかもしれません。あるいは、「お風呂の入り方がわからなくて」「体が思うように動かなくて、髪の毛や体をうまく洗えないから」という理由の人もいます。以上のように、精神的な理由、身体的な理由、認知機能の低下による理由など、さまざまなことが考えられるので、本人の立場になって想像してみましょう。

　また本当の理由を言ってくれるとは限りませんが、直接、本人の言い分を聞いてみることも大切です。話を聞いてもらうだけで気持ちが落ち着く人もいます。

介護拒否の理由を考えてみよう

入浴を嫌がるとき

本人に理由を聞いてみる

本人の気持ちが落ち着いたときに話を聞いてみます。責められていると感じないよう、言い方や表情には配慮しましょう。はっきりとした理由を聞けなくても、相手の気持ちに寄り添ってあげることが大切です。

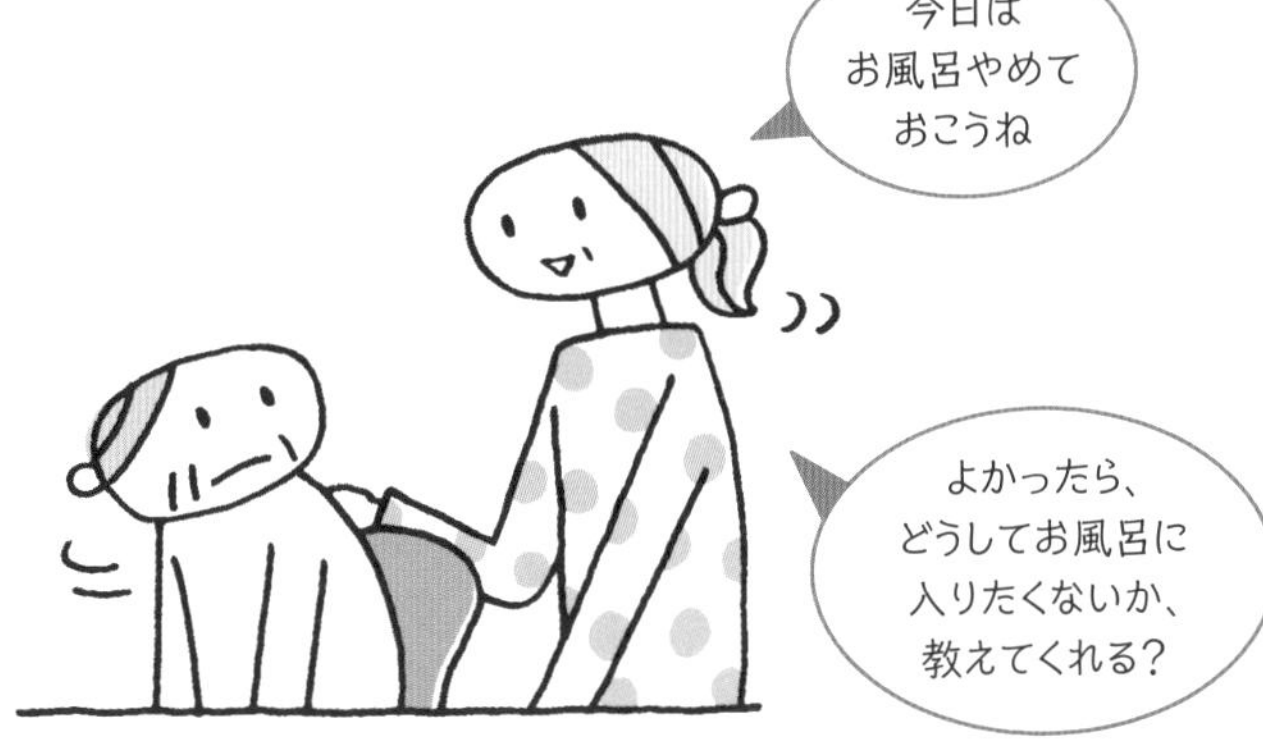

今日は
お風呂やめて
おこうね
よかったら、
どうしてお風呂に
入りたくないか、
教えてくれる?

相手の気持ちになって考えてみる

なにごとも
億劫になっている?
お風呂の入り方が
わからない?
身体機能に
問題があって、
体が洗えない?
人前で裸になるのが
恥ずかしい?
入浴の意味自体が
わかっていない?

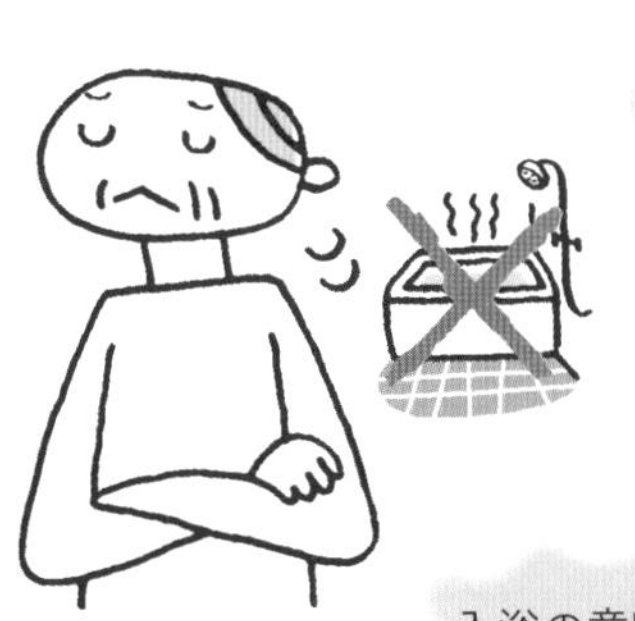

嫌がる理由がわかれば、その人に合わせた適切な対応ができるので、入浴拒否の症状を改善できる

安心感を与えられる環境作りを

周辺症状がひどくなる前に、日ごろから認知症の人が穏やかに過ごせるような接し方を心がけることも大切です。自尊心を保ちながら、安心して生活ができるような受け答えを心がけます。間違いや失敗があっても「大丈夫だよ」「私もよく失敗するよ」と受け止めて、安心させてあげましょう。「出かける予定はいつか」「薬を飲んだか」などと何度も同じことを聞いてくるときには、「私が覚えているから」とやさしく伝えるのも効果的。「忘れても大丈夫なんだ」と思えると、本人はほっとします。

また、家にいるのに「家に帰りたい」と言ったり、幻覚があったりして、現実にそぐわない発言があったときは、否定すると混乱して、症状が悪化します。認知症の人の心の安定のために、話を合わせて会話をすることが大切です。

認知症の人の世界に合わせた接し方を

そこにないものが「見える」というとき

いない
薬をまいたから
大丈夫だよ
散歩でも
行こうか
あそこに虫が
たくさんいる!!

家にいるのに「帰りたい」というとき

じゃあ、
お茶だけでも
飲んでいって
家に
帰ります
あら
そう?

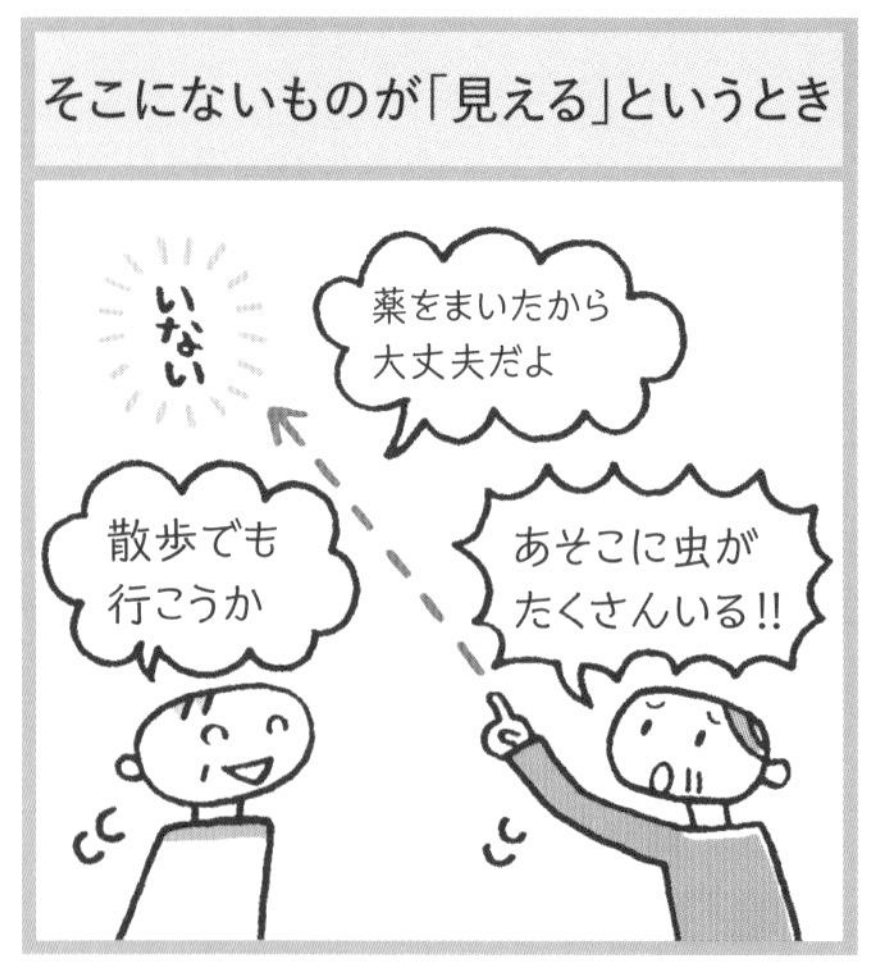

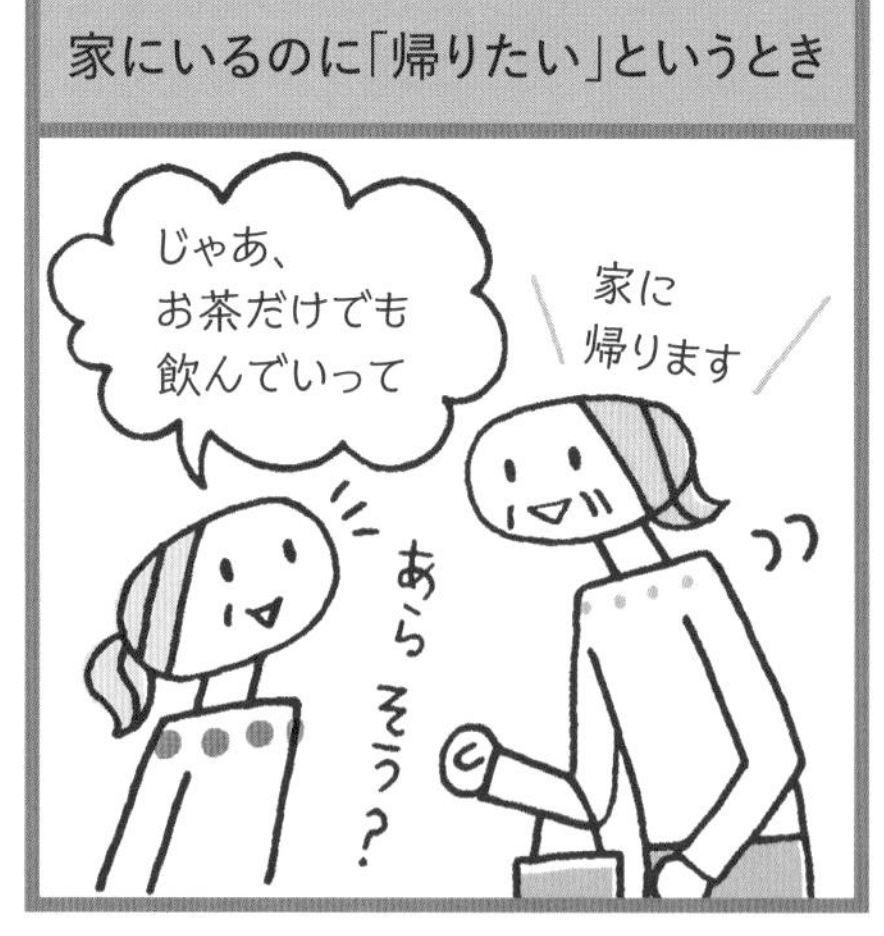

家族が笑顔なら認知症の人も笑顔に

認知症の人の心理状態は、介護する人の心の映し鏡だといわれます。家族がイライラや不安な気持ちをぶつけると、認知症の人もイライラしたり、不安になったりしてしまいます。ただでさえ気持ちが不安定になっているため、家族の言葉や表情に影響を受けやすいのです。逆にいえば、認知症の人に気持ちよく過ごしてもらうには、家族が笑顔で、機嫌よく接することが大切といえます。

毎日の介護でストレスや疲労がたまっている家族にしてみれば、いつも機嫌よくと言われても、「なぜ自分ばかり」と思う気持ちもわかります。けれども、家族の対応によって周辺症状が改善すれば、介護の負担を軽くすることにつながります。自分たちのためにも、笑顔での介護を心がけましょう。

認知症の人は家族を映す鏡

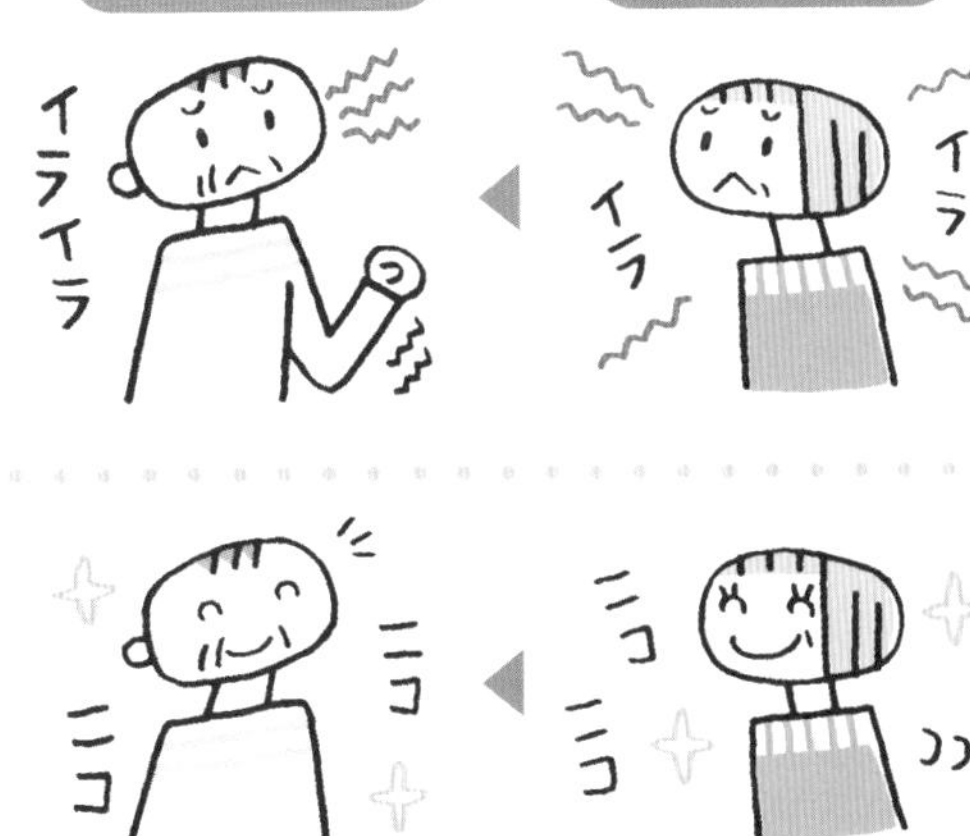

認知症の人が穏やかに暮らせるように、できるだけ機嫌よく接することを心がけましょう。

家族が笑顔なら本人も笑顔に

できること・やりたいことを奪わない

すべてやってあげることが介護ではない

認知症になれば、苦手なことが増えて、周りの人のサポートが必要になりますが、何でもやってあげればよいというわけではありません。できることまで取り上げてしまったら、今ある能力が衰えてしまいます。また、「病気だから」「危ないから」と、できること・やりたいことを取り上げてしまうと、認知症の人の自尊心を深く傷つけることになるでしょう。

認知症と診断されても、できることはたくさんあります。能力を維持するためにも、今までやっていた家事や習慣は、できる限り続けてもらうことが大切。新たに、簡単な仕事をお願いして手伝ってもらうのもよいでしょう。

できないところだけをサポート。「ありがとう」の言葉も忘れずに

家族は、本人ができないところだけをサポートします。たとえば「洗濯」には、洗濯機に洗濯物と分量の洗剤を入れる→洗濯機を操作する→洗濯物をハンガーにかける・干す→洗濯物を取りこむ・たたむといった工程があります。その中で、できること、できないことを見極めて、「重いから私が干すね」「洗濯物をたたむのはお願いね」などと、その人に合わせて役割分担をしましょう。

また、やってくれたことに対しては「ありがとう」「いつも助かるよ」と、感謝の気持ちを言葉で伝えるよう心がけて。それが本人の前向きな気持ちや安心感につながります。

やりすぎない介助を心がけよう

料理をする場合の例

認知症の人は日によってできること、できないことが変わることも多いので、臨機応変に役割分担を。

リストを見ながら買い物

認知症の人は、ものごとを順序立てて、段取りよく実行することが苦手です。冷蔵庫にある食材を確認して献立を考えたり、必要な食材をリストアップしたりする作業は、家族が担当します。買い物にはできれば家族が付き添いましょう。

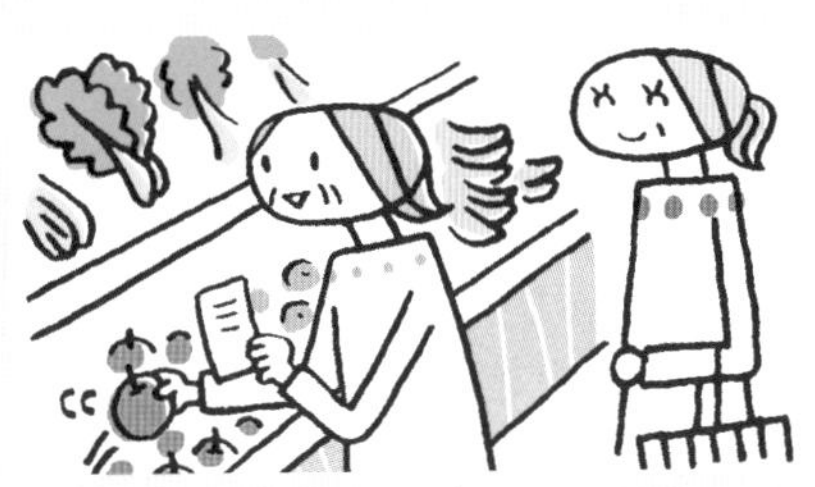

食材の下ごしらえ

手順を考えながら調理するのは苦手な人が多いですが、皮をむく、切る、混ぜる、焼くといった一つ一つの工程は、体が覚えていることも多いです。家族が「次は○○を切って」と声をかけながら、できるところだけをやってもらいましょう。

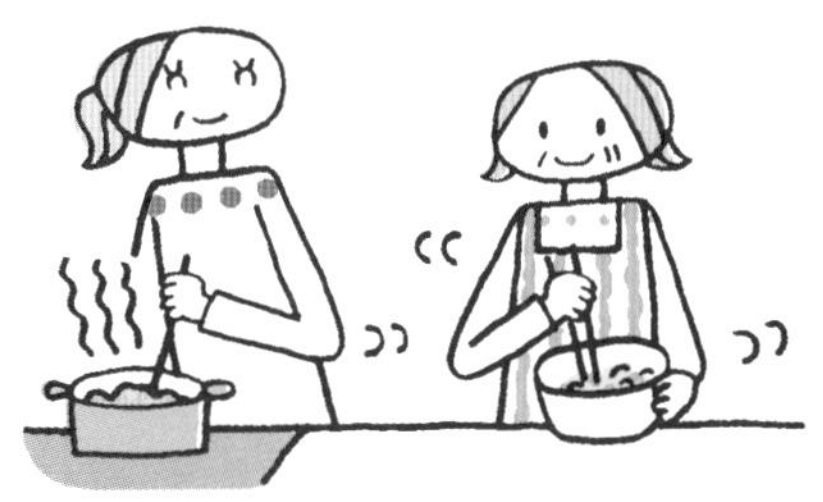

盛り付け・後片づけ

料理が苦手でも、ご飯をよそう、盛り付ける、お箸を並べる、食器を洗うといったことはできる人もいます。食器を用意したり、食器を流しに運んだりするのは家族が手伝ってあげましょう。

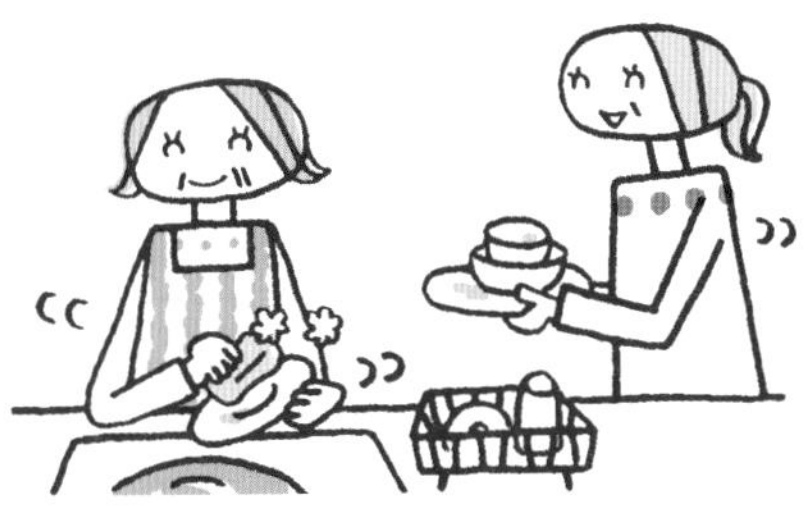

「うまくできない」のは認知症のせいだけじゃない

本当に認知症の悪化？体調不良の影響かも

認知症と体の状態には密接な関係があります。「いつもできることができない」「声をかけても反応が鈍（にぶ）くて、元気がない」など、認知症が悪化したように見えるとき、実は体の不調が原因となっている場合があります。

たとえば、水分が十分にとれずに脱水状態になると、意識がぼんやりしたり、日付や場所がわからなくなったりして、認知症に似た症状が出ることがあります。また、「会話が減った」「話が通じないことが増えた」といった症状の裏に、聴力の低下が見つかることもあります。理解力や判断力などの認知機能の低下は、体の不調でも起こりうるのです。

認知症が影響してそのほかの病気が悪化することも

反対に、認知症によって、体調不良が引き起こされることもあります。たとえば、記憶障害や判断力の低下などによって医師の指示通りに薬が飲めなかったり、食事や運動などの生活習慣が乱れたことで、持病が悪化してしまったりするケースがよく見られます。

また、認知症や加齢によって体調の変化や痛みを感じにくくなりますし、具合が悪くても言葉でうまく説明できなくなることがあります。その結果、知らないうちにケガや病気が悪化するリスクもあるのです。近くにいる家族は、日ごろから本人の体調に気を配り、ちょっとした変化も見逃さないように心がけましょう。

症状の悪化につながる体の不調の例

耳の不調

難聴は認知症の発症と関係があるといわれていて、理解力や注意力などの認知機能を低下させる原因になります。会話がうまく続かなくて、人とのかかわりが億劫になることも。

目の不調

よく見えないことで、何もやりたがらなくなったり、失敗が増えたりします。外出が面倒になって引きこもりがちになる人も。白内障や緑内障などの病気が原因の場合もあります。

口の中の不調

虫歯や歯周病、入れ歯の調子が悪いなどの原因があると、食べにくくて食欲がなくなったり、話しづらくて会話がなくなったりすることがあります。定期検診と毎日のケアが大切です。

生活習慣病

高血圧や糖尿病などの生活習慣病が認知症の発症や悪化に関係しているといわれています。本人に持病がある場合は、周囲の人が服薬や生活習慣の管理に気を配りましょう。

脱水

脱水症になると認知症と似た症状があらわれます。高齢になるとのどの渇きを感じにくくなったり、少食になって食事からとれる水分量が減ったりするので要注意。時間を決めて水分補給してもらうための工夫を。

便秘

高齢になると誰でも便秘になりやすいのですが、認知症があると、その症状をうまく伝えられない人もいます。ケアせずに放置されることで、おなかの不快感からイライラする人や、気持ちが沈みがちになる人も。

薬の影響

薬の作用で認知症の症状が悪化することも。たとえば、高血圧や頻尿・失禁などに使われる抗コリン薬の長期服用や、糖尿病の薬で低血糖になることで、認知症と似た症状が出ることがあります。

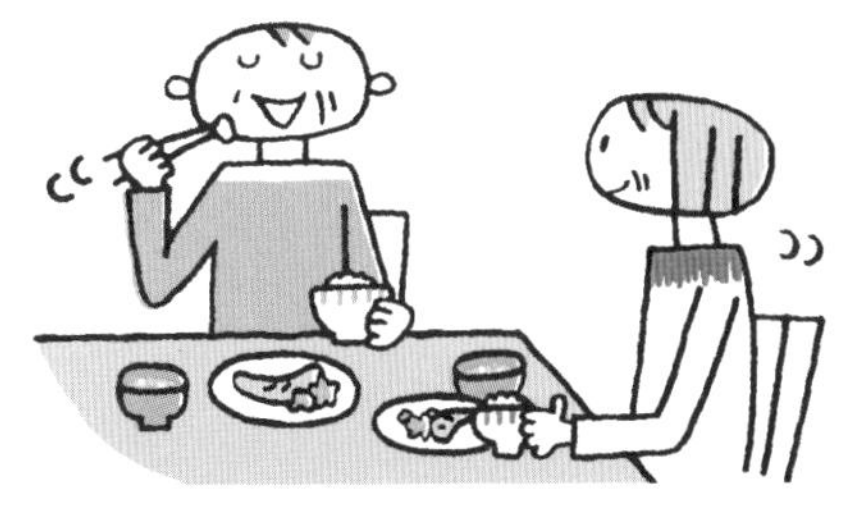

介護疲れをためこまないために……

心身の疲れがたまる前に早めに気づいて解消を

　認知症の介護は終わりが見えないため、疲労やストレスを抱えやすくなります。そのため、無理をすれば心のバランスを崩し、介護うつになることもあります。気分が落ちこむ、眠れない、食欲がないといった症状が2週間以上続いているときは要注意です。かかりつけ医や心療内科医に相談してみましょう。

　介護うつを予防するには、心身の疲れがたまってしまう前に気づいて、上手に解消する必要があります。ところが、介護は毎日のことですから、本人は自分の疲れに無自覚な場合も少なくありません。介護疲れのサインを見逃さないようにしましょう。

介護疲れセルフチェック

1つでも当てはまったら、疲労回復やストレスの解消を心がけましょう。

- □ 食欲がない、または食べすぎてしまう
- □ 寝つきが悪い、夜中に目が覚める
- □ 原因不明の体調不良が続く
- □ 好きなことなのにやる気にならない
- □ 人と会うのが億劫に感じる
- □ ささいなことでイライラする、または泣いてしまう
- □ 自信がなくなり、ネガティブな思考になった
- □ やるべきことがテキパキできない
- □ ミスが増えて、自分を責めることが多くなった
- □ 介護について相談する人がいない

必ず確保したい睡眠時間と息抜きの時間

介護疲れを解消するには、まず、睡眠時間を確保することが重要。十分に眠れないと体も心も疲弊します。状況によっては、週末だけほかの人に介護を代わってもらったり、ショートステイを利用したりすることも考えましょう。

そのうえで、介護から離れられる自由時間を作って息抜きをすることが、介護する人の心や体を守ります。隙間時間でもできるような自分なりのリフレッシュ法を見つけておくことが大切です。「自分の時間がとれない」という人は、ケアプランの見直しが必要かもしれません。ケアマネジャーに相談してみましょう。どうやってもストレスや疲れがたまってしまうならば、施設へ入居してもらうことも含めて検討を。自分を大切にすることが、笑顔の介護につながり、それが介護される人のためにもなります。

自分なりのリフレッシュ法を見つけよう

音楽を聴きながら散歩する

推しのYouTubeを見る

大声で歌う

何もしないでぼーっとする

マニキュアを塗る

気の合う人と出かける

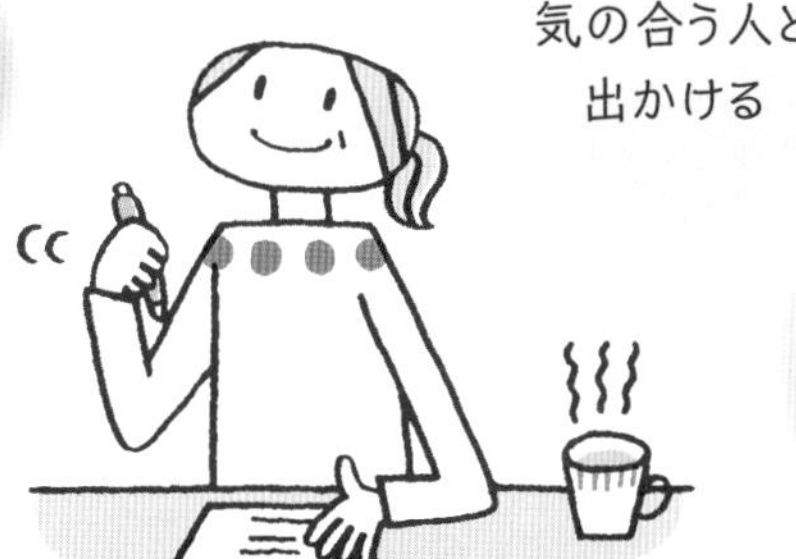

認知症カフェ（129ページ参照）でおしゃべりする

人によって息抜きになることは違います。自分は何をすると気分が晴れるか、心が元気になるかを考えて、自分なりのリフレッシュ方法をリストアップしておくとよいでしょう。

人とのつながりを大切にしよう

信頼できる人には伝えておきたい認知症のこと

家族が認知症になった場合に、そのことを「誰に、どこまで伝えるか」というのは難しい問題です。家族以外には隠しておきたい気持ちもあるかもしれませんが、すべての人に秘密にしようと思うと、苦しいものです。

信頼できる友人や知人には、事情を伝えておくのがいいでしょう。愚痴を聞いてもらえるだけで気持ちが楽になることもあります。また、ご近所の人には、「認知症」という言葉を出さずに、「迷子のおそれがあるので、気がついたときは声をかけてもらえますか」といったお願いの仕方もあります。周囲の人に伝えておいたほうが、いざというとき頼りやすくなります。

「誰に、どこまで伝えるか」考えよう

町内会長さんには、すべて話しておこう

お隣のBさんには、見守りと声かけだけをお願いしよう

お母さんの友人のDさんには、体調が悪いことだけ話しておこう

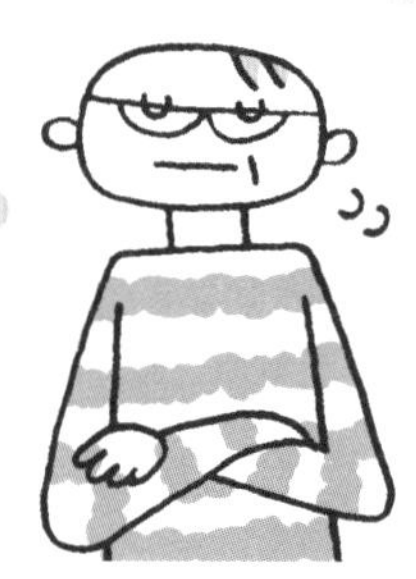

親戚のAさんにはすべて話しておこう

自分の友だちにはすべて伝えて、愚痴を聞いてもらおう

「誰に、どこまで伝えるか」はケースバイケースです。今後、助けが必要になることを見越して考えてみましょう。

ひとりで抱えこまず、認知症カフェにも顔を出して

認知症の家族の介護をしていると、日常的に、困りごとやつらいことがたくさんあるはずです。そのようなときは、ひとりで抱えこまず、すぐに周囲の人に相談しましょう。実務的な内容であれば、ケアマネジャーや地域包括支援センターに相談を。

また、同じ悩みをもつ人と交流できる「認知症カフェ」や「認知症の人と家族の会」（39ページ参照）に顔を出すのもいいでしょう。同じ立場の人が集まっているので、素直に苦しい気持ちを吐き出すことができます。また、情報交換をしたり、専門家に相談したり、地域の人とつながることも可能です。

認知症カフェは、さまざまな団体が主催しています。自分と雰囲気が合わないなと思ったら、地域にある別のカフェを探すとよいでしょう。

認知症カフェとは？

利用者は？

- 認知症の人
- その家族
- 介護などの専門職の人
- 地域の人　　　　など

誰が運営？

- 市区町村
- 社会福祉法人
- 家族会
- NPO法人　など

どこにある？

全国に8000か所近く
※地域包括支援センターに問い合わせるとよい

何をするところ？

- 本人や家族の情報交換
- 地域の人とつながれる
- 専門職の人に相談できる
- 悩みなどを共有でき、気分転換になる
- お茶やおしゃべりの時間もある
- 各種アクティビティも

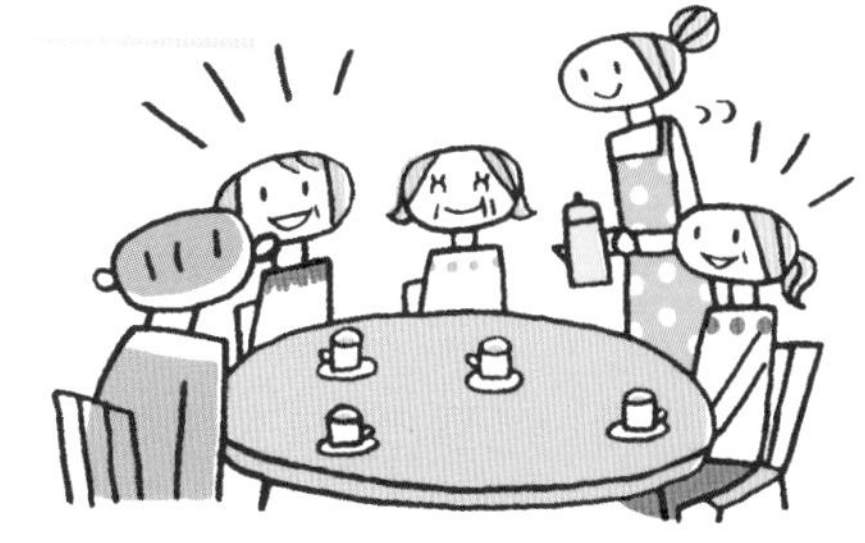

ミーティングセンターは、本人と家族をいっしょに支援

これまで、認知症の「本人支援」と「家族支援」は別ものとして扱われており、家族をひとつの単位とした一体的な支援はありませんでした。そこで、2022年にスタートしたのが「ミーティングセンター（認知症の人と家族の一体的支援プログラム）」です。まだ一部の自治体のみですが、市区町村が行う認知症総合支援事業の一環として実施され始めています。

ミーティングセンターは月に1～2回程度開催され、本人と家族がともに会場に出向き、「やりたい活動」を行います。活動内容は外出や料理、楽器演奏などさまざまで、参加者が希望を話し合って決めます。この活動を通して、「家族の関係性の調整や良好な家族関係の維持」「ほかの家族との出会いや情報交換」などが期待できます。

ミーティングセンターに期待できること

本人が社会とつながることができる

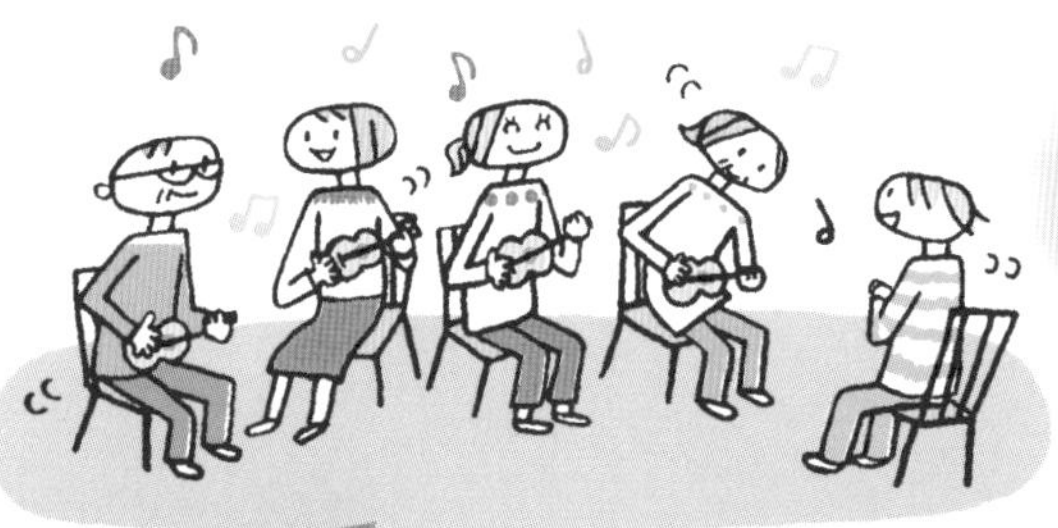

医療や介護などの専門家に相談ができる

認知症カフェとのいちばんの違いはココ！

話し合いをしたりさまざまな活動をしたりすることで、本人と家族の関係性の調整につながる

同じ境遇の家族と知り合えて、情報交換ができたり、将来の見通しを得たりできる

4章

シチュエーション別・介護の悩みを解決するヒント

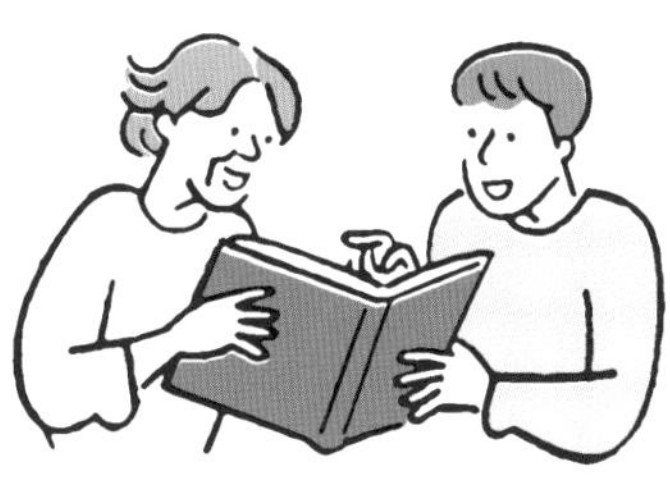

ケース1
毎日、何度も電話してきて困る

さっき
同じことで
電話してきた
よね？

ちょっと
気になったん
だけど……

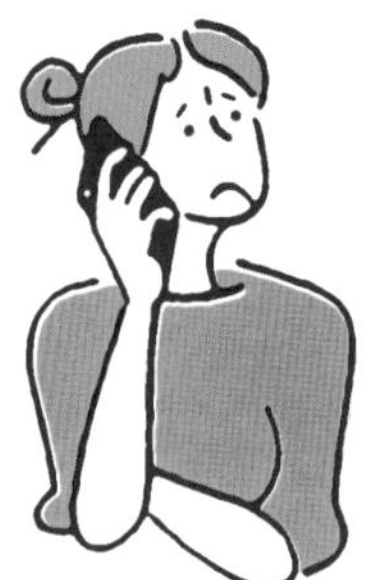

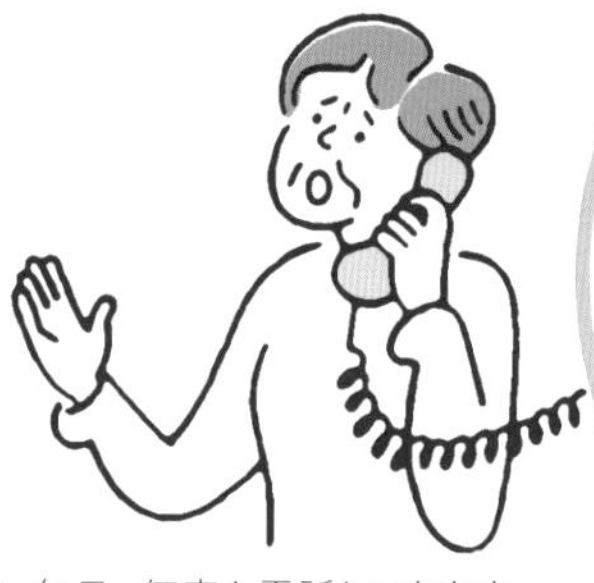

同じようなことで、毎日、何度も電話してきます。
どれも、急ぐような内容ではありません。

背景には？ 認知症の人が頻繁に電話してくる理由として、以下のようなことが考えられます。

まず、自身の病状や今後について不安な気持ちが強く、「誰かに話を聞いてほしい」といった気持ちから、家族に電話をしてしまうケースです。 家族が「大丈夫だよ」と伝えても、本人は話の内容はもちろん、電話をしたこと自体を忘れていることもあり、電話を繰り返してしまうのです。健康なときであれば、多少心配ごとがあっても、「今は仕事中で迷惑だろうから、後で電話しよう」と相手の都合をおもんぱかることができるでしょう。けれども、認知症の人の場合はそれができません。

どうする？ 仕事や家事などで忙しいときに何度も電話がかかってくると、それだけで疲弊してしまいます。本心が聞き出せるかどうかはわかりませんが、最初に本人に、

ヒント

認知症の人に不安の内容をよく聞き、介護者が定期的に電話をしましょう

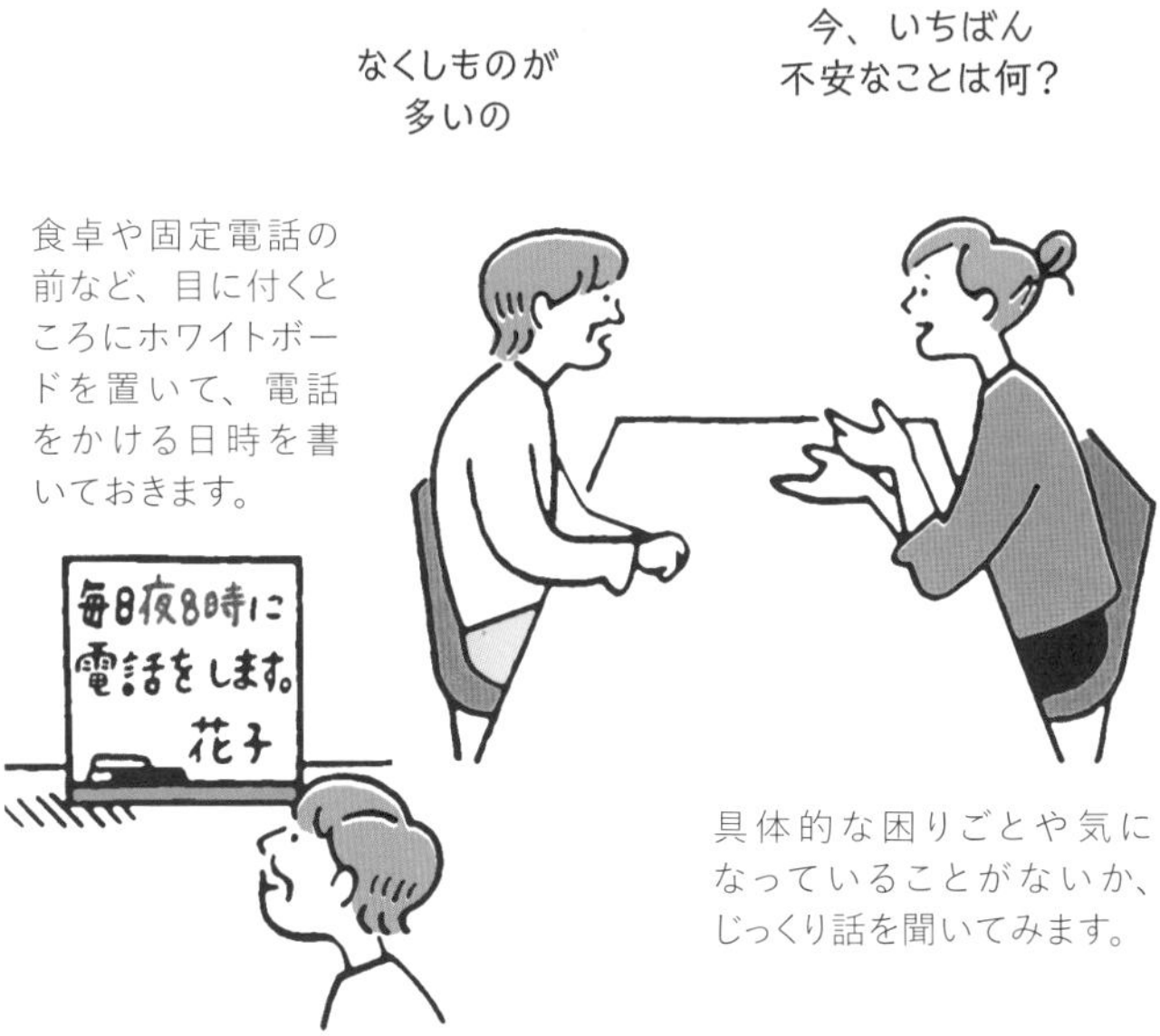

なくしものが多いの

今、いちばん不安なことは何？

食卓や固定電話の前など、目に付くところにホワイトボードを置いて、電話をかける日時を書いておきます。

毎日夜8時に電話をします。花子

具体的な困りごとや気になっていることがないか、じっくり話を聞いてみます。

何か困っていることはないか確認し、容易に解決できそうな内容であれば、まずはその対応から始めましょう。

なんとなく不安で電話しているのであれば、対策として、家族から定期的な電話を入れるという方法があります。曜日や時間を決めて電話をすれば、本人も安心できます。目に付く場所にホワイトボードを設置して、大きな文字で書いておけば、さらに効果的です。

それでもかかってくるようであれば、**「〇回に1回だけ電話に出る」「留守電にしておき、後で内容を確認する」といった方法もあります。**介護者が参ってしまわないように、心を鬼にして対応することも必要です。

ポイント

- 本人の不安がわかったら、できるだけ解消してあげることから始める
- 曜日や時間を決め連絡。それ以外は留守電に

ケース2

デイサービスに行きたがらない

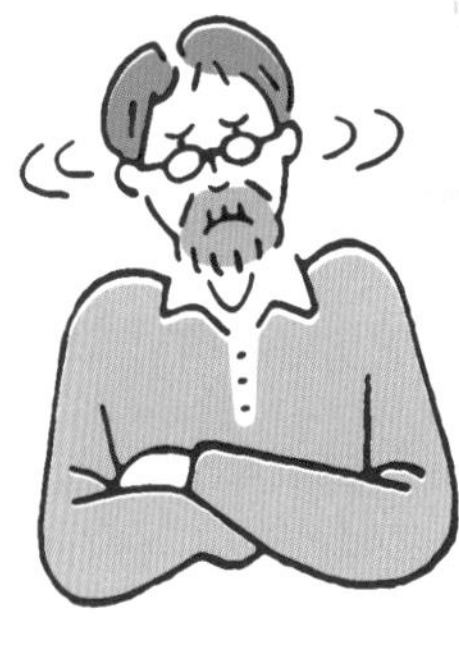

「年寄りばかり」などと言って、デイサービスを拒否します。

背景には？

家族が少し介護から離れて、休息やリフレッシュのためにデイサービスを利用しようとしても、認知症の人が行きたがらないということはよくあります。

まず、**「慣れない場所に行きたくない」**ということが考えられます。また、それまでの生活習慣から、**「外出や人とのコミュニケーションが面倒」**という人もいるでしょう。さらには、**「デイサービスでのプログラムが好きではない」「自分が要介護だと認めたくない」**といった理由も考えられます。

どうする？

本心を引き出せるかどうかはわかりませんが、本人に嫌な理由を聞いてみましょう。

慣れない場所に行きたくないのであれば、行き慣れてもらうのがいちばんです。最初は家族が同行するなどして、できるだけ不安を和らげます。家族より**他人の言うことを聞き入れやす**

ヒント

行きたくない理由をよく聞き、施設のスタッフにも協力してもらいましょう

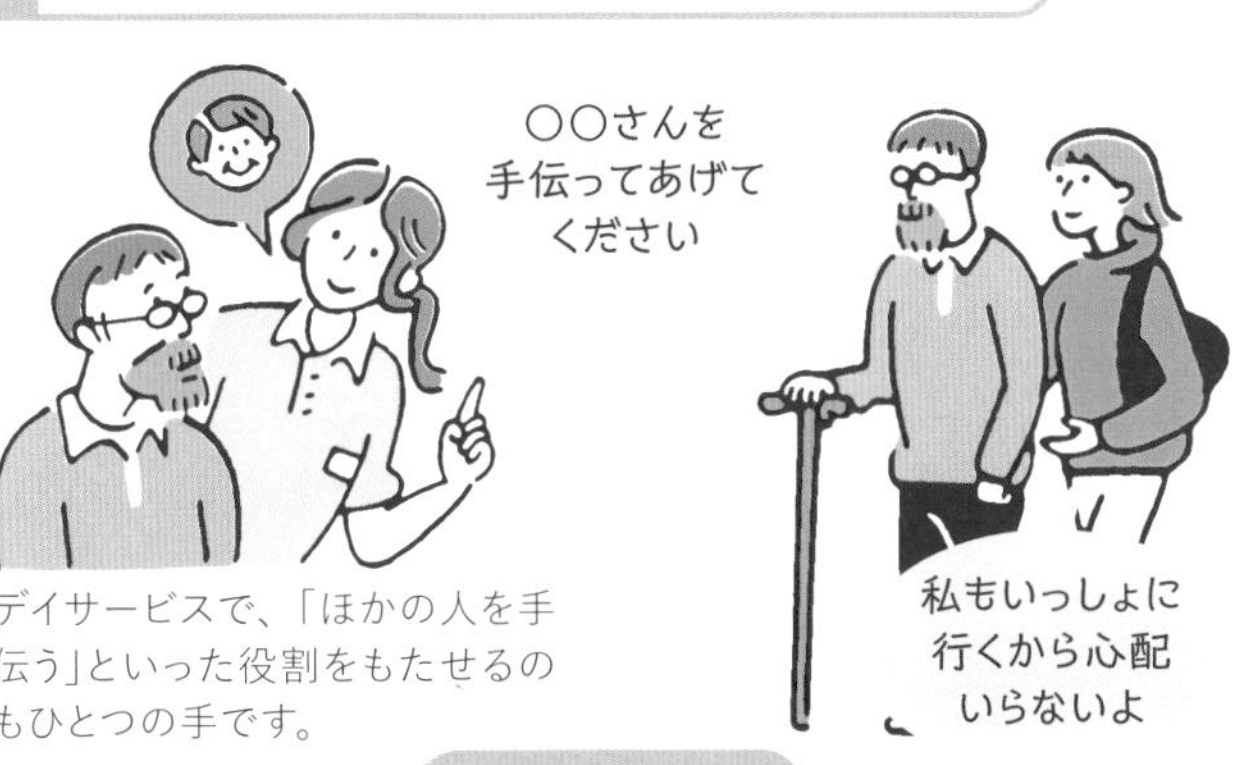

デイサービスで、「ほかの人を手伝う」といった役割をもたせるのもひとつの手です。

もしくは

今日は私が
外出するから、
その間だけ行って
くれる？

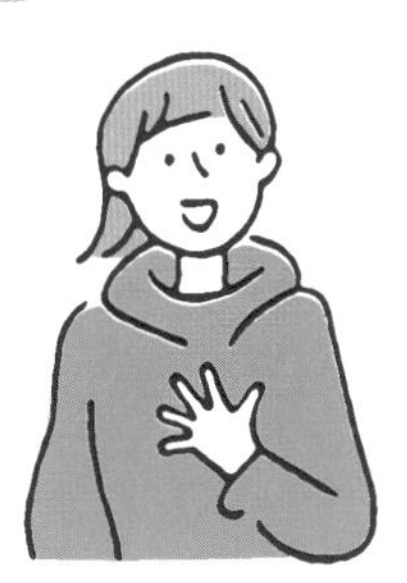

自分の事情を伝えてみましょう。きちんと話してお願いすれば、納得してくれることもあります。

いこともあるので、デイサービスのスタッフから声かけしてもらうのもいいでしょう。

デイサービス自体に不満がある可能性もあります。本人の趣味に合ったプログラムが行われているのか、事前に見学をして選ぶことが大事です。また、重度の患者が多い施設では、「自分はあんな病気になってはいない」と感じることも。そういった場合は、本人の希望に合ったほかの施設を探してみましょう。

また、介護者の事情を話すのも有効かもしれません。なぜ、デイサービスへ行ってほしいのか、説明するのです。「それなら」と、行く気持ちになることもあります。いずれも、無理に行かせようとしないことが大事です。

ポイント

- 最初は家族が同行して、慣れてもらう
- 「プログラムの内容が合わない」など、行きたくない理由によっては、別の施設を探す

ケース3

何度も同じことを聞いてくる

今日はデイサービスの日？
今日は違うって、もう5回も言ったよね

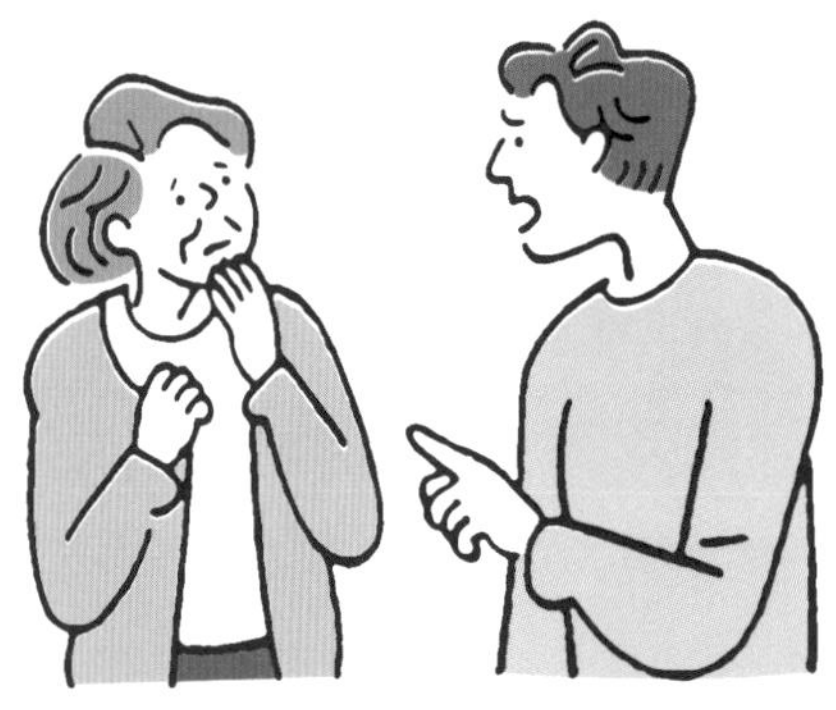

その日のスケジュールなど、一日に何度も同じことを質問してきます。

背景には？

認知症の人は記憶障害によって、少し前のことでも覚えていないことが多くなります。そのため、質問したこと自体を覚えていなくて、同じ質問を繰り返すことがあります。もちろん本人に悪気はありません。そうはいっても、一日に何度も同じ質問をされると、それだけでイライラするでしょう。

また、記憶障害以外の要因も考えられます。記憶がまだらになり、頭の中が混乱している自覚はあるので、**非常に不安な気持ちが強く、その不安を解消したくて何度も質問を繰り返してしまうのです。**「もっと自分にかまってほしい」「もっとやさしくしてほしい」という願望が含まれていることもあります。

どうする？

毎日同じことを何度も聞かれると、叱ったり、無視したりしてしまうこともあるかもしれません。しかし、認知症の人は自分が質問したこと自体を覚えてい

ヒント
叱ったり、無視したりせずにできるだけやさしく対応し、不安を取り除いてあげましょう

今日は
デイサービスの
日とは違うよ

難しいことですが、毎回、「はじめて質問されたつもり」で、穏やかに対応することを心がけましょう。

さらに

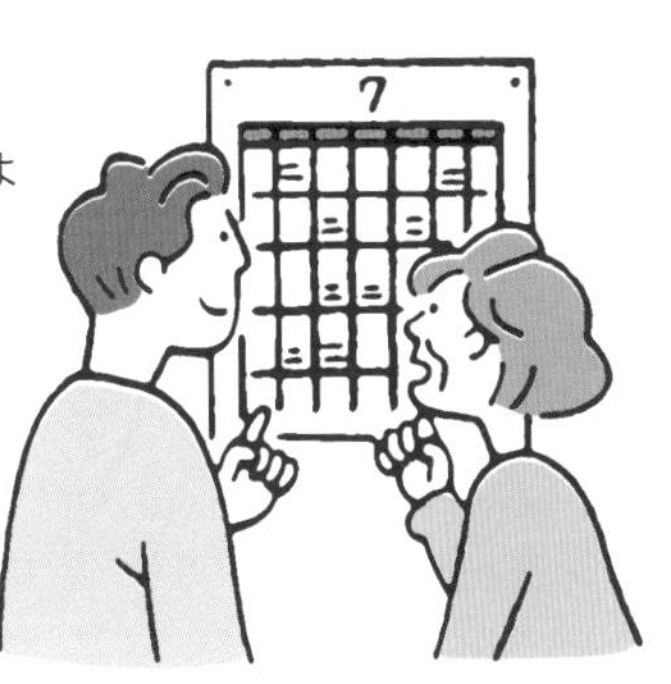

スケジュールに関することであれば、カレンダーなどに大きく書きこんでおきましょう。「不安になったときは、ここを見ればいい」というのがわかり、本人も落ち着くでしょう。

ないことが多いので、叱らないほうが得策です。強い態度に出ると、不安は強くなるだけですし、「向き合ってくれない」といった不満が蓄積し、介護者に対する不信感もつのります。大事なのは不安を取り除くことです。

まず、「同じことを聞かれても、はじめて聞かれたように返事をする」という対応に変えてみましょう。**「自分に寄り添ってくれている」とわかれば、本人の不安が和らぎ、質問の回数は減るはずです。**

また、カレンダーなど、目に付くところに予定を書きこむなどしておくのも安心感につながります。気持ちを安定させてあげることが大事なのです。

ポイント

- はじめて聞かれたように返事をする
- カレンダーやホワイトボードなどに、予定をわかりやすく書いておく

ケース4

「財布を盗まれた」と家族のせいにする

盗ったでしょ。返して

えっ!?

泥棒扱い!?

財布や預金通帳などが見つからないと「盗まれた」と騒ぎ、「お前が盗ったんだろう!」と、家族を泥棒扱いします。

背景には?

認知症でよく見られる周辺症状のひとつで、「物盗られ妄想」と呼ばれます。**どこにしまったのか、記憶にないため、あるいは使ってしまったのか、あるいはしまったのか、あるいはずの場所に探し物がないと、「盗まれた」という自分の都合のよい妄想をしてしまう**のです。特に、なにごとにも几帳面でしっかり者だった人ほど、「しまった場所を忘れるはずがない」「自分のせいだと認めたくない」という意識が働き、「物盗られ妄想」が起きやすくなります。そのとき、家族や介護者を犯人扱いするのは、甘えられる相手だから。**認知症でものごとがうまくいかない焦りや不安などを身近な人にぶつけてしまうことが多いのです。**

どうする?

病気のせいとはいえ、濡れ衣を着せられる家族はつらいでしょう。けれども、そこで否定しても相手は納得しませんし、不安や怒りを増幅させ、かえって症

ヒント

困っている気持ちに共感し、まずはいっしょに探してあげましょう

このバッグに入れてたはずなのに……！
財布がなくなったのね。それは大変だ
うんうん
その棚の中も探してみたら？
!

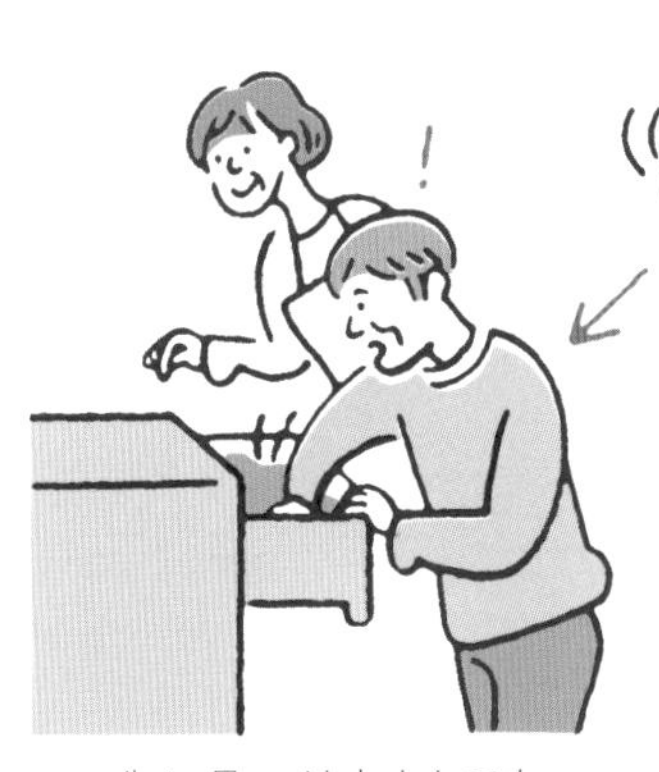

泥棒扱いされたことに対しては、否定も肯定もしないでOK。

先に見つけたとしても、最終的には本人が見つけられるように、ヒントを出しながら誘導する。

状を悪化させることもあります。

まずは相手の言い分をよく聞いて、**「財布がないの？ 困ったね」「いっしょに探しましょう」と気持ちに寄り添ってあげましょう。**それだけで、安心して落ち着く人もいます。

探し物はできるだけ本人に見つけてもらいます。先に探し物を見つけてしまうと、再び犯人扱いされてしまうこともあるからです。

見つからない場合や、もともと持っていないものを「盗まれた」と言い張っている場合は、いったん別のものに気をそらすと、なにごともなかったように落ち着くこともあります。「後でまた探しましょう」「お茶を飲んで休憩しよう」などと声をかけるとよいでしょう。

ポイント

- 本人が見つけられるように、ヒントを出す
- 見つからない場合は、「ちょっと休憩しよう」などと言って気をそらして、落ち着くのを待つ

ケース5

家族の悪口を言いふらす

娘が私にだけ
ご飯を作って
くれないの
それはひどい
ですね

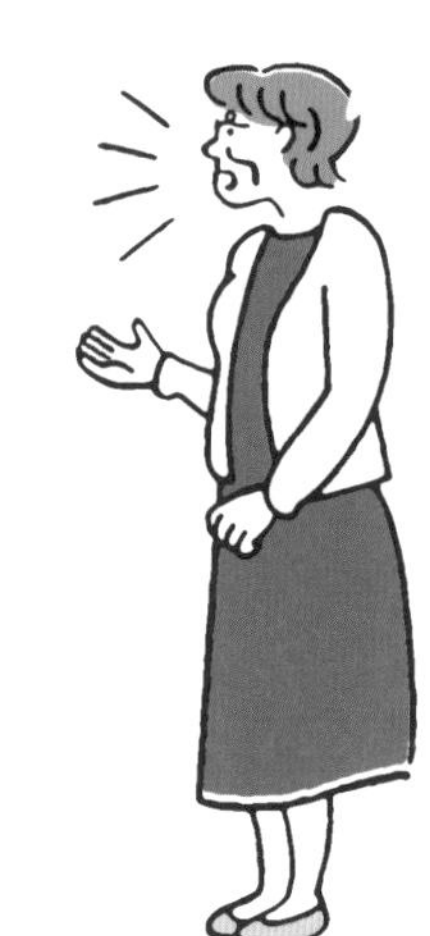

「ご飯を食べさせてもらえない」「暴力を振るわれた」「ひとりだけのけ者にされた」など、事実に反する悪口を近所で言いふらします。

背景には？

認知症の人は、ご近所や親戚などに、家族について事実とは異なる悪口を言いふらすことがあります。**被害妄想の一種ですが、自分の記憶が断片的になっているので、欠けた部分を埋めるために、つじつま合わせの話を作ってしまうのです。**これを「作話」といいます。

不安が強く、同時に自分を守ろうとする気持ちがあるので、周囲の人を悪者にしたストーリーになりがちです。身近な人、つまり家族や熱心に介護をしている人ほど悪口の対象になりやすいため、つらい思いをする場面も多いことでしょう。

どうする？

懸命に介護をしているのに、あることないこと自分の悪口を言われると落ちこんでしまう人も多いでしょう。ただ、本人に否定すると、攻撃されていると感じて関係が悪化することもあります。**ご近所や**

ヒント

病名や症状を周囲に伝えておいて協力してもらいましょう

実は母が
認知症
で……
否定せずに、
話を聞いて
もらえますか？

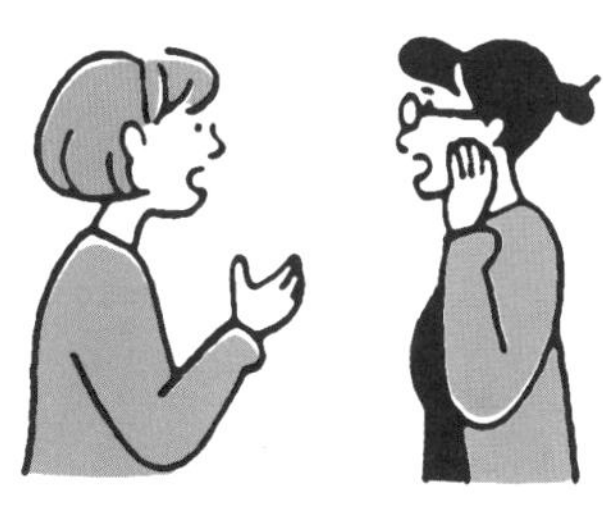

ご近所には、認知症であることや作話をすることを説明して、協力してもらいましょう。

さらに

A男に
ひどいことを
された
そういえば、
もらいものの
お菓子が！

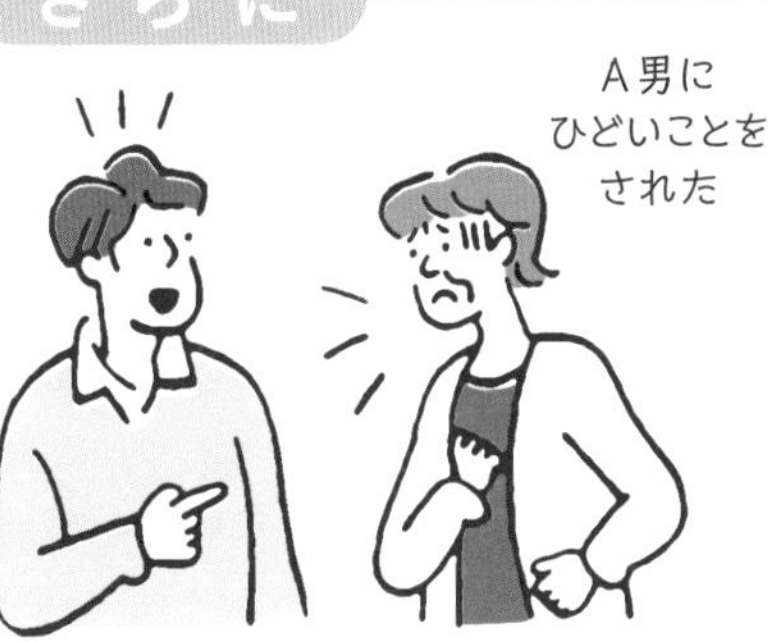

自分が家族の悪口を聞かされたときは、肯定も否定もせず、話題を変えてしまいましょう。

親戚には、病名とともに、おもな症状やお願いしたい対処法を伝えておくといいでしょう。作話への対応としては、「否定せずに、もし余裕があれば話を聞いて、寄り添うような声かけをしてください」などとお願いしておきます。ご近所の方に周知しておけば、万一のときには、声かけや保護などに協力してくれるかもしれません。

一方、ほかの家族の悪口を聞かされることもあるでしょう。この場合も、否定せずに聞くのはもちろんですが、肯定してしまうと悪口に同調したと思われてしまうので注意が必要です。まったく違う話題を振るなどして、気をそらしてみるのがよいでしょう。

ポイント

- 周囲には、「否定せずに話を聞いてほしい」と伝えておく
- 自分が聞かされたときは、話題を変える

ケース6 怒りっぽく、暴言・暴力が出る

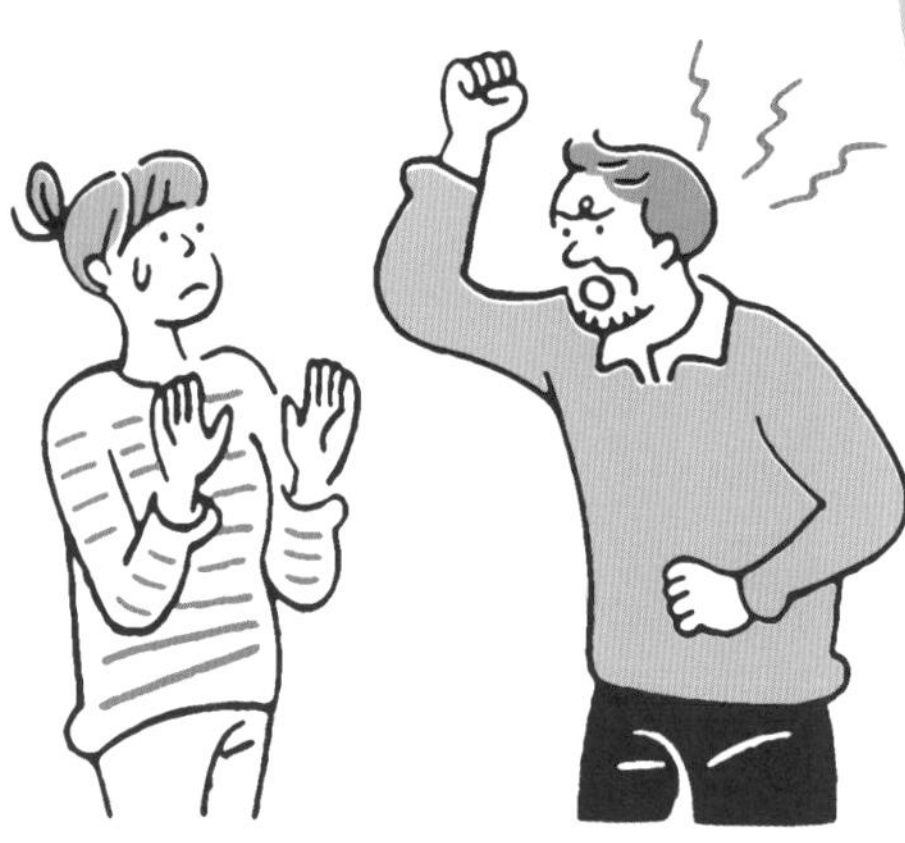

ささいなことで急に怒り出して、怒鳴ったり、ものを壊したり、ときにはたたいたりします。

背景には？

穏やかだった人が、急に暴言を吐いたり、暴力を振るったりすることがあります。このような態度は、介護をしている人が声かけや介助をしようとしたときにあらわれがちで、暴言・暴力に直面した人は大変ショックを受けてしまいます。

暴力的になる原因はひとつだけではありません。まず、**認知症になると脳の機能が低下してしまい、感情が抑えられなくなっていることが考えられます。**また、**記憶があいまいになり、できないことが増えているので、不安や焦燥感が強くなっていることも一因**です。うまく訴えられない体調の悪さもあるかもしれません。

これらのことが運悪く重なり合ったときに、暴力的になってしまうのです。

どうする？

やってはいけない対応は、力ずくで押さえつけたり、強く注意したりすることです。暴力的な言動がひどく

ヒント

押さえつけるのではなく、落ち着かせた後に理由を聞き出します

何か不安なことがある？
どこか体調が悪いの？

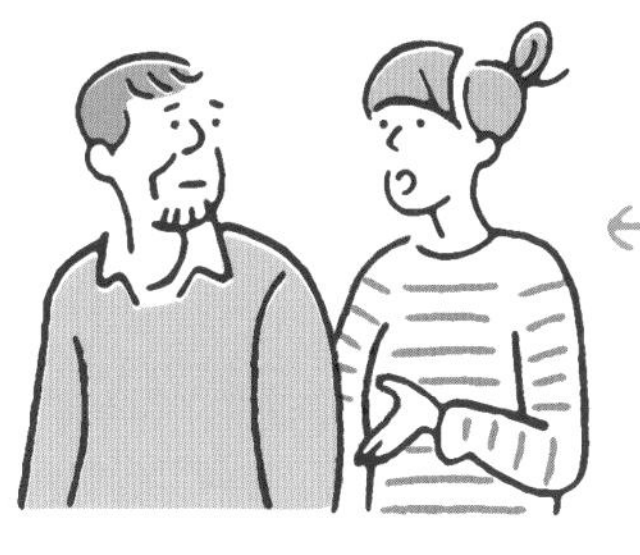

本人が落ち着いているときに、「介護者の態度の何が嫌だったのか」「何かに不安を感じているのか」「体調が悪いところはないのか」など、よく話を聞いてみましょう。

お父さんの介護を少し代わって

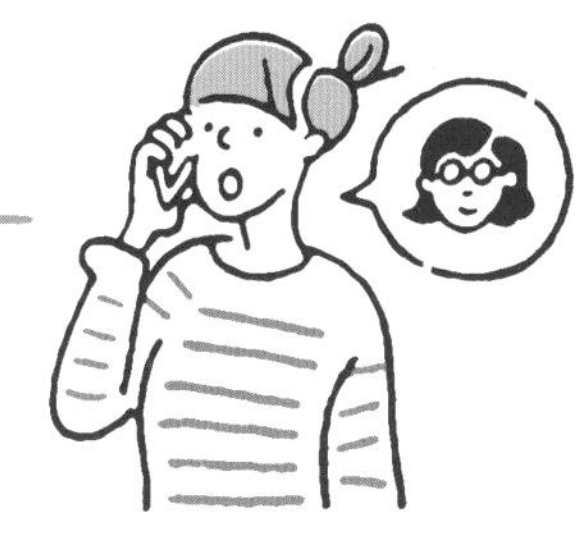

認知症の人と介護者が、物理的に距離をとることも大事です。

なって逆効果なうえ、お互いに悪い感情だけが残ります。

まずは介護者の体や心が傷つかないように、物理的な距離をとりましょう。可能であれば、短期間でも、介護の担当を代わってもらいます。暴力的な言動は、身近な人に対して出やすいので、これだけで少し落ち着く可能性もあります。

次の段階として、本人が冷静なときに、暴力的になった原因について、ゆっくりと話を聞いてみましょう。そのうえで、いっしょに何か楽しいことができないか考えましょう。

これらのことで解決しないときは、ひとりで抱えこまず、早めに医師やケアマネジャーなどに相談しましょう。

ポイント

- 可能なら、ほかの人に介護を代わってもらう
- 暴力的な言動をした原因は何か、やさしく聞き出す

ケース7

悪質な詐欺にあわないか心配

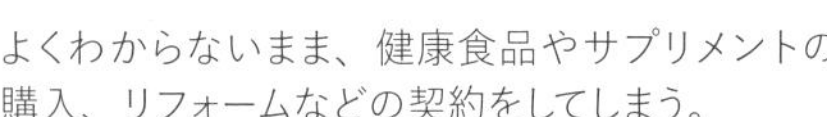

よくわからないまま、健康食品やサプリメントの購入、リフォームなどの契約をしてしまう。

背景には？

高齢者をねらった悪質商法には、親切な人を装い、布団や健康食品、リフォームなどを売りつける「訪問販売」や、貴金属を安い値段で無理やり買い取る「訪問買い取り」などがあります。このほかに、うその電話で振り込みをさせる、「振り込み詐欺」「還付金詐欺」「電子マネー型詐欺」などが横行しています。手口が巧妙になってきているので、健康な若い人でもだまされるケースもあります。最近では、高齢者もスマートフォンを使っているので、ネット詐欺なども心配です。

認知症の人は判断力が低下しているので、このような業者が巧みに誘導すると、簡単にだまされてしまうことも。また、本人には病気によって不安や孤独な気持ちがあるので、やさしくされるとつい信じてしまうという面もあります。

どうする？

予防策としては重要なのは、認知症の人と悪徳業者とを可能な限り

ヒント

業者と接触させない工夫を。成年後見制度の利用も検討しましょう

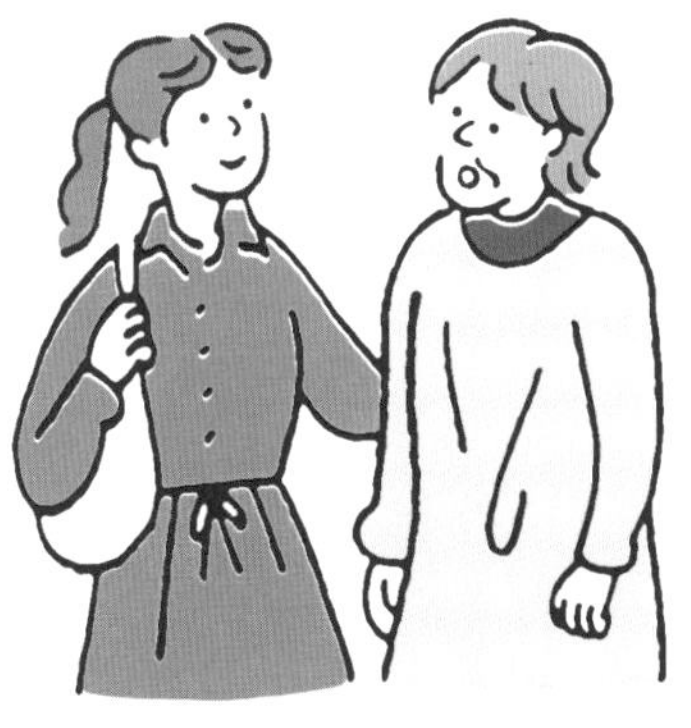
ひとり暮らしの場合は難しいのですが、できるだけ、家でひとりきりにしないようにします。

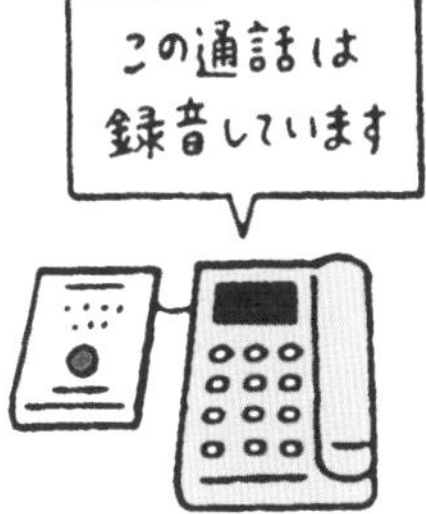

迷惑電話防止機能付き電話機を設置すると、詐欺電話をブロックする効果が期待できます。

接触させないことです。「できるだけ、ひとりにしない」というのが基本で、難しいときは、**「インターフォンをオフにする」「電話を留守電や通話内容録音の設定にする」といった方法が考えられます。**とはいえ、ひとり暮らしだと難しいかもしれません。そのような場合は、「成年後見制度」を利用できます。財産管理が困難な方に対して、家族などが後見人となり、法的な手続きを代行する制度です(92ページ参照)。**不利益な契約は後見人が取り消すことができます。**

すでに商品を購入したり、契約したりしてしまった場合は、「クーリング・オフ」という制度で解約が可能です。解約できる日数には制限があるので、早めに消費生活センターに相談を。

ポイント

- 電話やインターフォンの設定を見直す
- 成年後見制度を利用する
- 購入や契約後は、クーリング・オフを利用する

ケース8 夜に起きて動きまわる

また起きて
ゴソゴソしてる。
気になって
寝られない

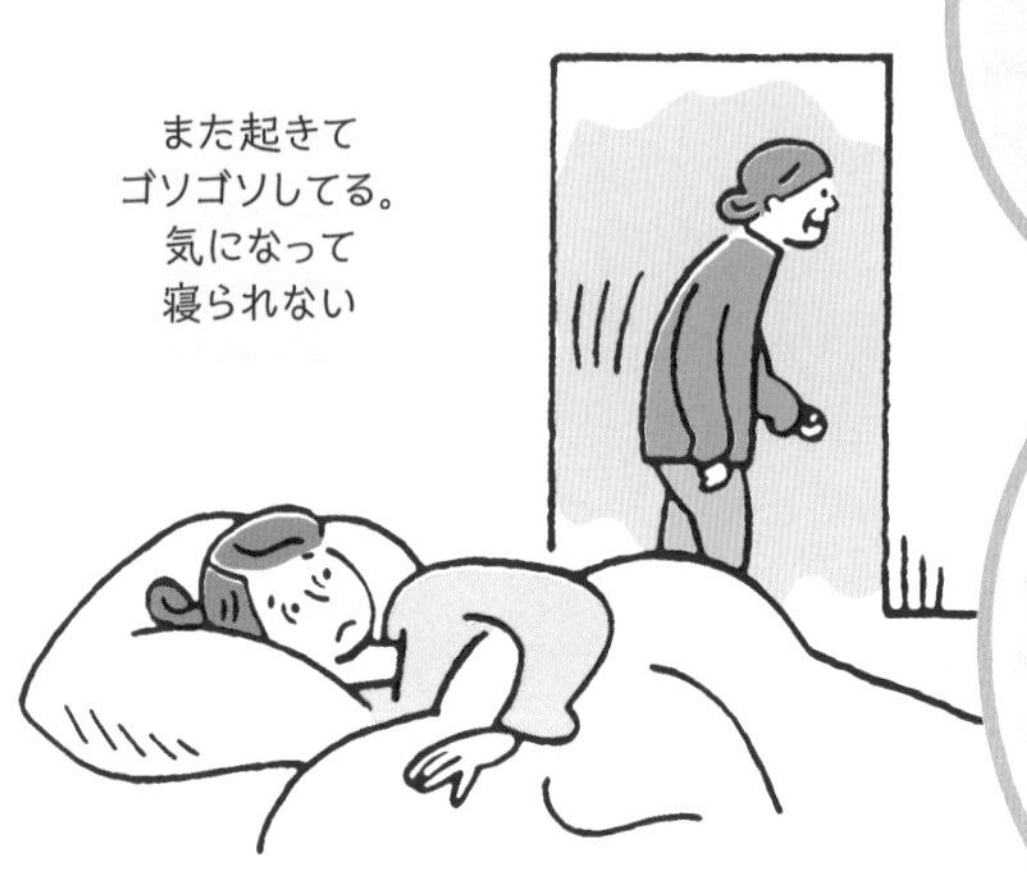

夜中に歩きまわるなどゴソゴソと活動をするので、家族が不眠になりがちです。

背景には？

認知症の人は、夜に寝られずにゴソゴソ動きまわることがあります。その原因はいくつか考えられます。まず、**「不安が大きい」「昼間の活動量が少ない」などの理由で夜に眠れず、翌日の昼間にうとうとする**……ということを繰り返すケース。次第に体内時計がずれていって、昼夜が逆転してしまうためです。また、認知症の症状である「夜間せん妄」の状態である可能性もあります。脳の機能低下で、夜に幻覚などが見えてしまい、興奮状態になるのです。

さらに、かゆみや痛み、頻尿といった体調不良や不快感が原因で、夜に目が覚めてしまって眠れないということも考えられます。

どうする？

まず、規則正しい生活を送ってもらうように心がけましょう。**起床や消灯の時間、食事の時間を決めて、なるべくそれに合わせます。**

ヒント

散歩やデイサービスなど日中の活動を促し、規則正しい生活を目指します

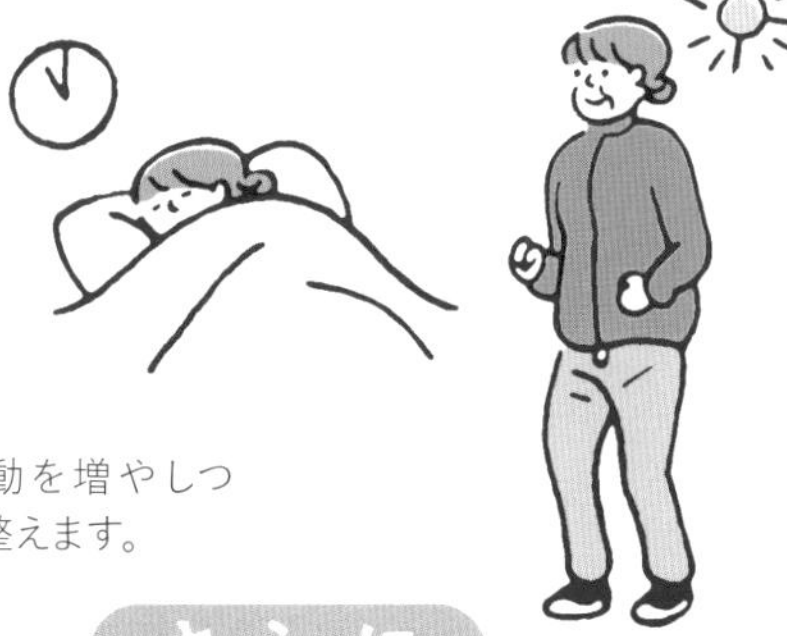

昼間の外での活動を増やしつつ、生活リズムを整えます。

さらに

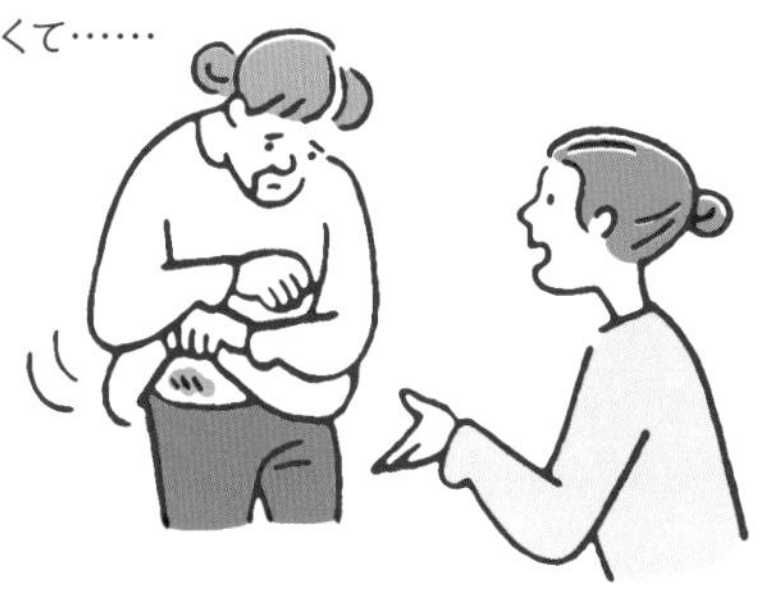

不眠につながるような体調不良がないか、本人に確認しましょう。

次に、**昼間の活動量を少し増やしてみましょう。たとえば、軽めの散歩や庭仕事などに誘ってみてください。**短時間でも日光を浴びると効果的です。デイサービスが利用できるのであれば、それもよいでしょう。ただし、昼間にうとうとしているからといって、無理に起こそうとするのはよくありません。ストレスの原因になって、夜の不眠につながる場合もあります。あまり神経質に管理しすぎないことも大切です。

体調不良の可能性については、本人が落ち着いているときに聞いてみましょう。本人が不快な原因をうまく訴えられないこともあるので、様子を観察して、少しでも普段と違うところがあれば、早めに医師に相談します。

ポイント

- 起床や就寝、食事の時間を決めて、日光に当たる機会を増やす
- 睡眠を妨げる体調不良がないか、確認する

ケース9 火や包丁の取り扱いが心配

お母さん！
火にかけて
忘れている！
包丁も
心配だ！

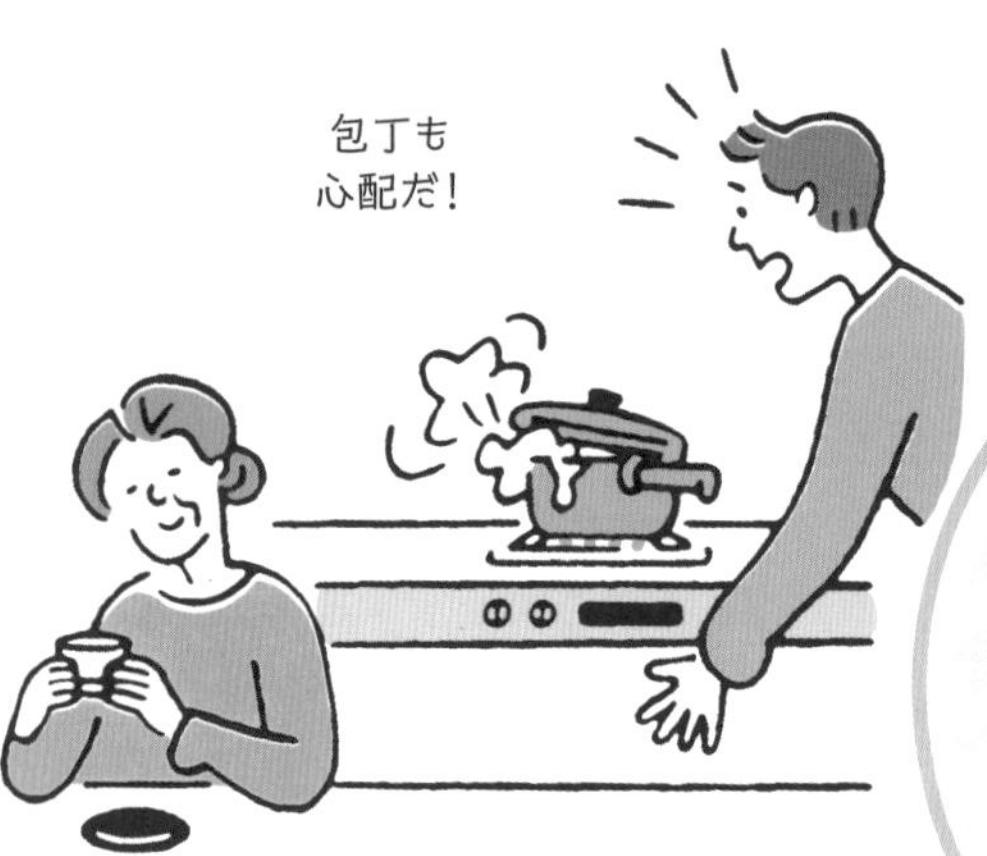

鍋を火にかけたまま忘れていることが増えて心配なのですが、料理などで火を使うのをやめてくれません。

背景には？

健康な人でも、鍋を火にかけてうっかり忘れてしまうことはあります。ましてや**認知症の人であれば、短期記憶が苦手なので、「鍋を火にかけたこと」自体を忘れてしまいます。**

火事になってからでは取り返しがつきませんし、包丁を使うのであれば、ケガが気になるところですが、調理が好きだった人ほど、やめてほしいと言っても、素直に言うことを聞いてくれません。「好きなことをやめたくない」「人の役に立ちたい」という思いがあるからです。

どうする？

火事やケガのことを考えると、できれば、調理自体をやめてほしいところです。しかし一方で、調理活動が認知機能の改善につながるという研究もあり、すべてをやめさせるのがよいとは限りません。**認知症が軽度であれば、まずは、安全装置の付いたガスコンロに買い替えるという手がありま**

ヒント

安全機能付きのコンロに替えたり、火を使うときはいっしょに行ったりします

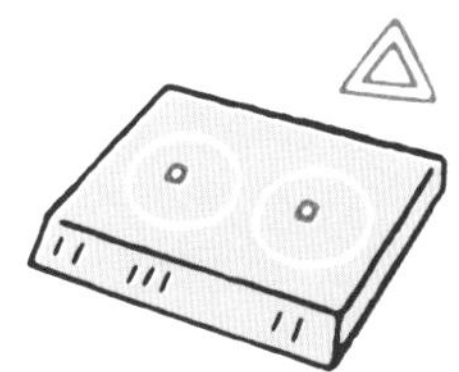

2008年以降に発売されたガスコンロには、「Si(温度)センサー」が全口に搭載されていて、万一火が消えても、自動でガスを止める機能などの安全装置が標準装備されています。

IHコンロは操作性がガスコンロとは異なります。はじめての高齢者には使いづらく、認知症になった後の変更はおすすめできません。

さらに

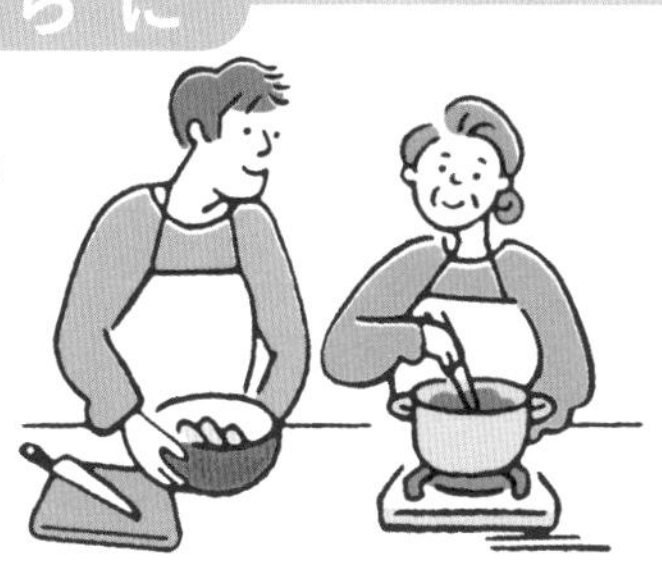

単にコンロを使用禁止にするのではなく、「味付けを教えて」などと言って、いっしょに調理するようにします。

す。新しい機器の操作を覚えるのは大変なので、同一メーカーの、操作方法が似ているものを選ぶのがよいでしょう。ガスコンロよりもIHコンロ(クッキングヒーター)のほうが安全ですが、今までガスコンロを使っていたのであれば、ガスのままがおすすめです。

認知症が進んでいる人の場合は、ひとりでコンロを使わないように誘導します。**「後で味付けを教えて」などとお願いして、火を使うときはいっしょに行います。**

包丁については、長年使っていた人は体が覚えているので、それほど危険ではありません。様子を見ながら、無理のない範囲でやってもらいましょう。

ポイント

- コンロを最新のものに買い替えるときは、今までと操作方法が似ているものを選ぶ
- 包丁は、使い慣れている人なら意外と大丈夫

ケース10

知らないうちに出かけ、迷子になる

家族が知らない間にふらりと外出すると、事故、ケガ、熱中症などの危険があります。

背景には？

認知症の人が、買い物や散歩に出かけて迷子になってしまうことはよくあります。これは、**見当識障害や記憶障害などによって、自分のいる場所がわからなくなったり、帰り道が思い出せなくなったりするからです。**

なかには、見当識障害によって「自宅にいるのに違う場所にいると思っている」「以前住んでいた家に帰ろうとする」といった、誤った認識をベースに行動してしまうケースもあります。その場合、「家に帰りたい」と突発的に外に出てしまい、迷子になる可能性がより高くなります。

このほかに、「家の居心地が悪い」「家に居場所がない」といった理由で、家から出ようとすることもあります。

どうする？

鍵をかけて出られなくするのは、本人のストレスを増大させるので、できれば避けましょう。**家の居心地の悪さ**

ヒント

近所の人に協力をあおぎ、便利なグッズも利用してみましょう

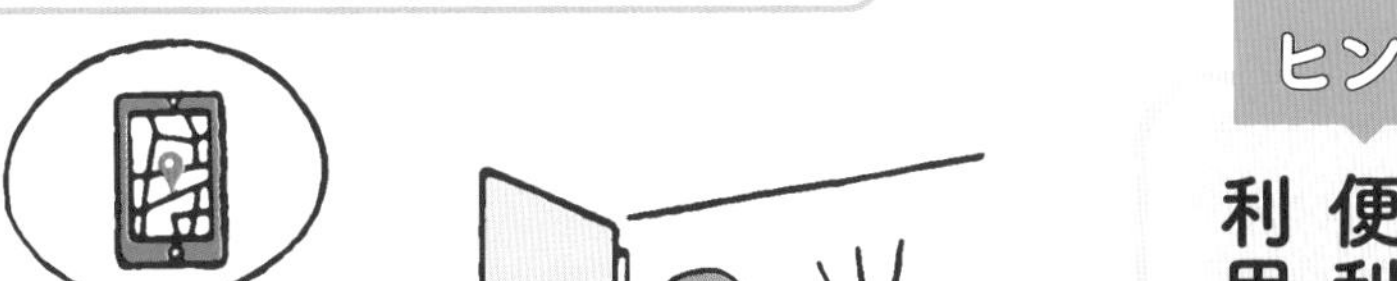

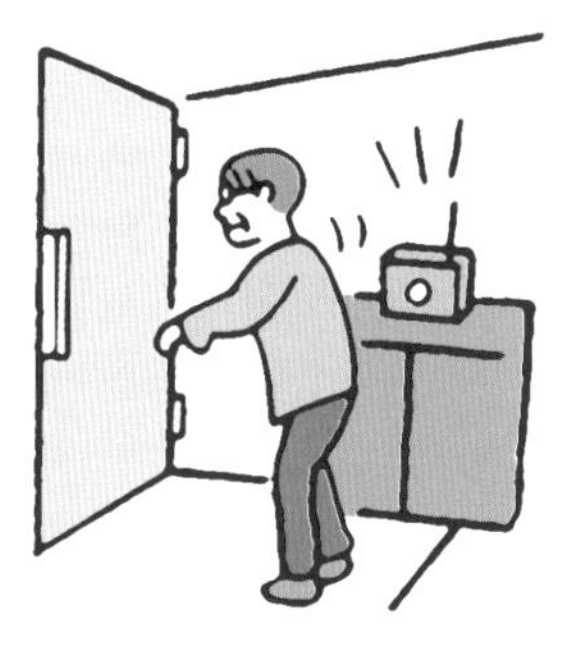

誰かが玄関を通ると通知が来るセンサーを取り付けたり、靴の中に装着するタイプのGPS端末などを利用します。

さらに

認知症の人が、「希望をかなえるヘルプカード」にやりたいことや伝えたいことなどを書きこんで携帯することで、不安の解消につながります。
カードのひな型は、「認知症介護情報ネットワーク」のWebサイトからダウンロードできます。

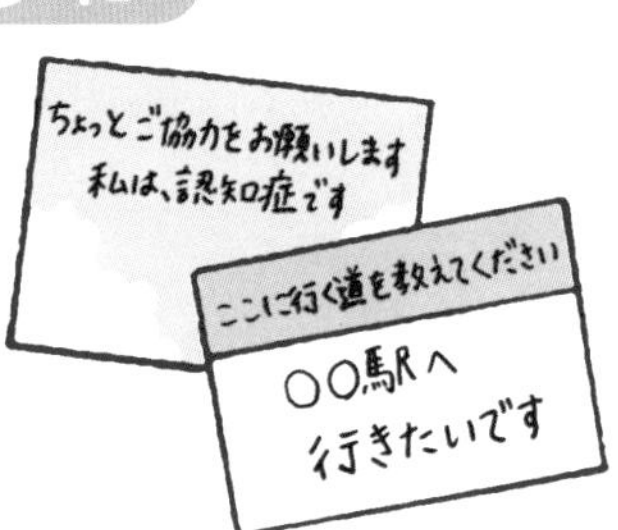

が原因になっているケースもあるので、まずはじっくり話を聞いてみます。たとえば、家事などの役割を与えることで、居心地が改善されるケースもあります。

「家に帰りたい」などの不可解な理由で外出しようとするときは、無理に制止せず、いっしょに出かけて歩いてみましょう。そのうち落ち着いて家に戻れることもありますし、外出の目的が判明することも。また、近所の人に事情を伝えておいて、迷っているときは連絡をしてもらうようにお願いしておくという手もあります。

このほか、人感センサーやGPSを利用する方法、認知症患者専用の「希望をかなえるヘルプカード」を身につけておく方法などもあります。

ポイント

- 出かけたがる理由を、本人と話して探ってみる
- ひとりで出歩いているのを見つけたら、連絡をくれるよう、近所の人にお願いをしておく

ケース
11

同じものを大量に買いこむ

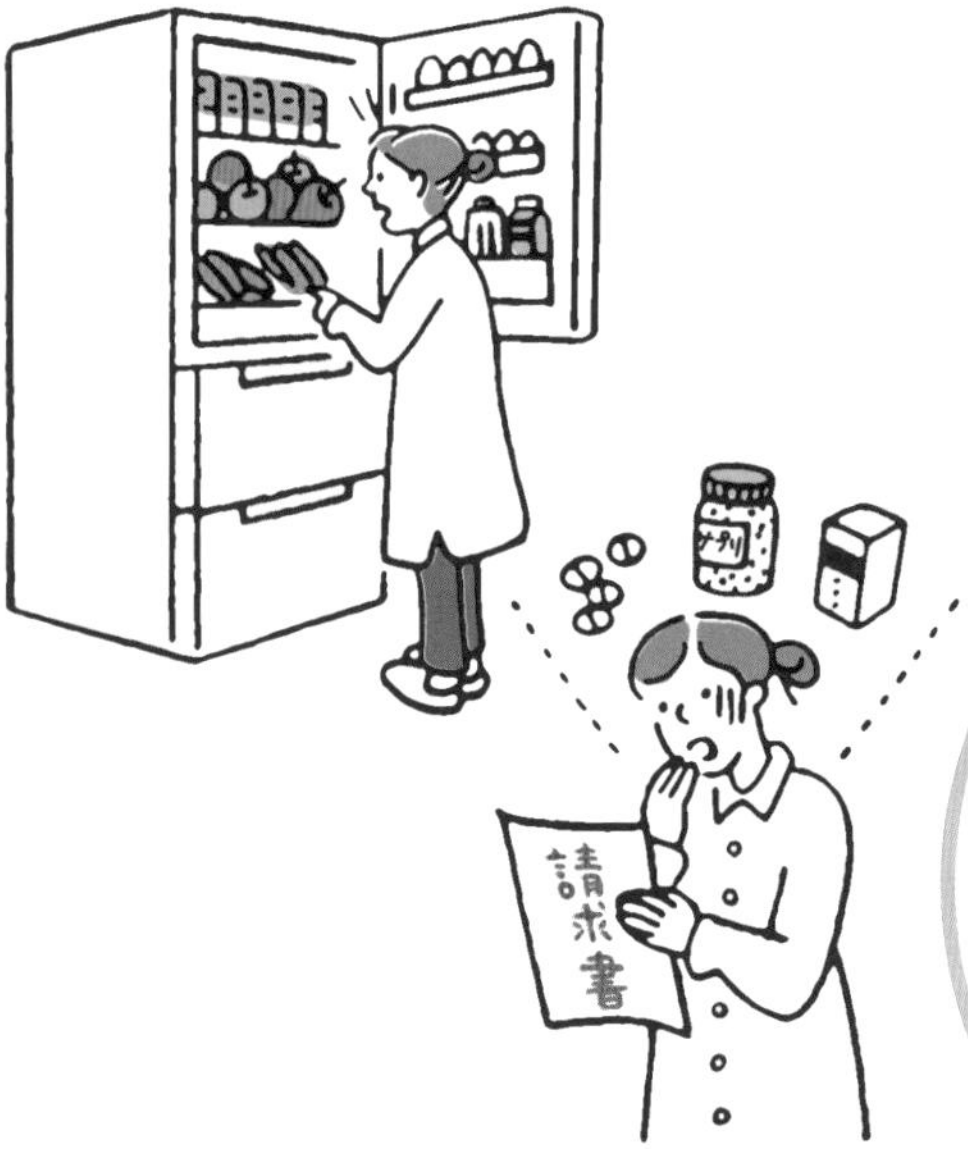

冷蔵庫に同じものばかりが入っていたり、健康食品が大量に購入されていたりします。

背景には？

認知症の人は記憶障害があるので、最近買ったものや、家にあるストックの量を覚えていないものです。そのため、**「よく使うもの」「切らすと不安なもの」などを必要以上に購入する傾向があります。**

もうひとつ困るのが、テレビの通販番組などを見て、必要のない健康食品などを電話で注文してしまうことです。家族が知らない間でも手軽に買えるため、「定期購入」で申しこんでいる場合は、あっという間に使いきれない量がたまってしまいます。本人は定期購入になっていることも、その解約方法もわかりません。通販でのショッピングは、外出や買い物が思うようにできず、その代償行為として行っている可能性もあります。

どうする？

本人は買ったことを覚えていないので、「また同じものを買って！」と叱りつけても、不安が増すだけで逆効

ヒント

買い物に同行したり、通販の情報に触れさせないようにします

それはうちにあった気がするから、こっちにしよう

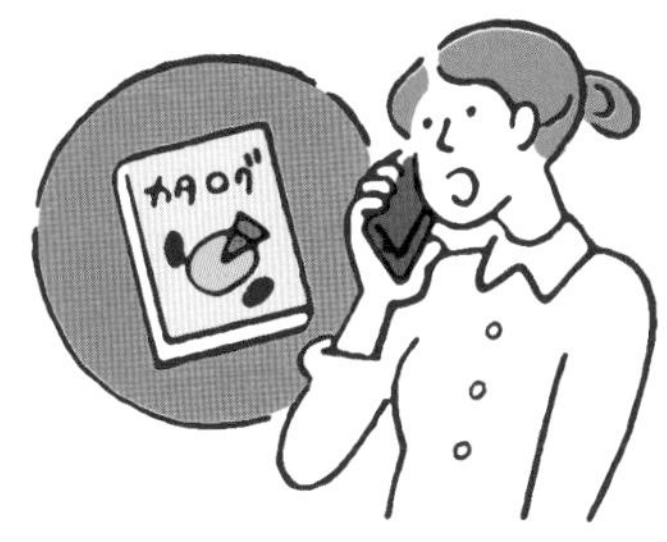

同じものを買おうとしたら、叱るのではなく、ほかの商品をすすめるなどして気をそらします。

さらに

カタログの送付を止めてもらえますか

できるだけ通販情報が入ってこないようにします。

果です。また、買い物に行くのを禁止しても、ストレスになります。家族ができるだけ買い物に同行して、**「これは家にたくさんあったよ」「こっちがおいしそうだね」などと、同じものばかり買わないように声かけしてみましょう。**

通販については、できるだけその情報に触れないように、カタログの送付を止める手続きなどをします。どうしてもテレビを見て電話をかけてしまう場合は、登録済みの電話番号にしか発信できないような設定にするのもひとつの手ですが、できるだけ本人の意向に沿うようにしたいものです。「何か買い物をしたい」という気持ちから通販を利用しているのであれば、ときどき、買い物に連れ出すとよいでしょう。

ポイント

- いっしょに買い物に行って、同じものを買わないように声をかける
- 通販カタログの送付を停止する

ケース12

お店の品物を会計をせずに持ち帰る

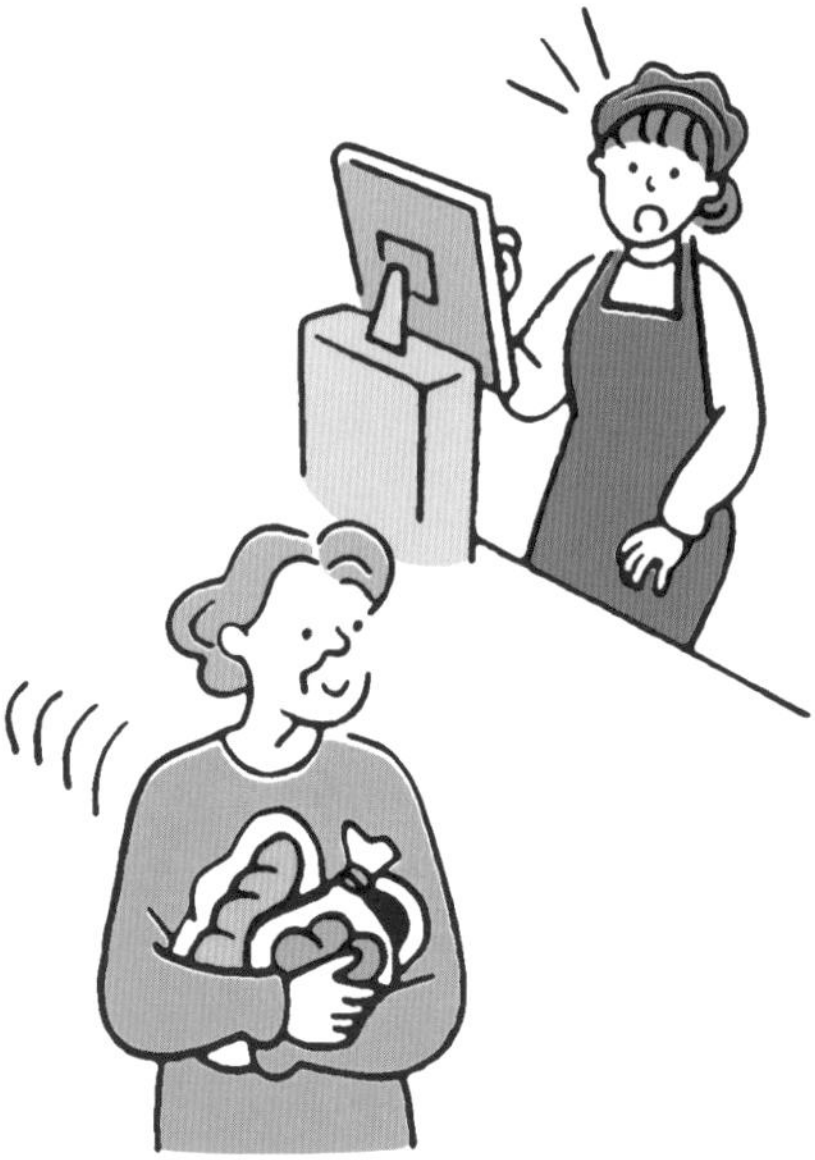

レジで支払いをすることを忘れ、そのまま商品を持ち帰ってしまいます。

背景には？

認知症の人は、コンビニやスーパーなどで、レジで会計をしないまま商品を店外に持ち出してしまうことがあります。これは「未払い行動」と呼ばれるもので、周囲からは、いわゆる「万引き」と間違われてしまいがちです。

未払い行動をしてしまう原因は、いくつか考えられます。**アルツハイマー型の場合は、買い物をしていること自体を忘れたり、ほかのことに気を取られて通常の手順を忘れたりしてしまうからです。**

一方、前頭側頭型の場合は、前頭葉や側頭葉の萎縮で善悪の判断がつかなくなり、適切な行動をとれなくなることがあるためです。

どうする？

本人に悪気はないので、叱っても効果はなく、ストレスを感じたり、恐怖心を抱いて家に閉じこもるようになることも。買い物などの自主的な行動は、本人

ヒント

本人に理由を尋ねて対策を考えたり、お店に事情を伝えておきます

認知症なので、
支払いを忘れて
帰るかもしれません。
こちらに連絡して
いただけますか？

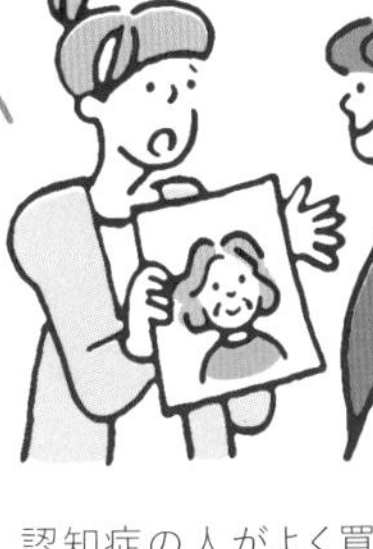

認知症の人がよく買い物に行くお店を事前に訪ね、事情を話しておきます。

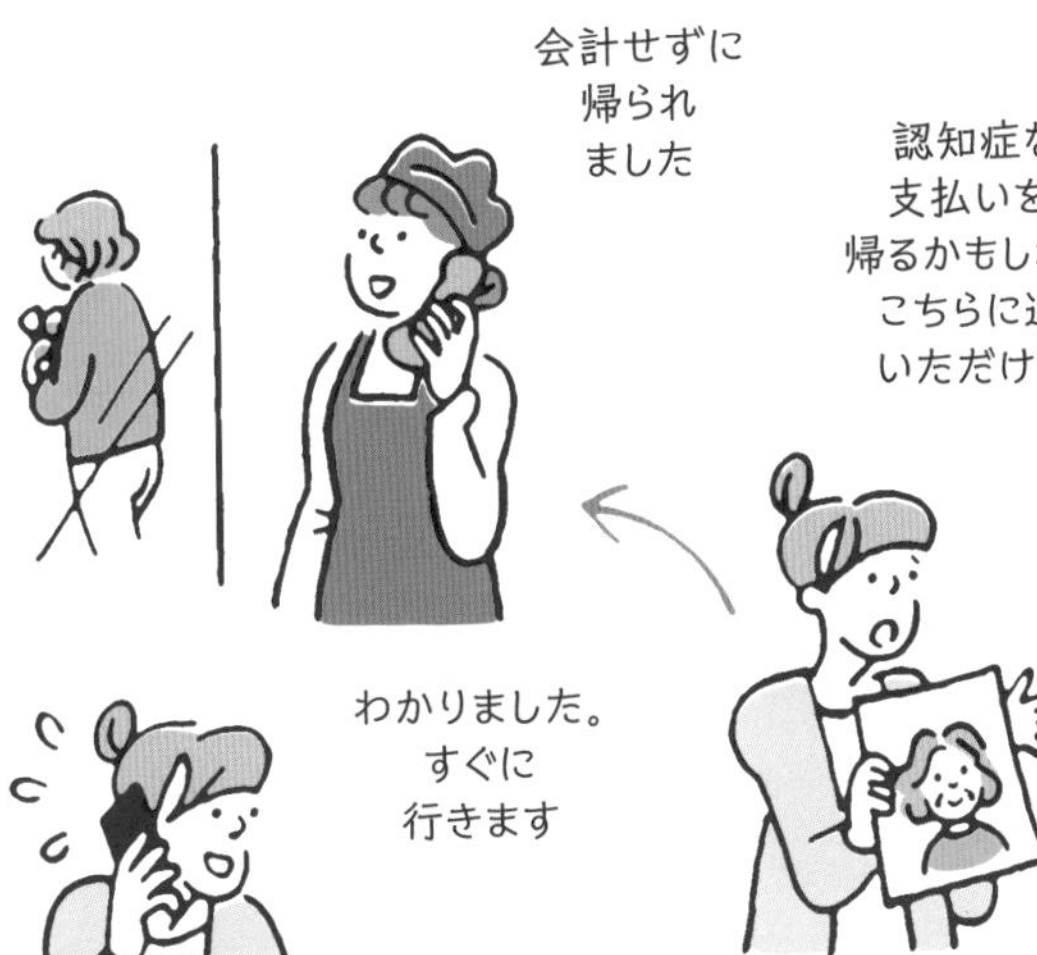

連絡をもらってから支払いに行けば大丈夫です。

に自信を与える機会になるので、買い物を禁止しないようにしましょう。

まずは、本人に理由を聞いてみます。「うっかり忘れてしまったかも」と焦る人もいれば、「そんなことは絶対にしていない」と否定する人もいるでしょう。前者の場合は、**どうすれば「うっかり」を減らせるか、話し合ってみます。**

行きつけのお店が限られている場合は、あらかじめ訪ねて事情を話し、「病気なので、悪気はないこと」「連絡をもらえれば後から支払いに行くこと」などを伝えておきましょう。ケアマネジャーに相談したり、近くの派出所に届け出たりしておくと、万一トラブルになっても、ダメージを小さく抑えることができます。

ポイント

- よく行くお店には事情を説明して、何かあれば連絡をもらえるようにしておく
- ケアマネジャーや派出所などにも相談する

ケース13

薬を飲みたがらない

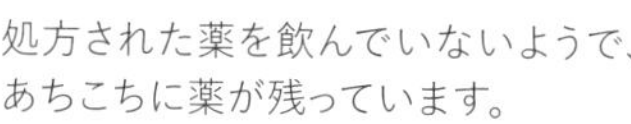

処方された薬を飲んでいないようで、
あちこちに薬が残っています。

背景には？

薬を飲むこと自体に、あまりよい印象をもってないという可能性があります。「薬が嫌い」「自分の病気を認めたくない」という漠然とした気持ちの人もいれば、「飲みこみにくくて嫌だ」「薬を飲むと調子が悪くなる気がする」といった具体的な理由がある人もいるでしょう。

そのほかに考えられる原因としては、「薬の種類が多くて、仕分け自体が自分でできない」「もの忘れがひどくなって、飲んだかどうか覚えられない」などがあります。

どうする？

薬を飲むことに否定的な態度のときは、叱るのではなく、やさしく理由をたずねてみましょう。なんとなく嫌がっている場合は、**薬の効能などをしっかり説明します。医師や薬剤師、ケアマネジャーなどから説明してもらうのもいいでしょう。**一方、「飲みにくい」「調子が悪くなる」といった理由

ヒント

飲まない理由を聞いて対策を。お薬カレンダーや一包化サービスなども活用

のどに
引っかかって
飲みたくないの

薬を飲まないのには、
何か理由がある？

薬を飲まない理由を、やさしく聞いてみます。

さらに

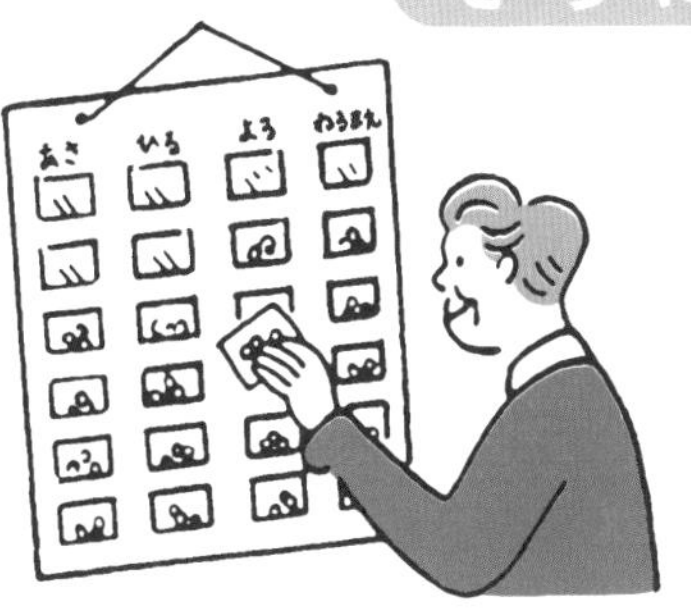

お薬カレンダーを利用すれば、飲んだかどうかが、本人はもちろん、介護者にもひと目でわかるので便利です。

の場合は、早めに医師に相談します。**薬の種類や形状を変更すれば、飲むようになるかもしれません。**

薬の種類が多すぎて混乱しているようであれば、薬局で「一包化」をお願いします。有料ですが、1回に飲む錠剤やカプセルが1袋にセットされるので、仕分け自体が楽になります。介護する側の負担も減るでしょう。

「飲み忘れ」「飲んだことを忘れる」といったケースでは、「お薬カレンダー」を利用します。

これらの対策をしたうえで、飲んだかどうかの確認も必要です。ひとり暮らしの場合は、離れて住む家族が電話で確認したり、ヘルパーさんに確認してもらったりしましょう。

ポイント

- なぜ薬が必要なのかを、医療者から説明したり、飲みやすい形状の薬に変更したりする
- 習慣化するまでは、飲んだかどうかの確認を

ケース14

食事をしたことを忘れてしまう

おなかが空いた。ご飯はまだ？

さっき食べたばかりでしょ。いいかげんにして

ご飯を食べたばかりなのに、「ご飯まだ?」と食事を要求します。

背景には？

認知症の記憶障害によって短期記憶ができなくなっているため、**食事をした事実を忘れて、食べた直後であっても食事をほしがることがあります。**

「食べたことを覚えていなくても、満腹感があれば食べたいと思わないのでは?」と考えるかもしれません。しかし、脳の満腹中枢の機能が低下しているため、いくら食べても満腹感を感じられない、というのも原因のひとつです。

どうする？

「さっき食べたでしょ」などと説明しても、覚えていないので納得しません。強く否定せず、たとえば「**今お茶をいれるから待っていて」などと言って、食事から気をそらしましょう。**そのとき、「待っている間、ここを掃除しておいて」などと食事以外に関心を向けることができれば、そのまま忘れてくれることもあります。

食べ終わった食器をすぐに片づけずに残して

ヒント

食事以外のことに気をそらしたり、低カロリーの軽食を出したりします

今準備しているから、これを食べながら待っていて
わかった

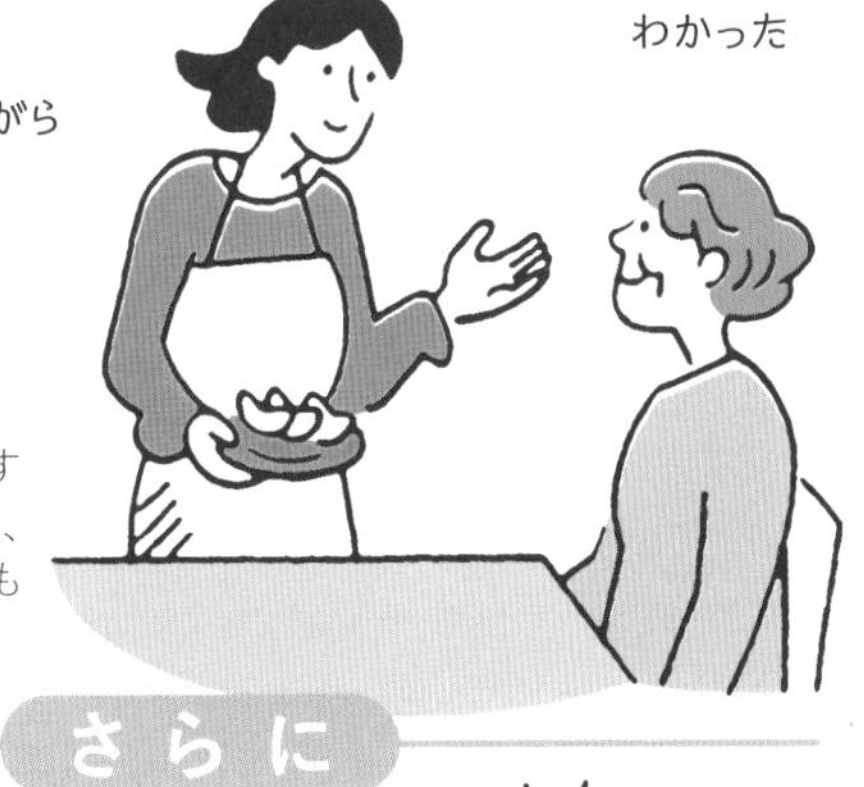

ほかのことで気をそらすことができないときは、軽食を出して、食べてもらいます。

さらに

食べ終わった食器をテーブルにしばらく置いておけば、視覚で納得することもあります。

おくことで、食べ終えたことを意識できるようにする、という方法もあります。

これらがうまくいかないときは、「準備中だから」と言って、軽食を出すのも手です。くだものや小さめのおにぎりなどであれば、カロリーオーバーにならず、満足感も得られます。

また、食べ過ぎを防ぐためには、目に付くところに食べ物を置かないことが大事です。ただし、夜中に食べ物を探しまわっているようであれば、食べやすい軽食を、すぐに見つかるところに置いておくという方法もあります。

認知症による過食は一時的なもので、長く続かないことが多いです。あまり深刻に受け止めないようにしましょう。

ポイント

- 「ちょっと待って」と伝え、待っている間に掃除を頼んだりして、別のことに関心を向ける
- 過食の症状は長く続かないことが多い

ケース 15

いつも同じ服ばかり着たがる

きたなくない！
着替えない！

お父さん、
毎日その服ばかりで、
きたないでしょ。
着替えてください

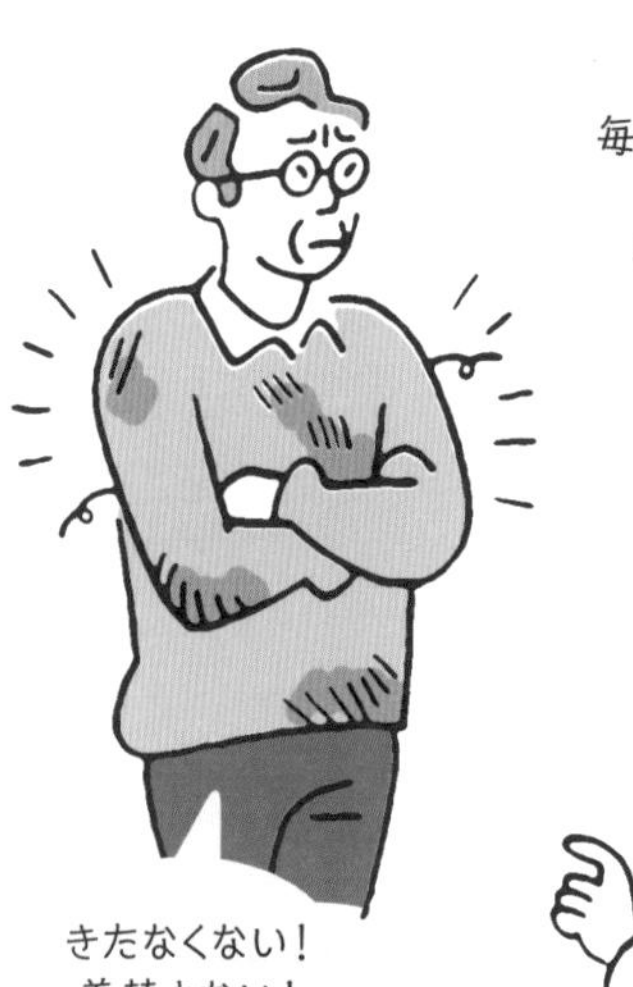

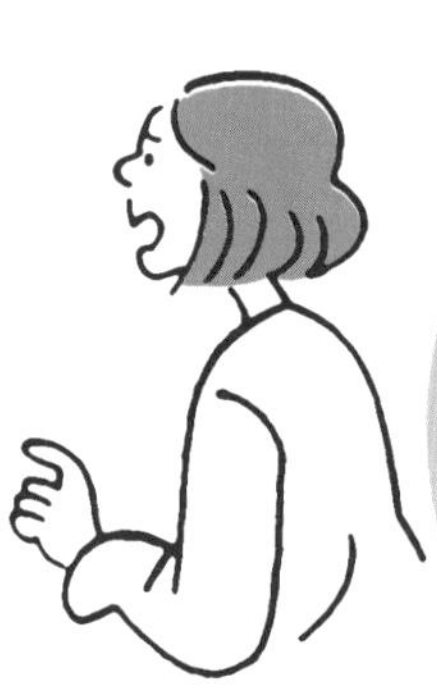

毎日同じ服を着ていて着替えてくれません。
強く言うと、怒り出します。

背景には？

認知症の人は、「服が汚れていて不潔だ」「着替えたほうがいい」といった判断ができなくなることがあります。そのうえで、同じ服ばかりを着る理由としては、まず、「その服が気に入っている」ということが考えられます。色やデザイン、肌触りなどが好きだということ。**認知症の特性として、こだわりが強くなっているのも一因です。**

このほかに、「体が動かしにくくて着替えがしづらい」「どれに着替えればよいのかわからない」「着替えの手順がわからない」などの理由で、同じ服を着続けているケースもあります。

どうする？

「不潔」「不衛生」といった認識が欠けてしまうことも多く、着替えるよう強く説得すると、感情的な軋れきが生まれて、さらにかたくなに着替えを拒むこともあります。

まずは、本人にもわかりやすいように、着替

ヒント

脱ぎ着がしやすいように着替えをセットしたり、似た服をすすめてみたりします

同じ服や見た目がよく似た服を用意して、入浴中や就寝中に、そっと取り替えておく方法もあります。

もしくは

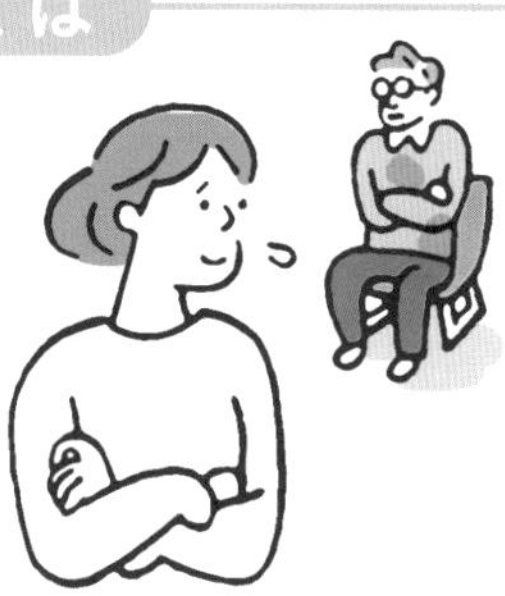

「命や健康にかかわらない」「人にひどく迷惑をかけない」というのであれば、家ではそのまま様子を見るという方法も。

えの服を整理することから始めます。自分で選べないようであれば、その日に着てほしい服を着る順番にセットしておきましょう。

次に、**お気に入りの服のどこが気に入っているのか、やさしく聞いてみましょう。たとえば、肌触りが気に入っているなら、素材が同じようなものを買ってすすめてみます。**その際、できるだけ着脱しやすいものを選ぶのが大事です。

ただし、同じ服を着続けたときに問題になりそうなことは、「くさい」「皮膚トラブルを起こしやすい」などで、それほど深刻な事態ではありません。湿しんやかゆみなどの症状に気をつけながら、「本人がいいなら、いい」と割りきるのもひとつの考え方です。

ポイント

- 着替えの服を、着る順番に並べておく
- 「お気に入り」の服のどこが気に入っているのか聞いて、似た服を用意する

ケース16

服の着方、選び方がわからなくなった

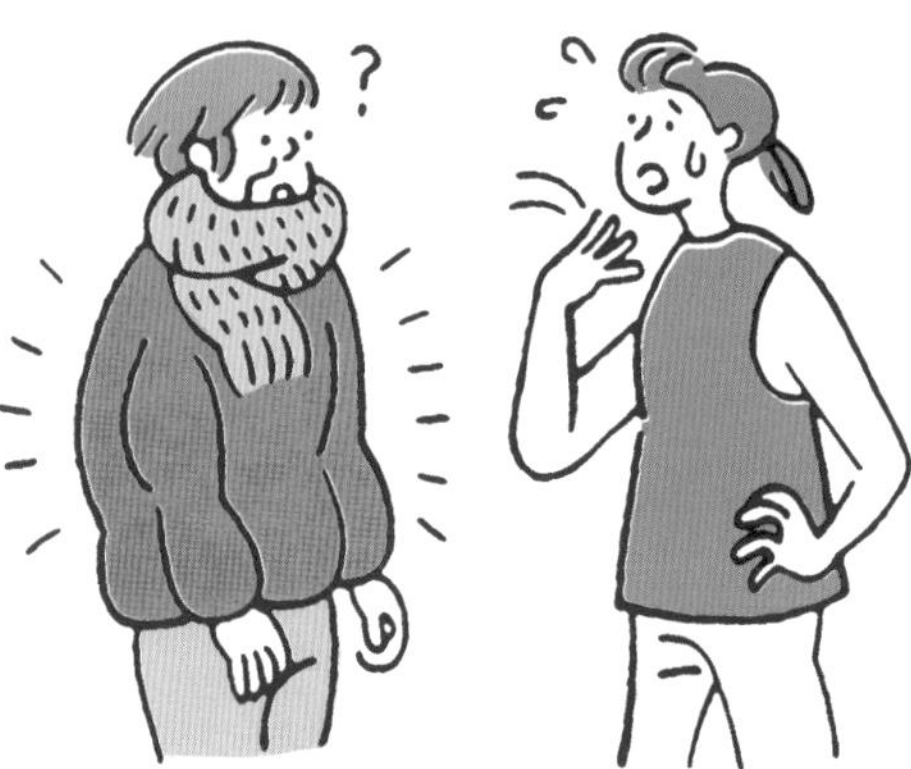

真夏に厚着をしたり、セーターの上にTシャツを着たり、服の前後が逆になったりします。

背景には？ 認知症の人は、服を選んだり着たりが上手にできなくなることがあります。

季節はずれの服を着てしまう原因としては、まず、認知症の見当識障害が挙げられます。現在の年月や季節などがわからないので、季節に適した服装が選べません。また、高齢者は皮膚の温度センサーの機能が衰えていて、暑さや寒さを感じる能力が低下しているのも一因です。

一方、服の表裏や前後を間違えるのは、失行の症状です。今までできていたことが、身体機能はあるのに手順がわからずにできなくなります。認知機能や判断力が低下しているため、自分の服装がおかしいことに気づかないのです。

どうする？ 家族が毎日の着替えを手伝ったほうがよいと考えがちですが、本人ができる間は、できるだけ自分でやってもらい、**陰でサポートするくらいに留めましょう。**

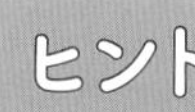

無理に着替えさせるのはやめ、着替えや服選びを上手にサポートしましょう

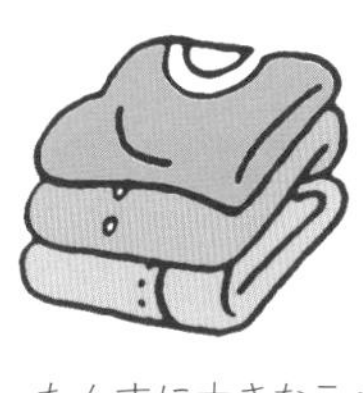

たんすに大きなラベルを貼るなどしてわかりやすくします。着る順番に服を重ねておくなど、正しく着られる工夫をしましょう。

さらに

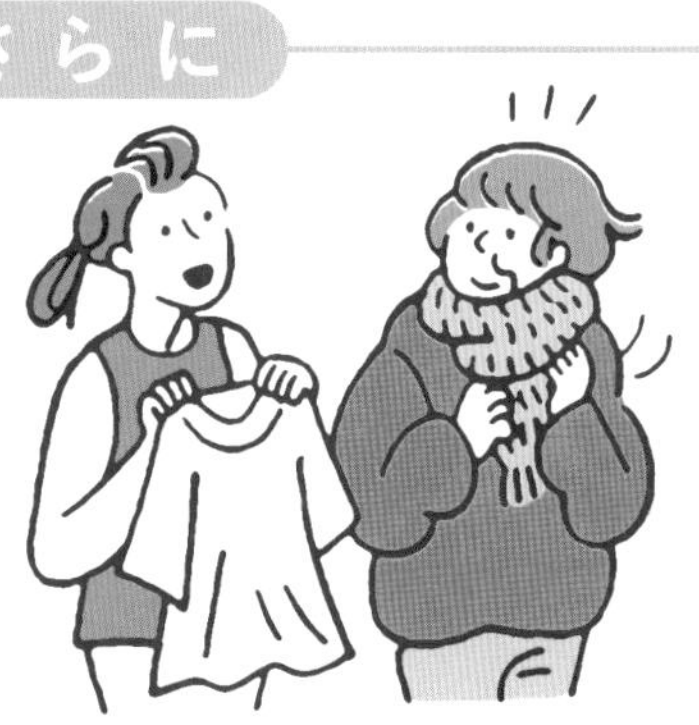

無理やり着替えさせるのではなく、「こちらのほうが似合うかも」など、アドバイスをするように誘導します。

サポートとは、**「収納場所などを機能的に整理して、大きなラベルを貼って中身がわかるようにする」「順番通りに着ればよいように並べておく」といったことです。**

同様に、おかしな格好をしていても、「どうしてそんな服を着ているの！」と強く叱ったり、「こっちに着替えて！」と無理強いしたりしないでください。本人はどうして怒られているのかわからないうえに、プライドが傷ついてしまい、悪い感情だけが残ってしまいます。

季節はずれの服を着ているときは、エアコンなどで室温を調整しつつ、「暑そうだから1枚脱ごうか」などとやさしく声かけして、さりげなく着替えを誘導しましょう。

ポイント

- 自分で着替えられるように、服の収納を工夫したり、翌日分の着替えをセットしたりする
- 無理に着替えさせるより、エアコンを活用

ケース 17

お風呂に入ってくれない

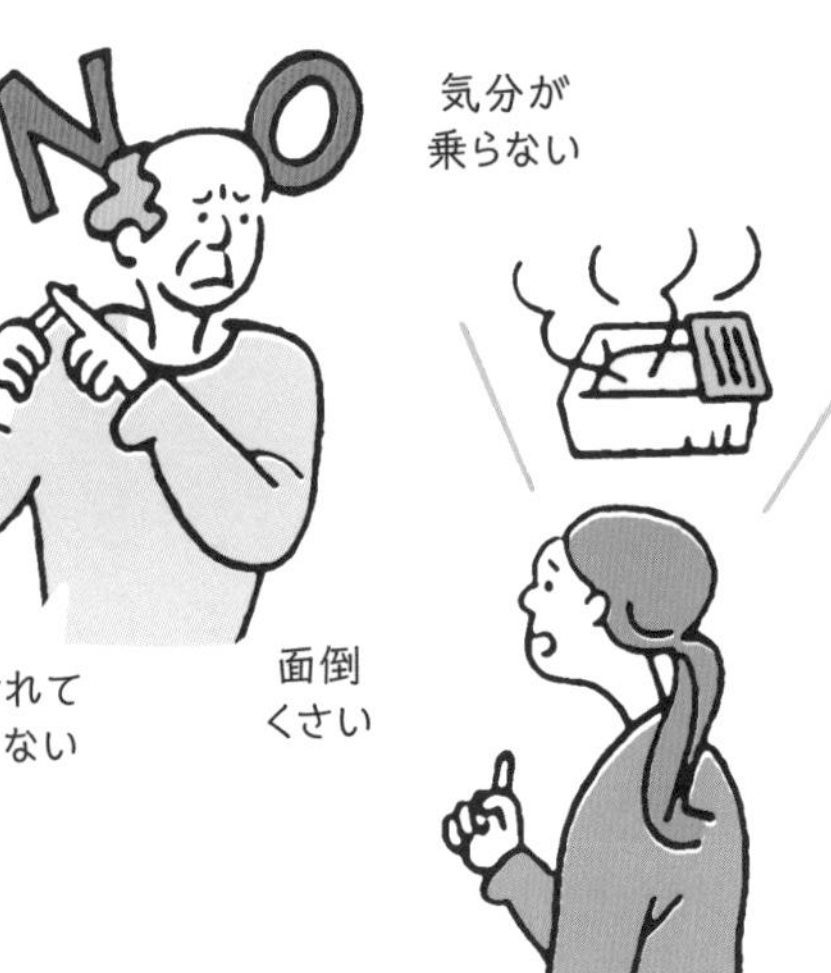

いろいろな言い訳をして、なかなかお風呂に入ってくれません。

背景には？ 認知症の人が入浴を拒否する際には、さまざまな理由を言います。「汗をかいていないから汚れていない」「面倒くさい」などです。

そのほか、**入浴時間が今までの習慣と違うから嫌だ、という人もいます。「脱いだり着たりするのが面倒」「疲れるから嫌」という人もいるでしょう。**

記憶障害のせいで、「前に、いつ入浴したのか」という記憶があいまいで、「さっき入ったばかり」と思っているケースがあります。また、入浴の手順をよく覚えていなくて、自分で入れないという可能性も考えられます。

このほかに、入浴しているところを異性の介助者に見られたくない人もいます。

どうする？ 入浴拒否が何週間も続いてしまうと心配でしょう。しかし、「くさい」などと否定的なことを言ったり、入浴を

ヒント

否定や無理強いはせず、入浴の何が嫌なのかを聞いてみましょう

お風呂に入りましょう

入浴を嫌がる理由が、「異性に見られるのが嫌だから」という場合は、訪問介護やデイサービスで、入浴サービスを利用するとよいでしょう。

さらに

外出の予定や人に会う予定を入れて、「せっかくだから入浴して、きれいにしておこう」と誘ってみます。

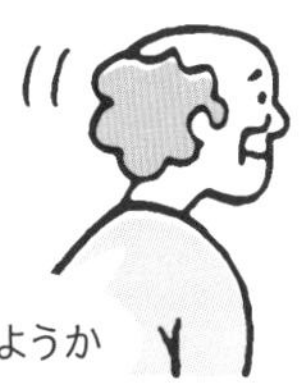

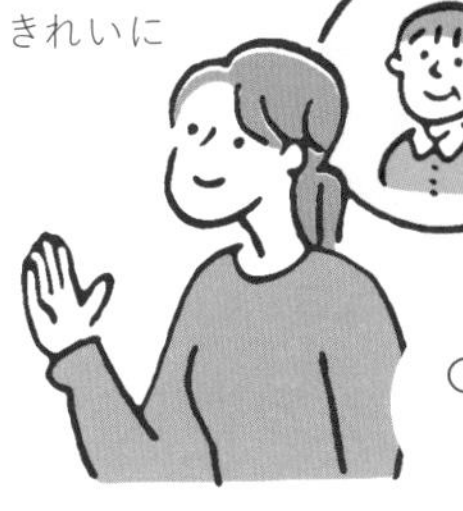

お父さん、明日、○○ちゃんが遊びに来てくれるんだって。お風呂に入っておこう

そうしようか

強制したりすると、さらにかたくなになってしまうのでやめましょう。

本心を言ってくれるかわかりませんが、まずは、**なぜ入浴が嫌なのかを聞いてみます。入浴時間が理由であれば、本人が希望する時間になるべく合わせます。**

そのほかについては、ちょっとしたきっかけで誘導できることもあります。「立ち上がったタイミングで声かけをする」「入浴の手順を、本人の動きに合わせて少しずつ説明する」「人に会う予定を入れて、それを理由に促す」などです。そうしたうえで、入浴は週に2回程度にして、あとは体を拭いてあげれば大丈夫と割りきることも大切です。

ポイント

- 入浴が嫌な理由を聞いて、できるだけ本人の希望に合わせる
- 人に会う予定などを入れて、入浴をすすめる

ケース18 トイレの失敗が増えた

お母さんも
悲しんでるし、なんとか
できないかな

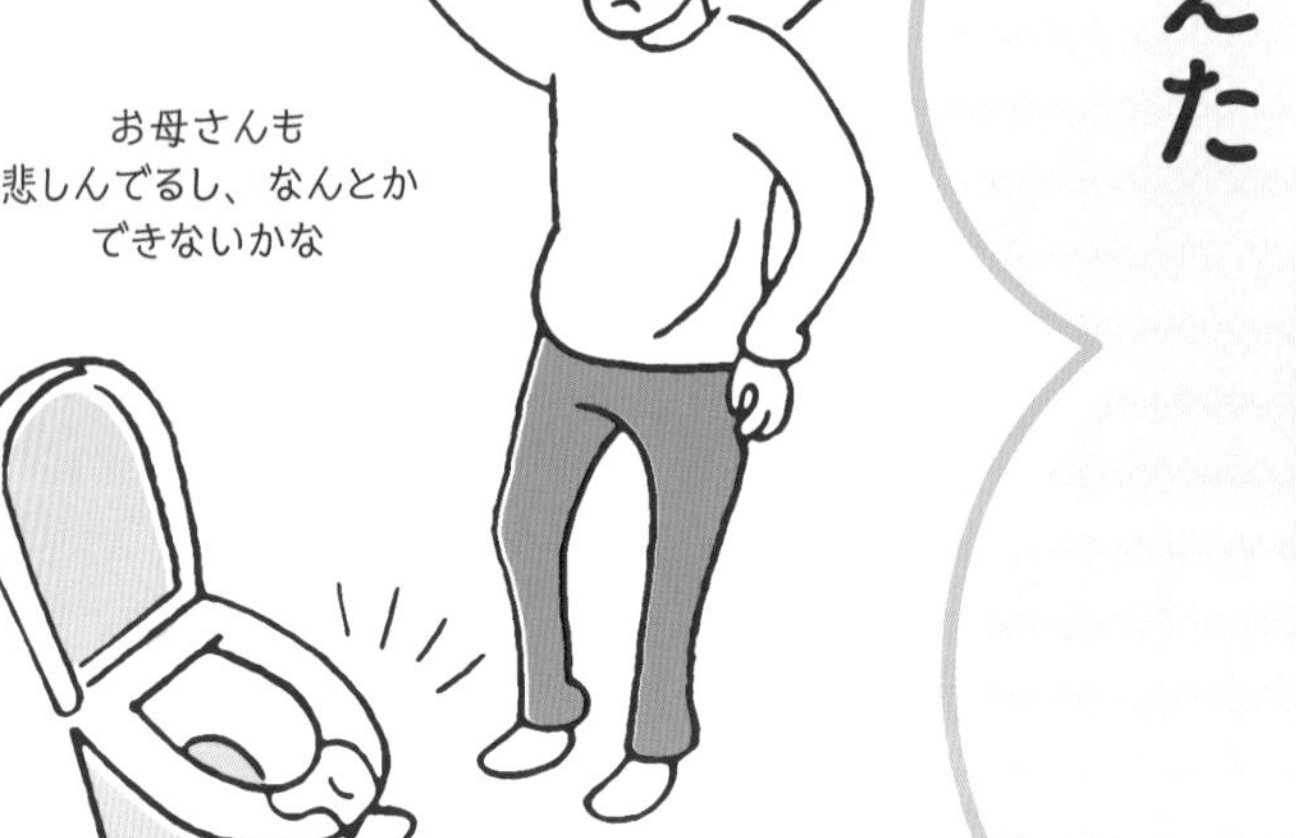

トイレに間に合わなくなって失禁したり、トイレ以外の場所で排せつしたり、ということが増えました。

背景には？ トイレの失敗（失禁）は、高齢者であれば、認知症でなくても起こります。**加齢に伴って尿道括約筋や骨盤底筋が衰えているので、尿意がなくてももれてしまったり、急に尿意を感じてトイレに行っても間に合わなかったりするのです。**

また、認知症の人は見当識障害があるため、トイレの場所がわからなくなってトイレ以外のところで用を足すことも。また、実行機能障害のために、トイレで何をすべきか手順がわからなくて、失禁してしまうこともあります。

なお、汚れた下着や服をたんすなどにしまいこむのは、羞恥心やプライドから、家族には隠したいという気持ちがあるためです。

どうする？ **「トイレまでは行けるけれど間に合わない」という場合は、こまめに「トイレは大丈夫？」などと声かけをしてみます。脱ぎやすい服を選ぶのも効果的です。**また、

ヒント

トイレを促す声かけやトイレの場所をわかりやすくする工夫をします

トイレの場所がわかるように、大きな貼り紙をする（誘導する矢印なども）、ドアを少し開けておく、夜間は通路やトイレの照明をつけたままにする、といった方法が有効です。

さらに

ちょうど今から
洗濯するところだから
いっしょに
洗っておくね

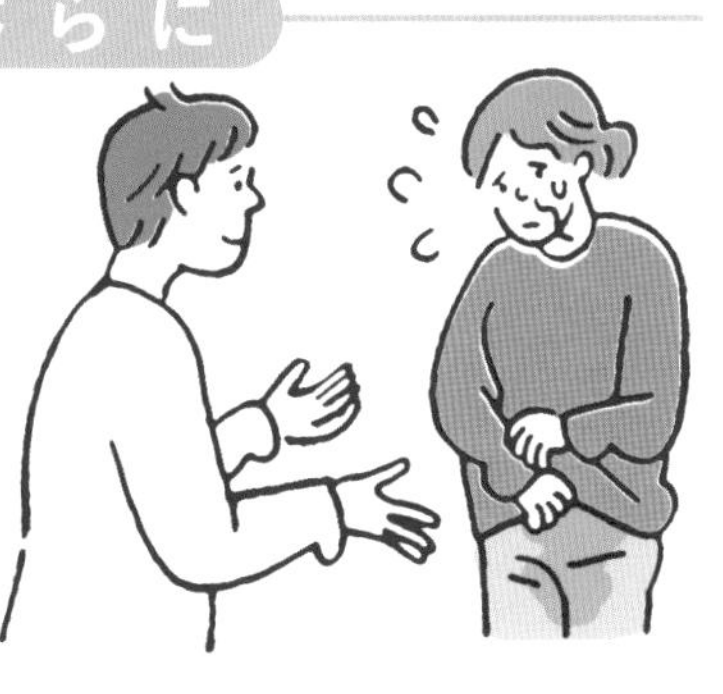

本人のプライドを傷つけないような声かけを心がけましょう。

トイレの場所がわからなくなっているなら、扉に「トイレ」と貼り紙をする、ドアを少し開けておく、といった工夫をしてみます。

注意してしまうと、逆に汚れものを隠す行為につながりがちなので、責めないことが大事です。失敗してしまったときは、「気にしないで」「汚れたものはここに入れてね」といったやさしい声かけを。隠した汚れものが見つかったときは、そっと片づけておきます。

介護者の手間を考えると、早めにおむつを使ってほしいところかもしれませんが、本人のプライドの問題や皮膚トラブルのリスクもあります。できれば、本人が納得するまでは使用を控えるのがよいでしょう。

ポイント

- 本人の排せつのパターンを把握して、早めにトイレを促したり、脱ぎやすい服を選んだりする
- 本人の自尊心を傷つけない対応や声かけを

ケース19

おむつをはずしてしまう

おむつを
はずして、
シーツを汚すのは
どうしてだろう

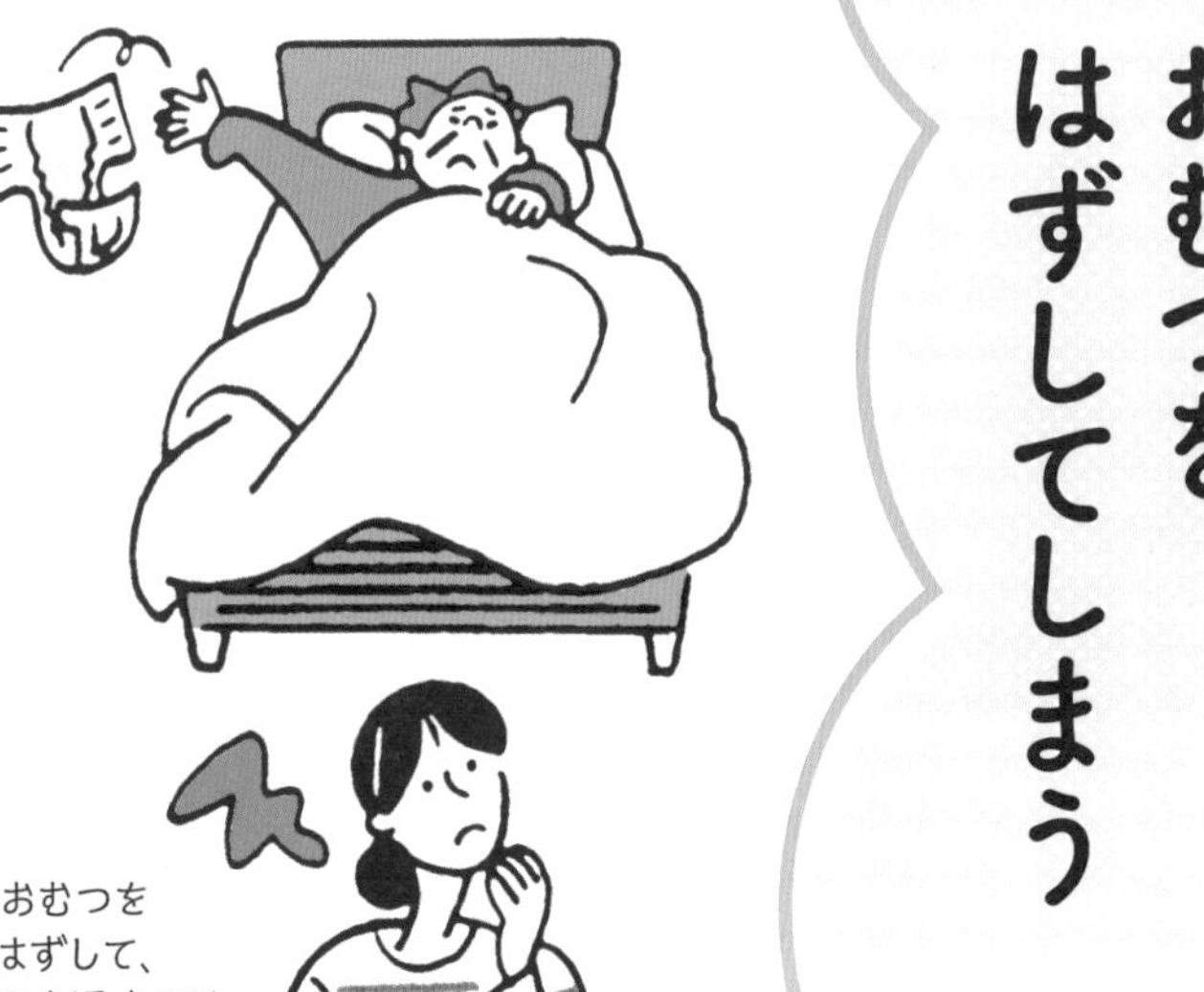

夜中におむつをはずしてしまうため、シーツやパジャマが汚れてしまいます。

背景には？　おむつをはずしてしまう行為には、いろいろな理由が考えられます。まず、**おむつの使用が恥ずかしいため、抵抗感を感じていることが挙げられます。**

また、おむつのサイズや形が合っていなくて違和感があるケースや、「濡れたおむつが気持ち悪い」ということも考えられます。

認知症が進むと、おむつの中に手を入れて便を触ってしまったり、その手を壁や寝具などにこすりつけたりする「ろう便」という行為を行うことがあります。これは、「便」が何かわからなくなり、不快感があるので触れ、その手が気持ち悪くて何かで拭おうとすることなどが原因で起こります。

どうする？　おむつに抵抗があるときは、色付きなどの**下着のような商品を選んだり、「紙パンツ」などと言いかえたりして、本人の自尊心を傷つけないように配慮します。**

ヒント

種類やサイズを確認して、タイミングよく交換するように心がけます

紙おむつにはパンツ型(リハビリパンツ)とテープ型があります。また、尿取りパッドは、パンツやおむつと組み合わせて使うことができます。本人に合ったものを選びましょう。

さらに

そろそろ
時間だから、
おむつを交換
しておこう

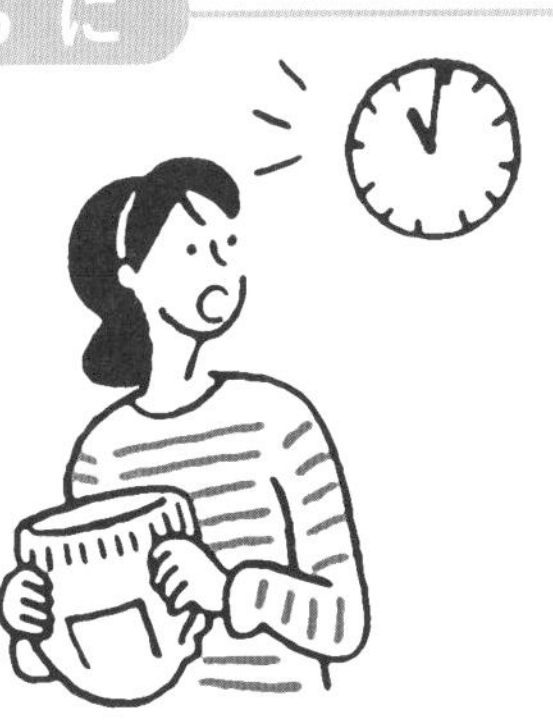

排せつ後のおむつの不快感を取り除くため、排せつのパターンを把握してこまめに交換します。

失敗する排尿量が少なければ、パンツに付けて使う「尿取りパッド」を試してみてもいいでしょう。また、おむつのサイズがわからないときは、ケアマネジャーなどに相談してください。

排せつ後の不快感ではずしてしまう場合は、早めのおむつ交換を心がけます。何時間くらいで替えればいいのかを観察してパターンをつかみ、おむつが汚れている状態をなるべく早く解消できれば、はずさなくなることもあります。

ろう便については、便の不快感が原因なので、早めのおむつ交換によってある程度は防げます。洗濯や掃除がしやすいように、防水シート(防水シーツ)を利用したり、はがして捨てられる紙シートを貼ったりするのも手です。

ポイント

- おむつの選び方がわからないときには、ケアマネジャーやヘルパーに相談する
- 排せつ後のおむつをなるべく早めに交換する

ケース20 ご飯を食べてくれない

食べないと
元気に
ならないよ
いらない
ひと口だけでも
食べて

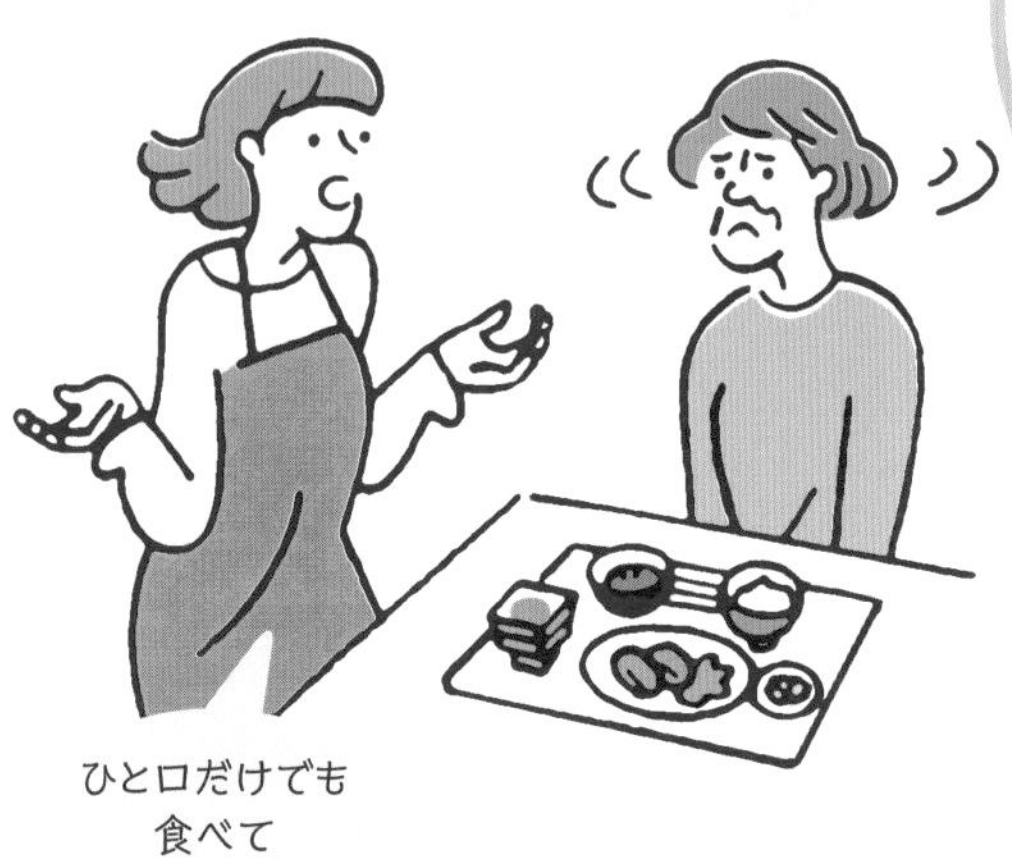

食事を出しても、食べようとしません。介護者がスプーンで食べさせようとしても、嫌がります。

背景には？

食事をしてくれない原因としては、まず、食事をしやすい環境になっていない可能性が考えられます。いすの座り心地やテーブルの高さが適切でない、食器や箸が使いにくい、照明が暗くてよく見えない、テレビの音がうるさい、といったことです。トイレに行きたいだけ、という場合もあります。

また、身体的な不調が原因で食べられないこともあります。**歯の調子が悪かったり、飲みこむ力（嚥下機能）が低下していたり、うつ病などになっていて食欲が落ちている可能性も。**

認知症に特有の原因としては、食べ物を認識できなくなっていたり、食べ方がわからなくなっていたり、というケースがあります。

どうする？

強引に食べさせようとしないことが大事です。まずは食事をしやすい環境かどうかを確認してみましょう。いすやテーブル、食器などが合っているか、本人

ヒント

病気の有無や食事環境を確認して、声かけしながら食事を

次は
おみそ汁を
飲んで
みましょう

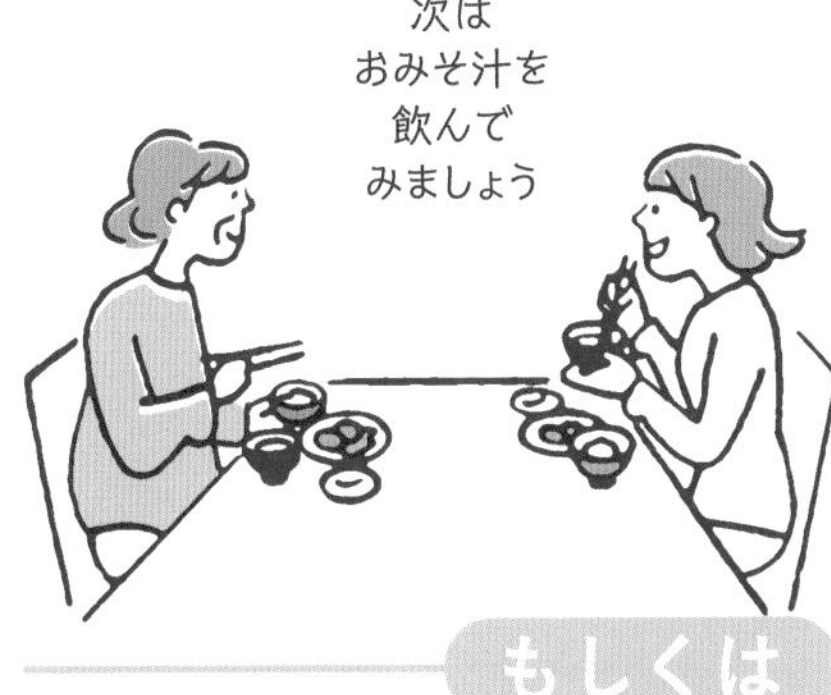

食べ方を忘れていることが原因の場合は、正面に座って食べ方を見せながら、ワンステップずつ、次に何をするのかを声かけします。

もしくは

お母さんの
好きな
卵焼きですよ

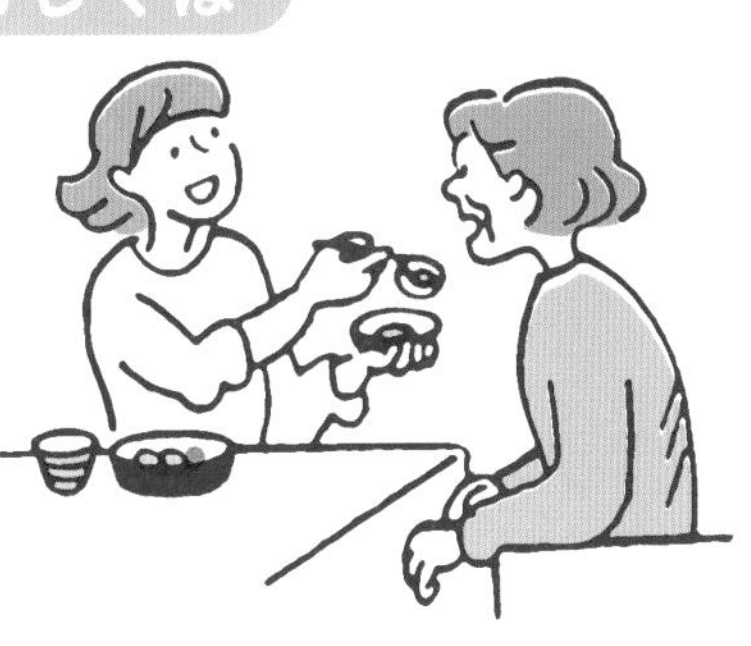

食事介助をするときも、無言ではなく、「次はおひたしを食べましょう」などと、ひと口ずつ声かけをしながら行います。

にたずね、少し変えるなどして様子を見ます。

身体的なことについては、医師やケアマネジャーに相談しましょう。薬が合っていないことが原因であれば、薬を変えてもらうことで食欲が戻ることも。**嚥下機能が低下している場合は、「小さくカットする」「やわらかくする」など、飲みこみやすくなる工夫をしてみましょう。**

食べ物だと認識できていないときや食べ方がわからないケースでは、正面に座って、食べる姿を見せることで、食べ方がわかり、食べられるようになることも。一方、介助が必要なときは、正面に座ると威圧感が出てしまうので、横か斜めの位置に座って、ひと口ずつ声かけをしながらすすめてみましょう。

ポイント

- いすやテーブルの高さ、食器の種類、照明などの食事環境が適切かをチェックする
- 歯や胃腸、メンタルなど、健康状態を確認する

ケース21

食べ物以外のものを口にする

お父さん！
それは
食べられない！

ティッシュペーパー、観葉植物の葉っぱ、落ちていたゴミ、薬の空き袋など、食べ物ではないものを口に入れてしまうことがあります。

背景には？

認知症の人は、観葉植物の葉っぱやティッシュペーパーなど、食べ物以外のものを食べてしまうことがあります。このような行為を「異食」と呼びます。

認知症が進むと、目では見えても、それがどういうものであるのか、認識できなくなることがあります。これを「失認」といいます。そのため、「食べ物か、そうでないか」という判断ができず、色や大きさが食べ物っぽいものを、うっかり口に運んでしまうのです。

このほかに、空腹や、寂しさなどからくるストレスなどが原因で、異食が促進されることがあります。

どうする？

まずは、**食べ物と間違えそうなものは、極力、目に付く場所に置かないようにします。ひと口サイズで、きれいな色のものなどです。**また、誤食すると生命にかかわる電池、防虫剤、たばこなどは、手の

ヒント

間違えそうなものは片づけて、空腹やストレスを解消する対策を考えます

ここに入れておこう

食べ物と間違えそうなもの、危険なものは、手の届かないところにしまっておきます。

さらに

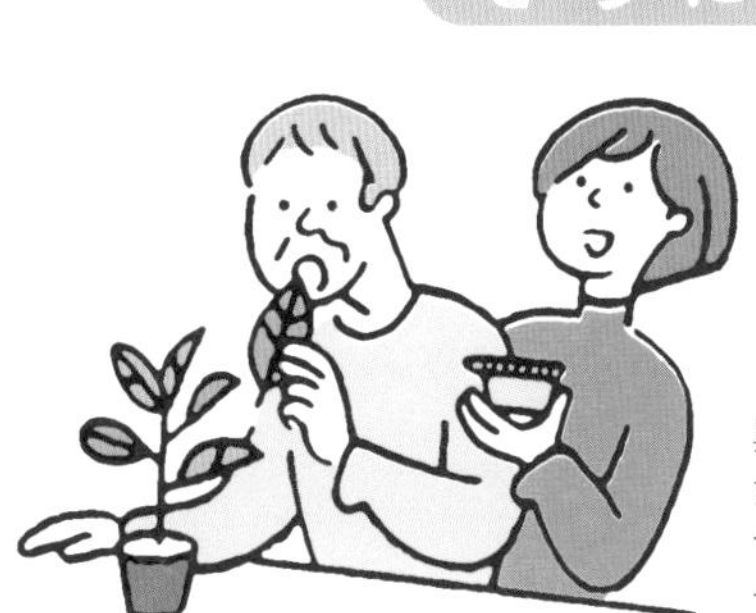

異食しているところを見つけたときは、やさしく声をかけて、食べられるものと交換してもらいます。

届かないところや鍵のかかるところにしまいます。ティッシュやペットボトルのキャップなどは、のどに詰まって呼吸困難に陥ることがあるので、置き場所に気をつけたり、水筒に入れ替えるなどの対策を施します。

そのうえで、「低カロリーのおやつを目に付くところに置いておく」「食事の量を減らして回数を増やす」といった方法が効果的なケースもあります。改善しないときは、早めに医師やケアマネジャーに相談しましょう。

異食の現場を見つけた際、慌てて注意すると、本人が驚いて飲みこんだり、嫌がって吐き出さなかったりすることも。食べ物を差し出して気を引き、吐き出させます。

ポイント

- 食べ物と間違えやすいきれいな色のものや、異食すると命にかかわる危険なものは特に注意
- おやつを出したり、食事回数を増やしたりする

ケース22

性的な行動をしてくる

布団に入っておいで

義父から、卑わいなことを言われたり、お尻や胸を触られたり、性行為を迫られたりします。

背景には？

認知症の症状として、介護者に対して性的な言動をすることがあります。卑わいなことを言う、お尻などを触る、性器を見せる、性行為を迫る、などです。介護者は驚いたり、とまどったり、嫌悪感を抱くこともあるでしょう。

前頭側頭型認知症の場合、前頭葉の萎縮によって善悪の判断がつかなくなり、このような行動に出ることがあります。また認知機能の低下によって、介護者を妻や夫と間違えたり、介護の様子を性的な誘いと勘違いしたりしているケースも見られます。

このほかに、寂しさや不安などが原因で、かまってほしい気持ちのあらわれや、スキンシップを求めていることも考えられます。

どうする？

卑わいな話題を出されたときには、**さりげなく本人が興味をもちそうな話題に変えてみましょう。**触られたり

ヒント

違う話題を振ってみたり、軽めのスキンシップをしたりして安心させます

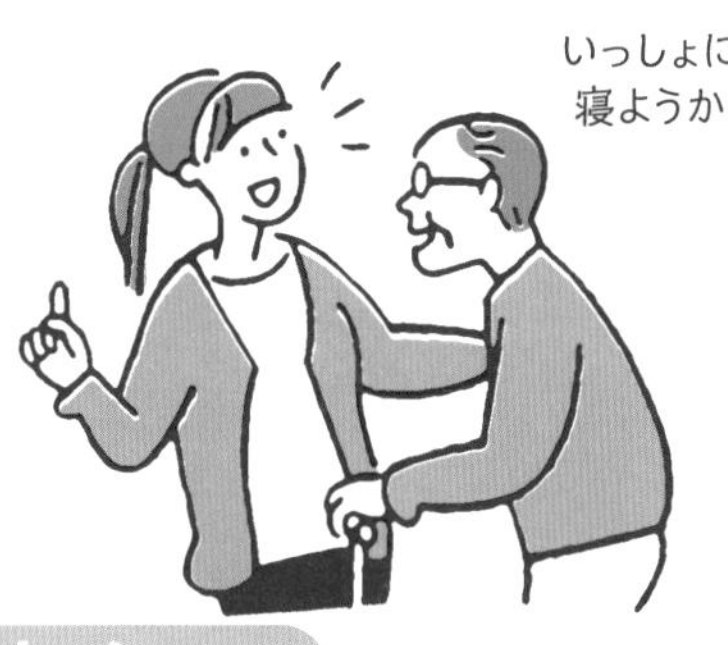

性行為を迫られたときなどは、違う話題を振ってみます。手にそっと触れるくらいの、軽めのスキンシップが有効な場合もあります。

さらに

こんなことがあって、
ちょっと疲れたよ。
あなた、少し代わって
もらえない？

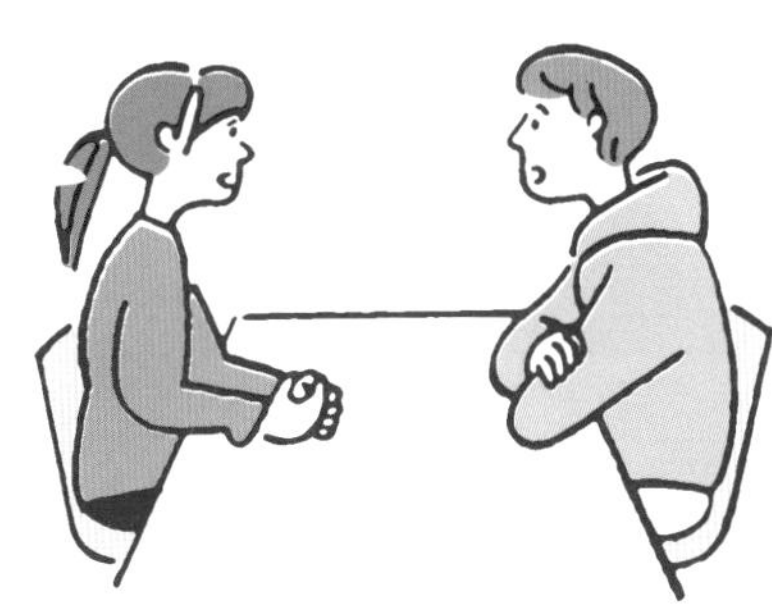

介護を続ける自信がなくなったときは、早めに家族に相談して、できれば少しの間でも介護を代わってもらいましょう。

迫られたりした場合は、激しく拒絶するのではなく、「お義母さんと間違えていませんか」などと明るくたしなめた後、やはり違う話題を振ってみます。また、性器を見せられたときには、気づかないふりをするのもいいでしょう。いずれの場合も、注意しても本人はその理由を理解できないことも多く、行動が増幅する可能性があります。

寂しさを感じているようであれば、手を握ったり、背中をさすったりする程度の軽めのスキンシップをしながら話しかけてみます。

人には話しにくいことですが、早めに家族やケアマネジャー、医師に相談して、ひとりで抱えこまないようにすることも大切です。

ポイント

- 叱るのではなく、できるだけやんわりとかわす
- 代わりに介護ができる人がいれば、一時的に代わってもらう

ケース23

ゴミを拾ってくる（収集癖）

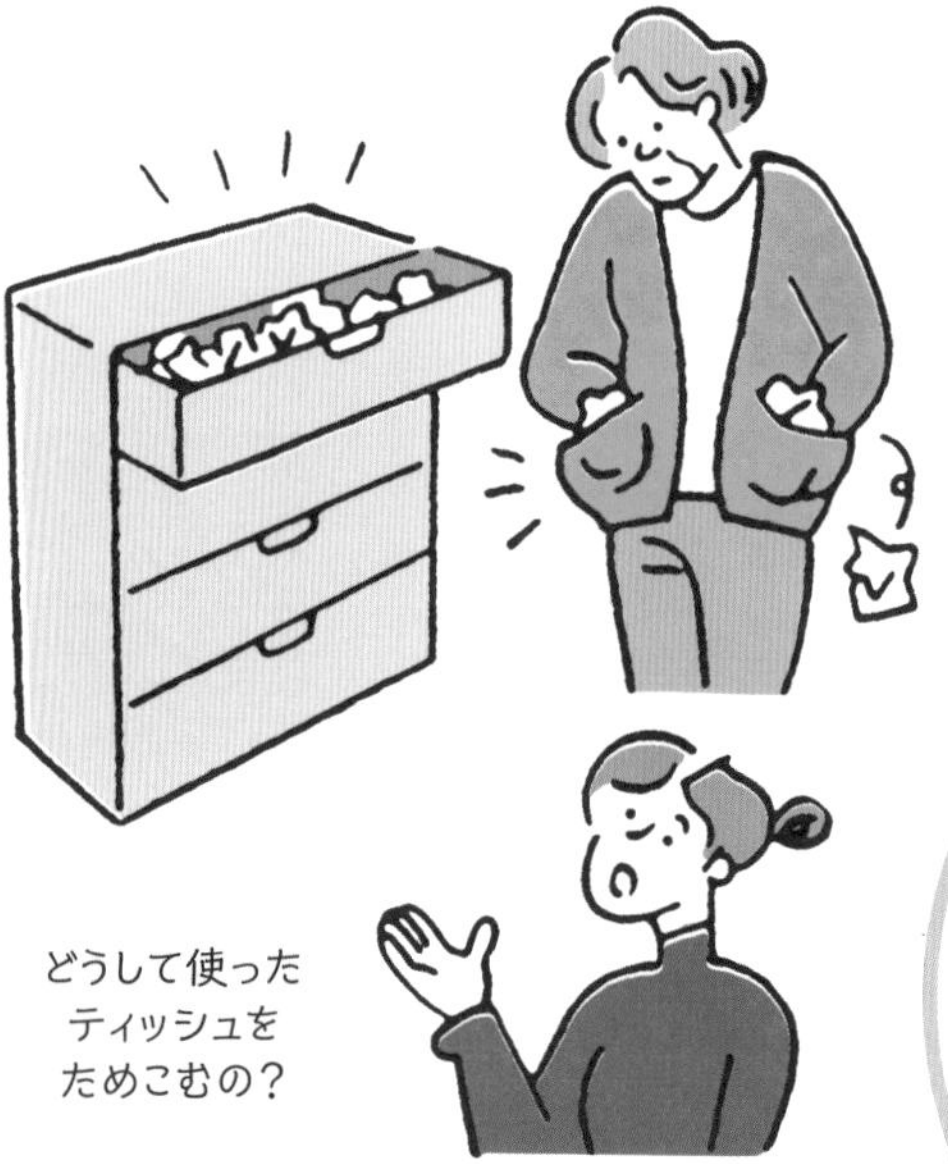

使用済みのティッシュペーパーをゴミ箱から集めて、ポケットをパンパンに膨らませたり、引き出しいっぱいにためこんだりします。どこかの施設からトイレットペーパーも持ち帰っているようです。

背景には？

収集癖は、認知症の症状のひとつです。包装紙や段ボールのような紙類を集めたり、ティッシュペーパーやキッチンペーパーは使用済みのものまでためこんだりします。空き瓶や壊れた家電などをゴミ収集所から拾ってくることも。

原因としては、**判断力や記憶力の低下によって、「必要なものかどうか」がわからなくなることが挙げられます。**また、これらの行動の**背景には、孤独や、自身の体調への不安などが潜んでいることもあります。**ものをためこむことで自分の気持ちを落ち着かせているのです。

世代的に、「もったいない」という気持ちや、戦中戦後やオイルショックで物不足だった時代の記憶などが影響している可能性もあります。

どうする？

ゴミに見えるものでも、本人にとっては大切なものです。収集をやめるように強く言ったり、勝手に処分した

ヒント

収納場所を決めて保管を。コミュニケーションを増やして安心させてあげることも大切

たくさん
ストックがあるよ

集めたものがたくさんストックされていることがわかると、本人は安心します。ためこんでいる量を覚えていないようなら、増えすぎた分だけを、少しずつ処分してもよいでしょう。

さらに

使用済みの
ティッシュは、
使ってないものと
入れ替えておこう

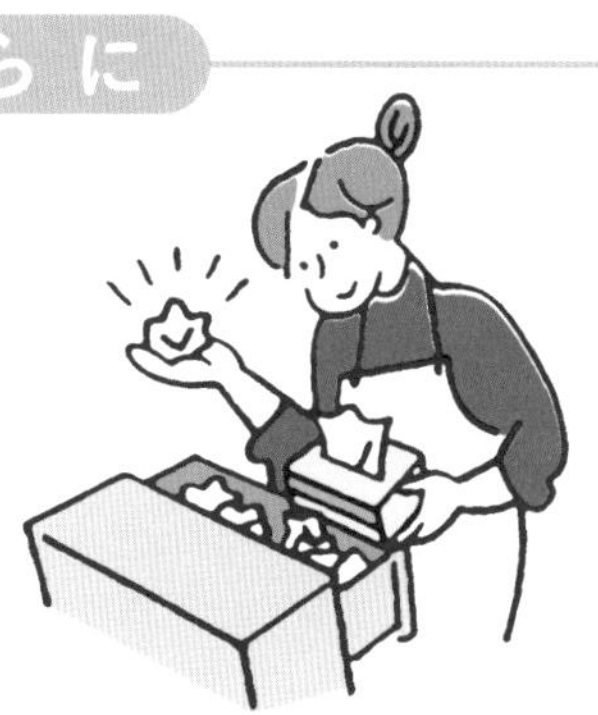

使用済みのティッシュやおむつなどもためこむことがあり、非常に不衛生です。未使用のものと交換しておくとよいでしょう。

りすると、「怒り出す」「さらに収集が加速する」こともあるので控えましょう。ただし、ストックしている量は覚えていないことも多いので、**「本人に気づかれないように少しずつ処分する」という方法が有効なケースもあります。**

収集しているのが安全なものなら、収納場所を決めて、「ストックがたくさんある」ということがひと目でわかるようにしておくのもよいでしょう。これに満足して収集をやめる人もいます。使用済みのティッシュなどの不衛生なものは、未使用のものとそっと取り替えておきます。

寂しさや不安などが背景にありそうな場合は、コミュニケーションを増やして、安心感を与えられるよう心がけることも大切です。

ポイント

- 集めたものが、たくさん保管されていることが見てわかるようにして、安心させる
- 会話やいっしょにいる時間を増やす

ケース24 家族のことがわからない

もう、息子の
ことも
わからない？
どちらさまですか？

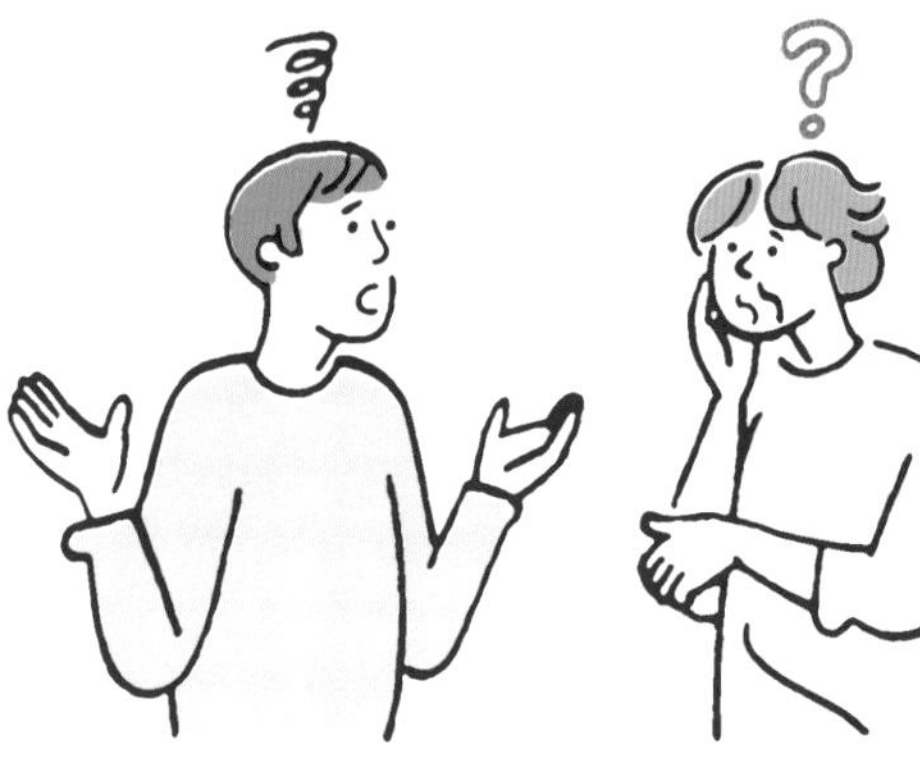

家族のことがわからず、「どちらさま？」「はじめまして」などと挨拶をされて、ショックを受けました。

背景には？

認知症の中核症状である「見当識障害」は、「時間」や「場所」など、現在自分が置かれている状況が把握できなくなる状態を指します。この症状は「人」に対してもあらわれ、家族であっても、誰だかわからなくなります。最初は、自分の子どもを配偶者や親と間違える程度ですが、さらに進行すると、相手が誰なのかまったくわからなくなります。

見当識障害は、「時間」「場所」「人」の順番で起こるので、相手が誰かわからなくなるのは、認知症がかなり進行した状態です。

どうする？

介護している家族としては、非常につらい状況です。しかし、本人に悪気があるわけではないので、落ちこんだり、恨んだりしないようにしてください。

誰かわかっていないと感じたときは、さりげなく「息子の太郎ですよ」などと、関係性もいっしょに伝えてみましょう。ほかの家族と間違え

ヒント

強く正そうとせずに、間違えられた人を演じるのもよいでしょう

こちらこそ。
お変わり
ないですか

いつも
お世話に
なります

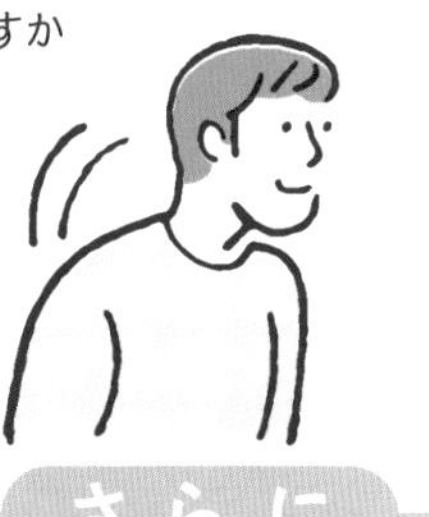

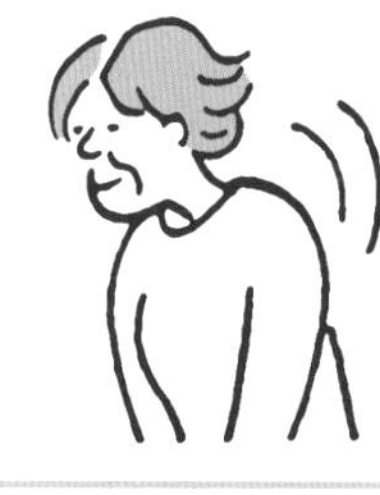

別の人と間違えているときは、さらりと自己紹介をしたり、話を合わせたりしておきます。

さらに

お父さん、
太郎の入学式、
桜が満開
でしたよね

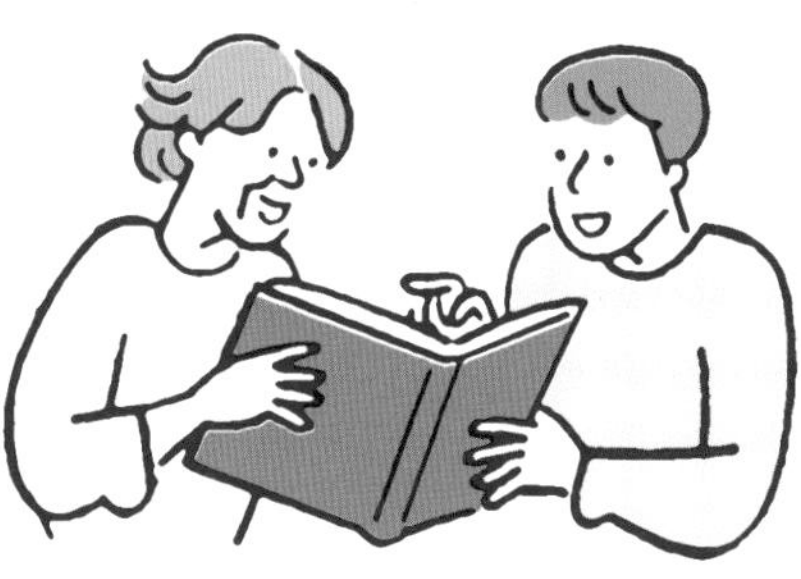

家族の写真やアルバムを見ることで、脳が活性化されることもあります。家族の思い出を話してみましょう。

られた場合は、あまり強く否定しないようにして、同様に自己紹介をする方法もありますが、間違えられた人になりきって話を続けるのも手です。家族以外の人だと思われ、よそよそしい態度をとられたときは、**病状によるものと理解して、深く受けとめないようにしましょう。**

あるいは、家族の写真を見せることで、一時的ではありますが、昔の記憶がよみがえり、気持ちが安定することもあります。

やってはいけない対応としては、「私のことがわかる？」「この人は誰かわかる？」などと、何度もテストしてしまうことです。わからないことを何度も突きつけられることになり、そのたびに本人がショックを受けてしまいます。

ポイント

- **さりげなく自己紹介してみる**
- **「私のことわかる？」などと、試すようなことをすると、本人の自尊心を傷つけるので注意**

ケース
25

見えないものを「見える」と訴えてくる

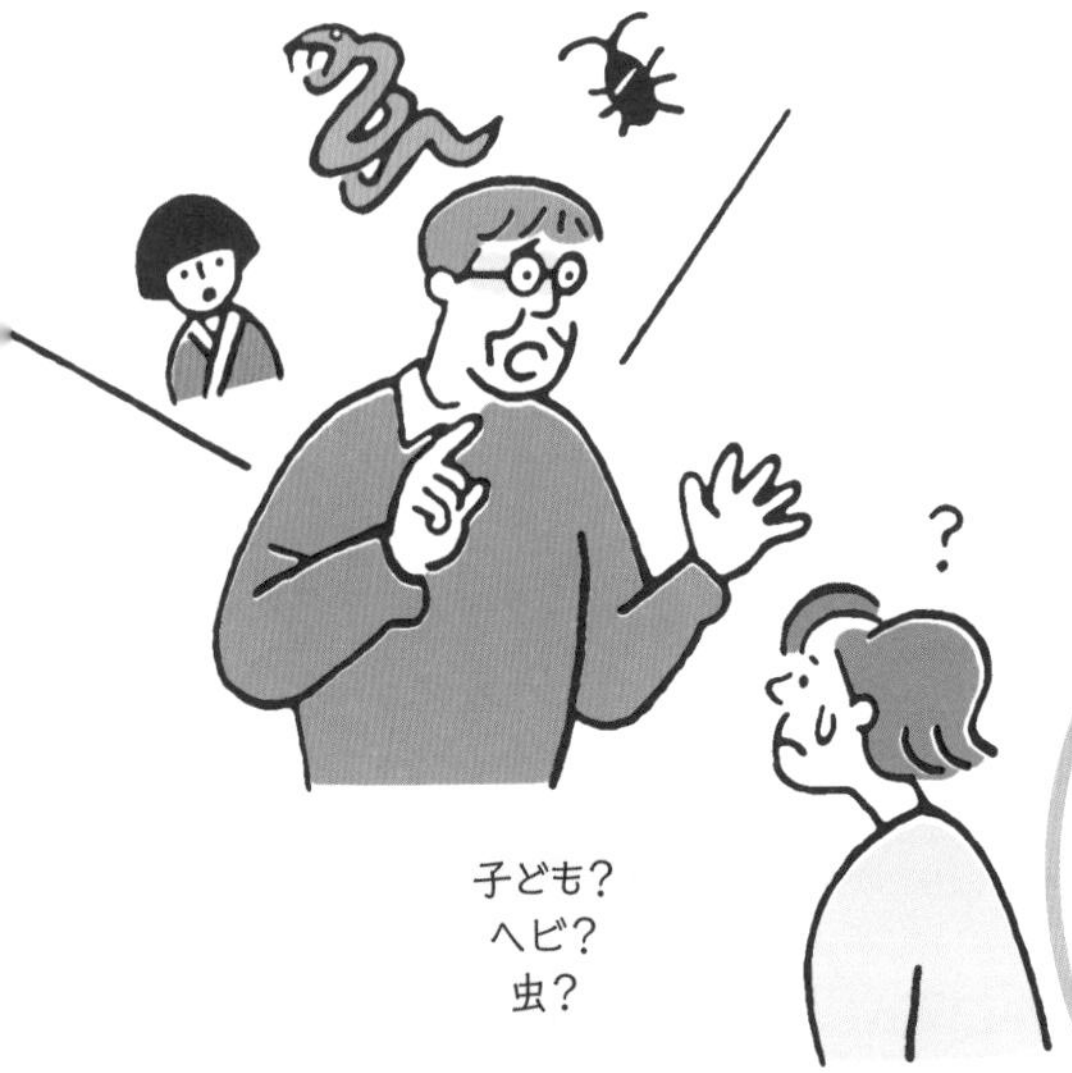

子ども？
ヘビ？
虫？

「子どもがいる」「ヘビがはっている」「虫が入ってきた」などと言い、本人には、見えないものが見えています。

背景には？

レビー小体型認知症の人の8割くらいに、「幻視」が見られます。いないはずの人物が見えたり、虫やヘビなどが近くにいるように見えたりして、不安や恐怖を感じるのです。レビー小体型認知症に幻視の症状が出やすいのは、脳の後頭葉などの機能低下が原因といわれています。そのほかのタイプの認知症でも幻視があらわれることはありますが、レビー小体型に比べると頻度は少なめです。

どうする？

まずは否定しないことが大事です。本人にははっきり見えているのに否定されると、混乱してしまいますし、介護者との信頼関係が損なわれてしまうおそれがあるからです。

おびえているようなら、「もう帰ってもらったから大丈夫」「虫はいなくなったよ」「もういないから、触ってみて」などと声かけをして、不安を取り去ることを優先しましょう。**あまり**

ヒント

否定せずに寄り添って、見間違いを誘発するものを取り除きます

そうなんだね？
ヘビがいると
こわいよね。
すぐに捕まえて外に
出すから大丈夫

ほら、
ヘビが……

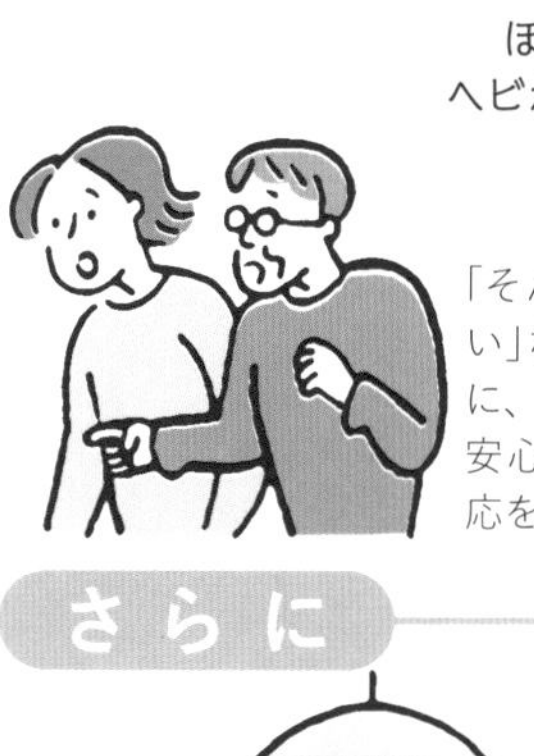

「そんなものはいない」などと否定せずに、話を合わせ、安心させるような対応をします。

さらに

部屋の照明を明るくしたり、部屋の人形や洋服を片づけたり、幻視の原因になりそうなものを排除します。

こわがっていないときは、さりげなく話題を変えて、意識をそらせます。

また、幻視（錯視）を誘発する原因がわかれば、その原因を取り除きます。人形などは目に入らないところへ移動させて、カーテンの柄を見間違えているようであれば無地のものに交換します。部屋の中に暗い場所があると幻視が起こりやすいので、照明を明るいものに替えるなどの工夫をしてみましょう。ストレスや不安も原因になるので、何かストレスがないかを探ることも大事です。

幻視は、薬によってもある程度は抑えることができるので、症状が続くようなら早めに医師に相談してください。

ポイント

- 「もういなくなったよ」などと、安心させる声かけをする
- 幻視を抑える薬があるので、医師に相談する

ケース
26

遠距離介護はいつまで続けられる?

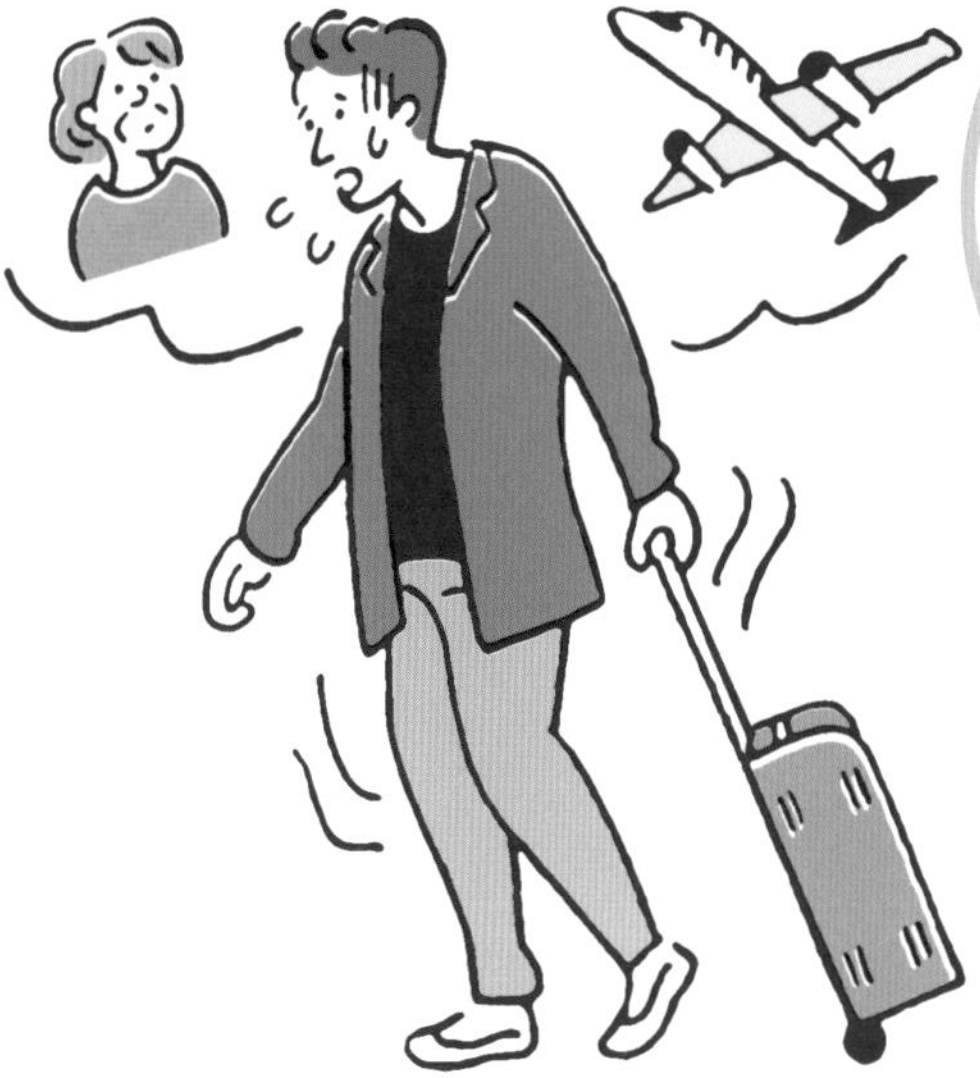

遠距離介護には、費用や時間、心身の疲労など、多くの負担が伴います。

背景には? 急激な環境の変化は、認知症の進行を早めることがあるため、住み慣れた家で暮らせることはメリットです。しかし、離れて暮らす家族にとって、遠距離介護の負担は大変なもの。まずは、帰省時の往復の交通費など経済的な負担があります。また、その移動にかかる時間も相当なもので、体力も消耗します。自分や自分の家族の生活を後回しにせざるを得ないストレスもあるでしょう。

認知症の症状が進めば、介護の負担はどんどん増えていくものです。施設の入所などを、どこかの時点で検討する必要があります。

どうする? 入所のタイミングは個人差も大きいのですが、介護者の心身の状態や、認知症の症状の進行具合などを総合して検討しましょう。

まず介護者を基準にすると、「心身のいずれかで限界を感じたとき」がひとつの目安です。

ヒント

限界だと感じたときや介護度が「要介護3」になったときが目安です

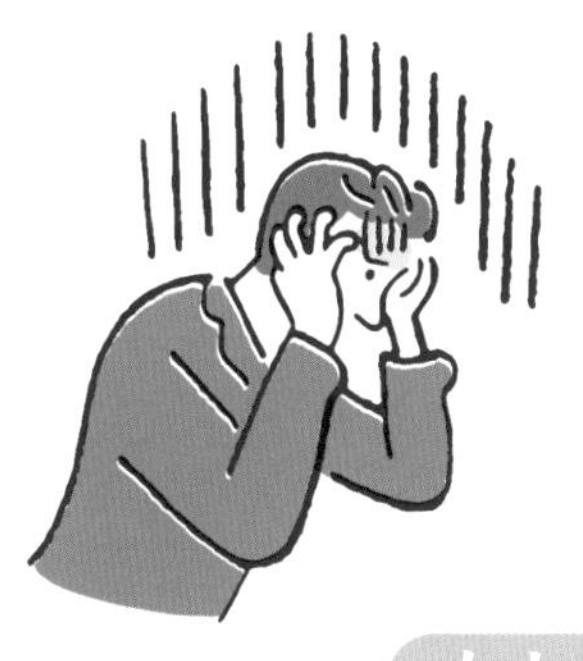

介護者が限界だと感じたら、ほかの介護方法に切り替えましょう。事前に家族やケアマネジャーと話し合いをしたり、施設の情報を集めたりするなど、準備を始めておくのが理想です。

もしくは

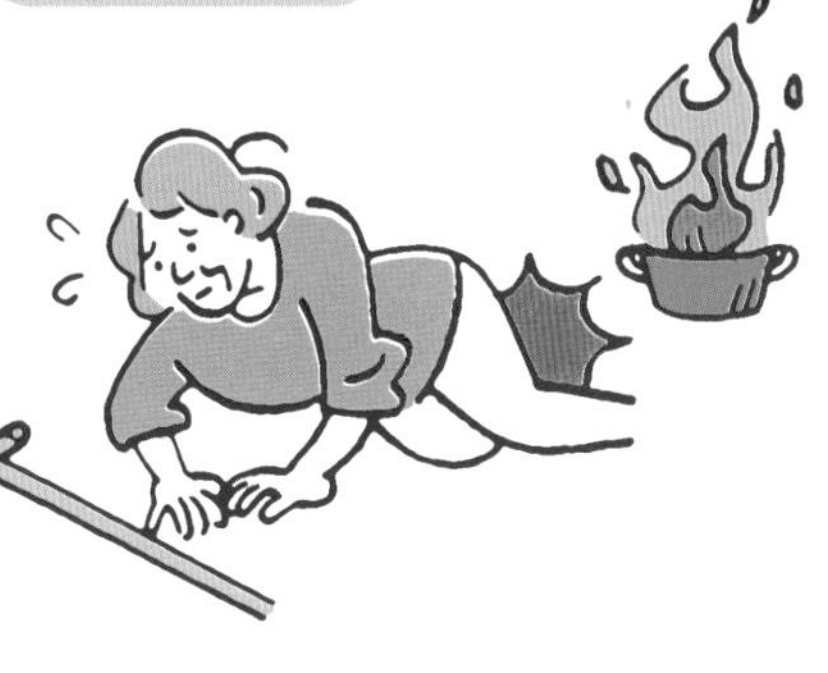

転倒や火の不始末などの危険性が増したときは、ひとり暮らしをやめてもらうひとつのタイミングです。

※各種サービスの活用で、ひとり暮らしを継続できる場合もある。

特に精神的な疲労については本人が気づきにくいので、周囲の人の意見も参考にしましょう。**認知症の人の状態を基準にした場合は、「トイレや食事がひとりでできなくなったとき」「転倒や火の不始末などのリスクが大きくなったとき」「要介護3以上になったとき」などが挙げられます。**

ただし施設に入所してもらったとしても、体調を崩したときなどは家族が呼ばれることがあります。認知症の人の住む地域の施設に入所した場合は、遠距離の移動がなくなるわけではないことも心得ておきましょう。

なお、施設入所以外にも、「Uターン介護」「親を呼び寄せる」といった選択肢もあります。

ポイント

- 介護者の心身の状態は重要な判断材料
- 限界になる前に、そのほかの介護方法を考えておく

ケース
27

遠距離の母親を呼び寄せるべき？

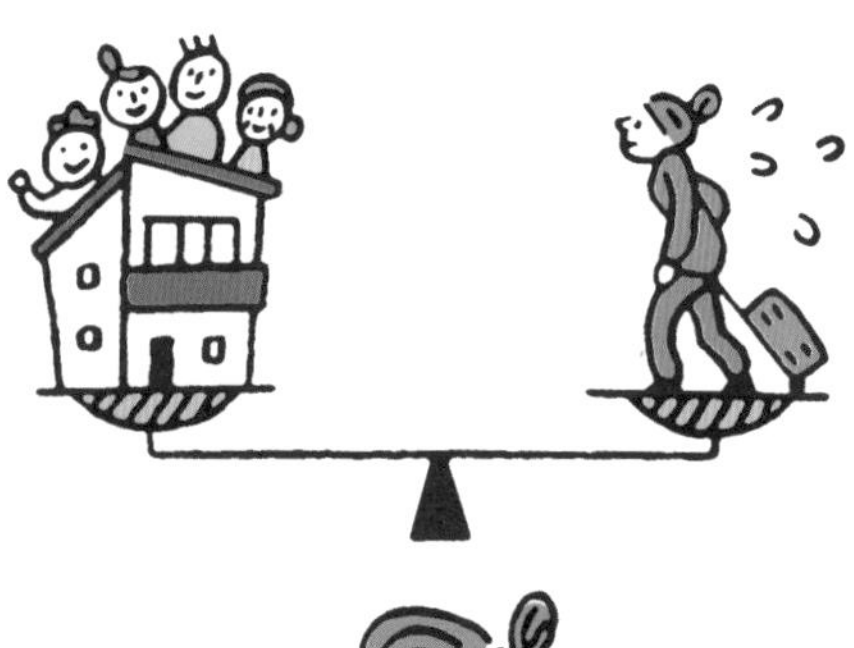
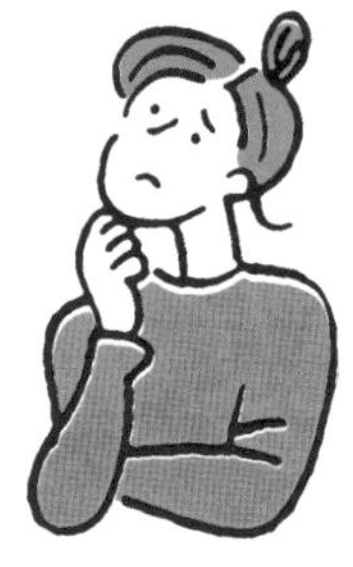

遠方に住む親が認知症に。呼び寄せることも考えていますが、それがよい判断なのかどうかがわかりません。

背景には？

遠方に住む親が認知症で介護が必要になった場合、親が「今の家に住み続けたい」と希望するなら、一般的には遠距離介護が必要になります。しかし、仕事や家庭の事情でできない人もいるでしょう。

今の家に住み続けることをあきらめてもらう場合は、「呼び寄せて同居する」「呼び寄せて施設に入所してもらう」「地元の施設に入所してもらう」という3つの方法があります。

どうする？

親を呼び寄せて自宅で介護をする場合のメリットは、「親の日々の様子がよくわかる」「急変にもすぐに対応できる」「介護者が遠方に通う負担がなくなる」といったことです。一方、デメリットとしては、「親自身の今までの人間関係が切れる」「親が新しい環境に適応できず、認知症の進行を早めるリスクがある」「介護者が働いている場合は、日中はひとりになる」「親との距離が近くなりす

ヒント

親の希望や性格を考慮して、呼び寄せるメリット・デメリットを検討しましょう

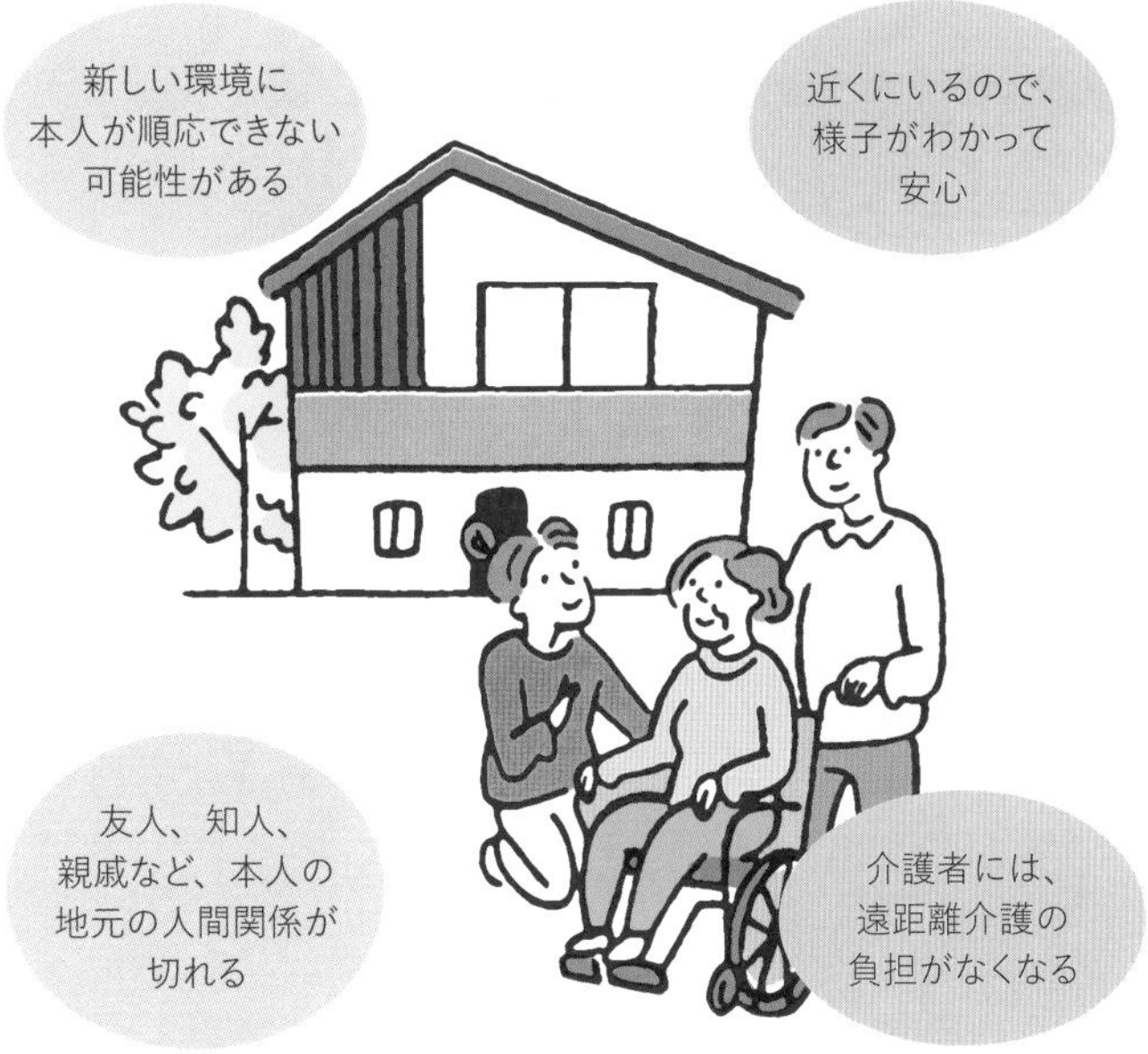

介護のために親を呼び寄せる場合は、メリットとデメリットがあります。親や自分の家族、ケアマネジャーなどとよく検討しましょう。

ぎる」などがあります。

呼び寄せて施設に入所してもらう場合は、右記のメリットに、「日中も安心」「集団生活で他者と交流できる」「日々の介護の負担が減る」などがプラスされます。その半面、「集団生活が苦手な人は適応しづらい」「自宅介護よりも出費がかさむ」などのデメリットがあります。

地元の施設に入居してもらう場合は、「スタッフやほかの入居者との会話がスムーズ」といったメリットはありますが、施設から呼ばれるたびに、遠くまで足を運ぶ必要があります。

どうすべきかは家庭の事情や本人の性格によって異なります。可能であれば本人も含めて、よく話し合って決める必要があります。

ポイント

・「遠距離介護」以外に、「呼び寄せて在宅介護」「呼び寄せて施設入所」「地元の施設入所」などの選択肢もある

ケース
28

施設へ入れることに罪悪感を感じる

本当に施設に
入れていいの？
まだがんばった
ほうがいい？

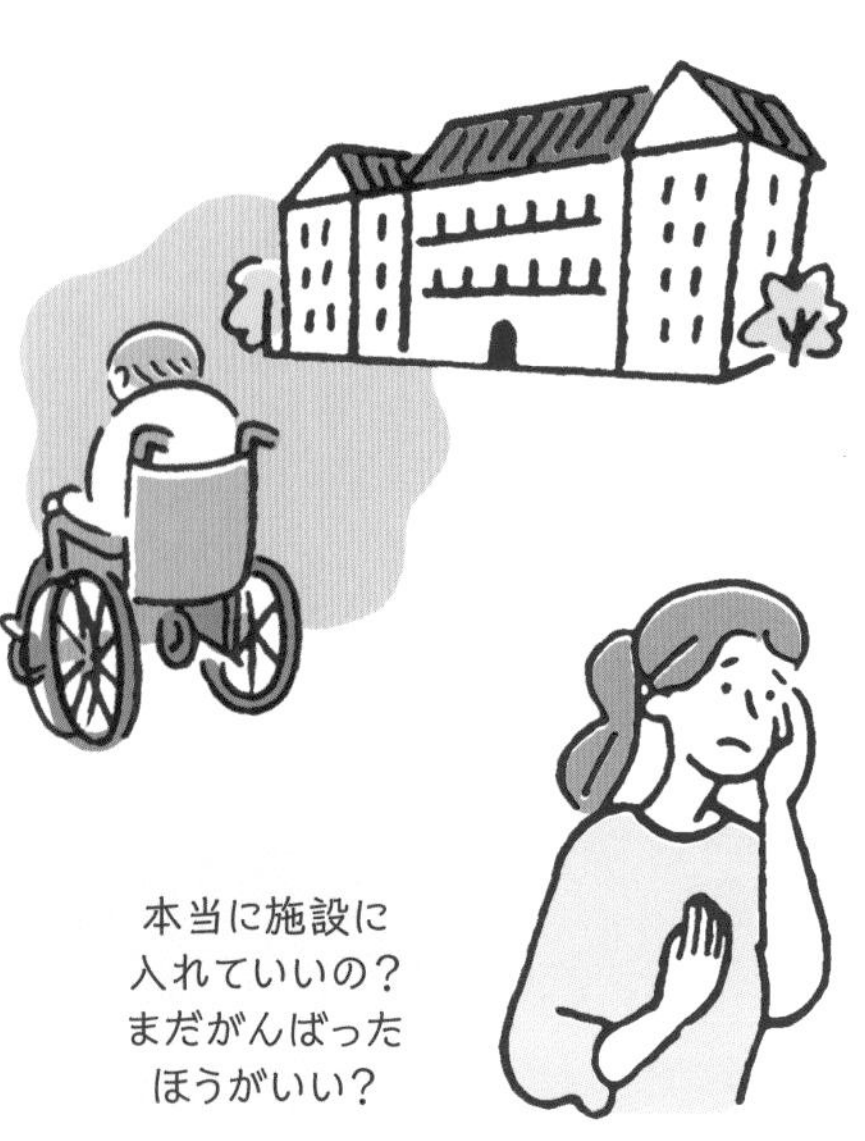

自宅での介護はもう無理だとわかっているのですが、親を施設に入れると、かわいそうだし、罪悪感を感じます。

背景には？

認知症が進行して、家族による介護がもう限界だと感じたときは、施設に入所してもらうことを検討することでしょう。そのときに大きな壁となるのが、家族が抱く「罪悪感」です。

本人が施設に入りたがらないことのほうが多いので、本人の意思に反した決定をすることに、まず申し訳ない気持ちになります。そして、いざ入所してもらったとしても、寂しそうにしていたり、「家に帰りたい」と言われたりすると、さらに自責の念に駆られてしまうのです。

どうする？

今の時代でも、「親の世話は子どもがするべき」「高齢者施設はうば捨て山」などと考えている人はいます。大家族時代であれば、家族での介護も可能だったかもしれません。しかし、少子高齢化が進む現在、ひとりの介護者にかかる負担は比べものになりません。そこで導入されたのが「介護保険制度」

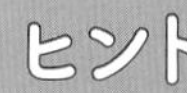

多くの場合、施設に入ってもらうことで、お互いによりよい生活が得られます

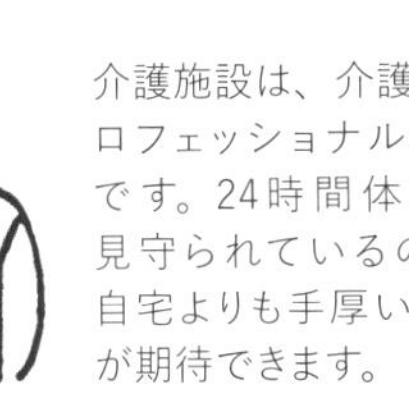

介護施設は、介護のプロフェッショナル集団です。24時間体制で見守られているので、自宅よりも手厚い介護が期待できます。

さらに

施設に入所してもらうことで、介護者は心身に余裕が生まれ、やさしく接することができます。

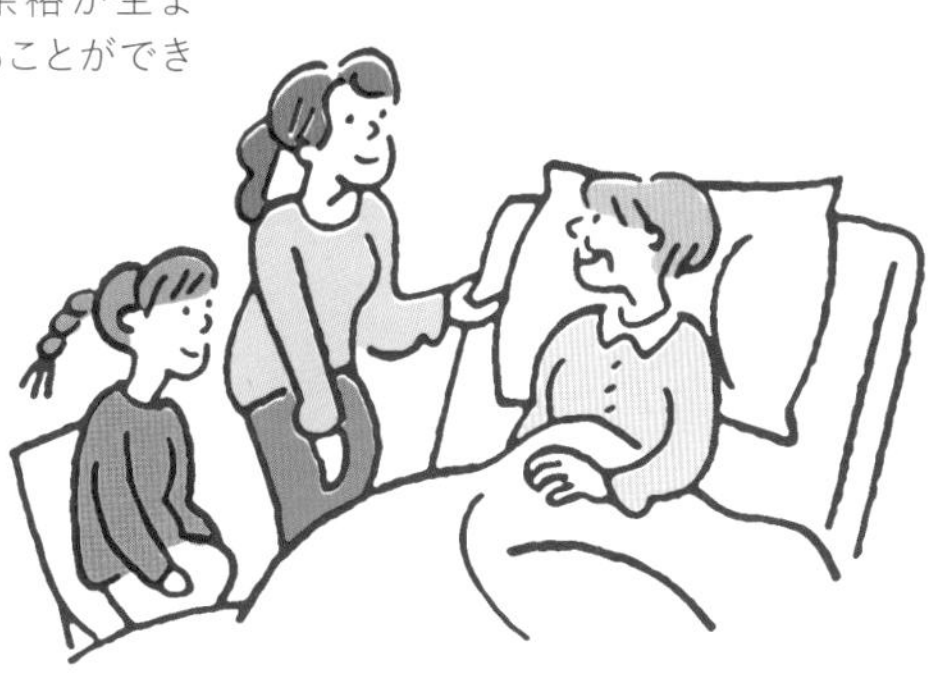

です。「介護が必要な人たちを、家族が抱えこむのではなく、社会全体で支え合おう」というのが基本理念であり、国の方針なのです。

施設に入所してもらうのをかわいそうと思うかもしれませんが、限界を感じた家族が介護を続けていると、共倒れになったり、虐待に発展したりするおそれがあり、両者にとって、よい選択ではありません。**できるだけ頻繁に面会に行く、いっしょに外出する機会を作るなど、施設入所後にできることもあります。**

最近の施設はきれいですし、何より介護のプロが集まっていて、本人に適した介護を受けることができます。転倒、徘徊、火災などの事故が起きるリスクも軽減できるのです。

ポイント

- 入所によって、共倒れや虐待のリスクを避けることができる
- 本人が寂しそうなら、面会や外出を増やす

ケース
29

母親に続いて父親が認知症に……

認知症の母親の介護をしていたところ、父親にまで認知症の兆候が……。多重介護ができるのか不安です。

背景には？

複数の人を同時に介護している状態を「多重介護」といいます。介護する対象は、「両親」「自分の親と配偶者の親」「親と配偶者」などさまざまです。なかには、3人以上の介護を担っているケースもあります。

介護者が現役で働いている場合は、仕事との両立で悩み、介護離職を検討する人もいるかもしれません。また子育て中であれば、介護と育児の両方では疲弊して当たり前です。

どうする？

まずは、関係する家族・親族で集まり、「誰と誰が介護を担当できるか」「それが無理になったときはどうするのか」など、今後の方針をしっかり話し合います。介護者の年齢にもよりますが、介護離職をすると、経済的に困窮したり、社会からの孤立感にさいなまれやすくなったりします。会社によっては介護休暇が利用できるので、会社を辞めずにすむ方法を考えましょう。

ヒント

使えるサービスをフルに活用し、施設入所を早めに検討しましょう

では、週末は、
お兄さんが
介護の担当をして
わかった

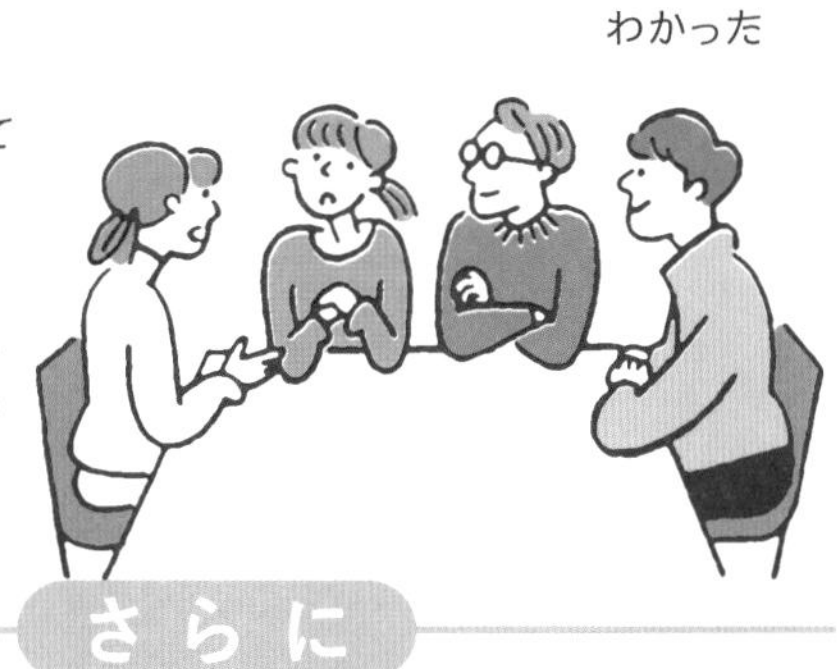

介護に参加できそうな人が早めに集まり、できるだけ多くの人が介護を担当するように、分担を決めましょう。

さらに

介護休暇を
申請
地域包括
支援センターに
相談
ケア
マネジャーに
相談

介護サービスの選び方、組み合わせ方については、ケアマネジャーによく相談します。会社に介護休暇があれば取得を。

自宅で介護する場合には、負担を軽減できるよう、介護保険や自治体のサービスをできるだけ活用します。どんなサービスをどのように組み合わせればよいか、ケアマネジャーに相談してみましょう。子育て中の人であれば、各自治体が提供している「ファミリーサポート」など、子どもを預けられるサービスも利用できます。

サービスをフル活用しても介護者への負担は大きく、介護者が先に倒れてしまうリスクもあります。そうでなくても介護に十分な手が回らなければ、介護される認知症の人にとってもよい状態とはいえません。**介護疲れが限界に達する前に、早めに施設入所を検討することも必要でしょう。**

ポイント

- ケアマネジャーや地域包括支援センターに相談して、できるだけサービスを活用する
- 施設入所に向けて準備をしておく

おわりに

2023年3月16日、レビー小体型認知症の発見者である小阪憲司先生がご逝去されました。この本の話が出版社から届いたのは、ちょうどその直後のことです。

小阪先生は、卓越した研究者であると同時に、優れた臨床医でもありました。私は大学院時代、幸運にも直接、小阪先生から指導を受ける機会に恵まれ、それ以降、先生から、認知症診療について示唆に富んだ教えを受けることができました。

小阪先生は以前から、チーム医療の重要性を強調しておられました。認知症診療においては、医師だけでなく、看護師や薬剤師などの医療者、介護や福祉の専門家といった多職種が協力し、ご本人やご家族を含めたひとつのチームとして対応することが必要だ、という先生の考え方は、今や一般的となりつつあります。この本もその考え方に基づき、多職種連携の力の重要性を終始お伝えしています。

私は普段の診療で、「もの忘れ外来」だけでなく、認知症の方の「在宅医療」も行っていますが、在宅医療では多職種の連携は欠かせないものであり、みなで力を合わせて、患者さんの大切な「今」を充実したものにできるよう、お手伝いをしています。この本も多くの方々の協力があってこそ成り立っており、そのことに深く感謝しています。

最後に、出版社のみなさま、メモリーケアクリニック湘南の仲間たち、そして私の診療においてともに認知症診療に向き合っていただいている認知症のご本人、ご家族のみなさまに心から感謝申し上げます。

メモリーケアクリニック湘南　院長　内門 大丈

監修　内門 大丈（うちかど　ひろたけ）

医療法人社団彰耀会理事長。メモリーケアクリニック湘南院長。1996年、横浜市立大学医学部卒業。 2004年、同大学大学院博士課程（精神医学専攻）修了後、米国ジャクソンビルのメイヨークリニックに留学。横浜南共済病院神経科部長、湘南いなほクリニック院長を経て、2022年4月より現職。横浜市立大学医学部臨床教授も務める。
認知症にかかわる情報や知識を学び、共有するためのコミュニティサイト「湘南健康大学」の代表や、レビー小体型認知症研究会の世話人・事務局長など、認知症に関する啓蒙活動・地域コミュニティの活性化にも取り組んでいる。

本書に関するお問い合わせは、書名・発行日・該当ページを明記の上、下記のいずれかの方法にてお送りください。電話でのお問い合わせはお受けしておりません。
・ナツメ社 webサイトの問い合わせフォーム
https://www.natsume.co.jp/contact
・FAX（03-3291-1305）
・郵送（下記、ナツメ出版企画株式会社宛て）
なお、回答までに日にちをいただく場合があります。正誤のお問い合わせ以外の書籍内容に関する解説・個別の相談は行っておりません。あらかじめご了承ください。

協力　上條　亮
（メモリーケアクリニック湘南
地域連携室室長／社会福祉士）

福永則子
（メモリーケアクリニック湘南）

本文デザイン　釜内由紀江、清水桂（GRiD）
本文イラスト　すぎやまえみこ（1章）、
さいとうあずみ（2章・4章）、
もり谷ゆみ（3章）
編集協力　片岡弘子、滝沢奈美（WILL）、
小川由希子、川崎純子
DTP　新井麻衣子、小林真美（WILL）
校正　中村緑
編集担当　神山紗帆里（ナツメ出版企画株式会社）

ナツメ社Webサイト
https://www.natsume.co.jp
書籍の最新情報（正誤情報を含む）はナツメ社Webサイトをご覧ください。

参考文献

『認知症の人を理解したいと思ったときに読む本　正しい知識とやさしい寄り添い方』内門大丈 監修（大和出版）
『マンガでわかる認知症』内門大丈 監修（池田書店）
『よくある「困りごと」への対応がわかる　認知症になった家族との暮らしかた』公益社団法人 認知症の人と家族の会 監修（ナツメ社）

家族が認知症になった時の接し方・介護・頼れるサービス

2024年　2月　6日　初版発行

監修者　内門大丈
Uchikado Hirotake, 2024
発行者　田村正隆

発行所　株式会社ナツメ社
東京都千代田区神田神保町1-52
ナツメ社ビル1F（〒101-0051）
電話　03（3291）1257（代表）
FAX　03（3291）5761
振替　00130-1-58661
制　作　ナツメ出版企画株式会社
東京都千代田区神田神保町1-52
ナツメ社ビル3F（〒101-0051）
電話　03（3295）3921（代表）
印刷所　ラン印刷社

ISBN978-4-8163-7491-3　Printed in Japan
〈定価はカバーに表示しています〉
〈落丁・乱丁本はお取り替えします〉